MONOGRAPHIEN AUS DEM GESAMTGEBIETE DER NEUROLOGIE UND PSYCHIATRIE

HERAUSGEGEBEN VON

H. W. GRUHLE-BONN / H. SPATZ-GIESSEN / P. VOGEL-HEIDELBERG

HEFT 73

AGNOSIE UND FUNKTIONSWANDEL

EINE HIRNPATHOLOGISCHE STUDIE

VON

DR. **E. BAY**

APLM. PROFESSOR FÜR NEUROLOGIE UND PSYCHIATRIE
OBERARZT DER NERVENABTEILUNG DER LUDOLF-KREHL-KLINIK
HEIDELBERG

MIT 91 TEXTABBILDUNGEN

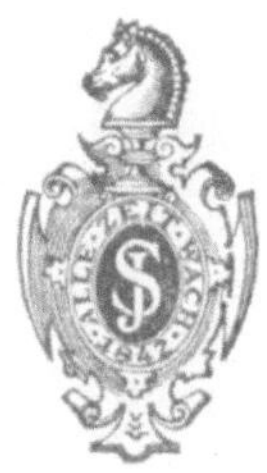

SPRINGER-VERLAG BERLIN HEIDELBERG GMBH
1950

ISBN 978-3-540-01483-6 ISBN 978-3-642-85511-5 (eBook)
DOI 10.1007/978-3-642-85511-5

URSPRÜNGLICH ERSCHIENEN BEI SPRINGER-VERLAG OHG. IN BERLIN, GÖTTINGEN AND HEIDELBERG 1950

MEINEM VEREHRTEN LEHRER
PAUL VOGEL
ZUM 50. GEBURTSTAG

Inhaltsverzeichnis.

Seite

A. Einleitung 1

B. Taktile Agnosie 6

C. Optische Agnosie 36

1. Untersuchungsmethodik 45
2. Eigene Fälle 61
3. Normale und pathologische Wahrnehmung 117
4. Objektagnosie 126
5. Simultanagnosie 131
6. Gestaltzerfall 132
7. Optisch-räumliche Agnosie 137
8. Fall *Schnei.* von *Gelb* und *Goldstein* 140
9. Prosopagnosie 162
10. Lokalisation 173

D. Über den Aufbau der Wahrnehmung 175

E. Literatur 184

Verzeichnis der Fälle 189

Namenverzeichnis 190

Sachverzeichnis 192

Inhaltsverzeichnis

Seite

A. Einleitung . . . 1

B. [illegible] . . . [illegible]

C. [illegible] . . . [illegible]

1. [illegible] . . . [illegible]
2. [illegible] . . . [illegible]
3. [illegible] und pathologische Wahrnehmung . . . [illegible]
4. [illegible] . . . [illegible]
5. [illegible] . . . [illegible]
6. [illegible] . . . [illegible]
7. [illegible]
a) [illegible] von [illegible] . . . [illegible]
b) [illegible] . . . [illegible]
c) [illegible] . . . [illegible]

D. Über den Aufbau der Wahrnehmung . . . [illegible]

E. [illegible] . . . [illegible]

[illegible] . . . [illegible]

[illegible] . . . [illegible]

[illegible] . . . [illegible]

A. Einleitung.

Die Agnosie nimmt in der klassischen Hirnpathologie eine ganz bestimmte Stellung ein, die allein durch die prinzipielle Bedeutung dieser an sich seltenen Störung verständlich gemacht wird. Zusammen mit der Apraxie, der Aphasie und spezielleren Störungen wie Alexie, Akalkulie usw. bildet sie in der klassischen Lokalisationslehre eine eigentümliche Zwischenschicht zwischen den „elementaren", sozusagen auf physiologischer Ebene liegenden Lähmungen, sensiblen und sensorischen Störungen, die an bestimmte, einigermaßen genau definierte anatomische Substrate geknüpft sind, und zwischen den höchsten Äußerungen seelischer Tätigkeit, die sich jedenfalls bisher einer anatomischen und physiologischen Betrachtungsweise weitgehend entziehen. Dabei gehört diese Zwischenschicht und mit ihr die Agnosie zweifellos in den Bereich der psychischen Leistungen, aber — und das macht ihre Bedeutung aus — diese Leistungen werden an umschriebener Stelle des Gehirns lokalisiert gedacht. Wenn diese Annahme richtig wäre, so würde dies beweisen, daß psychische Vorgänge in einzelne, isolierte Elemente zerlegbar, und diese elementaren psychischen Funktionen isoliert und im Gehirn lokalisiert werden können, das dann zu einem Konglomerat vieler Einzelorgane für diese verschiedenen seelischen Elementarfunktionen würde. Für diese Denkrichtung, die die klassische Hirnpathologie beherrscht vom ersten Versuch *Galls* über *Meynerts* Lehrbuch der Psychiatrie mit dem Untertitel „Klinik der Erkrankungen des Vorderhirns[121]" bis zur Vollendung in der Hirnkarte *Kleists*[101], ist die Agnosie in der Tat von unersetzlicher Wichtigkeit. Sie bildet ein wesentliches Stück des Bogens, der sich von der Anatomie über die Physiologie zur Psychologie spannt, und der seinerseits der klassischen Lehre die Geschlossenheit und innere Folgerichtigkeit gibt, die sie vor allen anderen hirnpathologischen Konzeptionen auszeichnet und ihr bis zum heutigen Tag allen Angriffen zum Trotz die fast allgemeine Anerkennung gesichert hat.

Wenn nun im folgenden das Agnosieproblem auf Grund eigener Untersuchungen einer kritischen Überprüfung unterzogen werden soll, so sind zur Vermeidung früherer Fehler einige methodische Vorbemerkungen erforderlich. Die eigentümliche Zwischenstellung der Agnosie bringt sie in enge Beziehung zu physiologischen, speziell sinnesphysiologischen Vorgängen und zu psychischen Erscheinungen. Nach der Definition *v. Monakows*[126] versteht man unter Agnosie „eine Beeinträchtigung der Fähigkeit, sonst geläufige Sinnesbilder von *einem* Sinnesorgan aus zu erkennen ... bei relativem Freibleiben oder geringer Störung der elementaren Tätigkeit des betreffenden Sinnesorgans, sowie bei ziemlich freiem Sensorium und Sprache". Der Begriff der Agnosie ist also an zwei unscharfe Bedingungen geknüpft, nämlich an das „relative Freibleiben" der elementaren Sinnestätigkeit und an ein „ziemlich freies" Sensorium. Von diesen liegt die eine auf physiologischem, die andere auf psychischem Gebiet.

Nimmt man dazu noch den Umstand, daß es sich bei der Agnosie um eine lokalisierbare Störung handeln soll, so überschneiden sich hier morphologische, physiologische und psychologische Probleme. Die klassische Hirnpathologie setzt — ausgesprochen oder stillschweigend — als selbstverständlich voraus, daß der anatomische Defekt je nach Lokalisation zu einem Ausfall physiologischer Abläufe oder psychischer Vorgänge oder beider führt. Es wird deshalb ohne weiteres vom einen aufs andere geschlossen. So liegen die Dinge nun sicher nicht. Wenn wir vorurteilslos an das Problem herangehen, stehen Morphologie, Physiologie und Psychologie zunächst einmal völlig beziehungslos nebeneinander und die Kluft zwischen ihnen läßt sich nur durch eine Theorie überbrücken, deren Richtigkeit nur an ihrer Übereinstimmung mit dem gesamten vorhandenen Tatsachenmaterial zu beweisen wäre. Dabei ist zu berücksichtigen, daß jede dieser drei Kategorien ihre eigenen Gesetze hat, die nicht auf die andere übertragen werden können. *Jackson*[96] und später besonders *v. Monakow*[126] haben immer wieder darauf hingewiesen, daß psychische Phänomene nach psychologischen, physiologische Vorgänge nach physiologischen und anatomische Befunde nach morphologischen Gesichtspunkten beurteilt werden müssen. Es ist kein Zufall, daß *v. Monakow*, der sich so sehr um eine klare Scheidung bemühte, gerade in der Agnosiefrage in heftigen Widerspruch zur klassischen Lehre geriet. Daß zwischen Anatomie, Physiologie und Psychologie gesetzmäßige Beziehungen bestehen, müssen wir voraussetzen, wenn wir überhaupt wissenschaftliche Hirnpathologie betreiben wollen. Welcher Art diese Beziehungen im einzelnen sind, kann dahingestellt bleiben, wenn wir uns nur im klaren darüber sind, auf welchem Gebiet wir uns jeweils bewegen und daß wir die Verhältnisse auf dem einen Gebiet nicht ohne weiteres auf das andere übertragen dürfen.

Speziell für das Problem der Agnosie liegen nun die Dinge folgendermaßen: Nach den Vorstellungen der klassischen Lehre lösen die von den Objekten der Außenwelt das Sinnesorgan treffenden Reize eine Reihe von physiologischen Vorgängen aus, die schließlich zu elementaren Sinnesempfindungen führen, zu einem photographischen Abklatsch des äußeren Objekts im corticalen Repräsentationsfeld des betreffenden Sinnesorgans. Diese elementaren Sinnesempfindungen werden nun durch einen psychischen Vorgang, den gnostischen Akt, weiter verarbeitet zu einer Wahrnehmung mit Identifikation und Erweckung des Begriffs mit all den zugehörigen Erfahrungen, Beziehungen usw. Die bewußte Wahrnehmung eines Objektes erfolgt also in zwei getrennten, getrennt lokalisierten und daher auch getrennt störbaren Akten, von denen der eine (sinnes-)physiologischer Natur ist und sich in der Peripherie des Nervensystems bis hin zur Rinden-„Peripherie“ des corticalen Sinnesfeldes abspielt, während der andere psychologischer Natur ist und in der übrigen Hirnrinde, bzw. in bestimmten Teilen derselben abläuft. Daß nun die Wahrnehmung von sinnesphysiologischen Ausfällen her störbar ist, ist selbstverständlich; ein Blinder kann mit dem Auge nichts erkennen. Eine Störung des gnostischen Aktes kann also nur dann angenommen werden, wenn die sinnesphysiologischen Vorgänge intakt oder wenigstens „relativ“ intakt sind. Diese Einschränkung erwies sich als notwendig, weil bisher kein einziger Fall von Agnosie bekannt ist, bei dem die sinnesphysiologischen Vorgänge völlig ungestört wären. Auf das damit sofort auftauchende Problem, „wieviel“ Sinnestätigkeit erforderlich ist, um eine ungestörte Gnosis zu gewährleisten, soll an dieser Stelle nicht eingegangen werden, wohl aber auf die Frage, wie denn der Ablauf der sinnesphysiologischen Vorgänge beurteilt wird.

Hierbei geht die klassische Lehre von der Annahme aus, daß sich diese sinnesphysiologischen Vorgänge nach einzelnen elementaren und spezifischen Sinnesqualitäten gliedern, im Bereich der Sensibilität etwa in Berührungs-, Temperatur-, Schmerzempfindung usw., im optischen Bereich in Licht- und Farbsinn, die vom peripheren Receptor mit seinem jeweiligen Lokalzeichen versehen, zu den entsprechenden elementaren Sinnesempfindungen führen. Von dem Auftreten dieser Empfindungen wird dann auf die Intaktheit der sinnesphysiologischen Vorgänge, von ihrem Fehlen auf deren Störung geschlossen. Nun hat schon v. *Kries*[108] darauf hingewiesen, daß diese Sinnesempfindungen eine Fiktion sind. Im Bewußtsein aufzeigbar sind lediglich Wahrnehmungen, also psychische Phänomene, die prinzipiell inkommensurabel sind mit den Vorgängen im Sinnesorgan. Gewiß müssen wir auch in diesem speziellen Fall annehmen, daß die auftretenden Wahrnehmungen irgendwie mit den im Sinnesorgan und seinen nervösen Verbindungen ablaufenden Erregungsvorgängen zusammenhängen, aber das Wie dieses Zusammenhanges ist nicht a priori gegeben und sicher ist es nicht so, daß die im Bewußtsein auftauchenden Wahrnehmungen ein einfacher und konstanter Abklatsch der peripheren Erregungsvorgänge sind. Diese Erregungsvorgänge, die einem konstanten Gegenstand der Wahrnehmung entsprechen, sind normalerweise außerordentlich variabel. Einen Würfel von roter Farbe sehen wir als formfest und gleichmäßig gefärbt, obgleich er heller und dunkler beleuchtet sein kann, obgleich auf seiner Oberfläche Lichter und Schatten liegen, obgleich sein Netzhautbild bei Bewegungen Formverzerrungen und Größenveränderungen erleidet und wir ihn bei Augenbewegungen ständig an Stellen verschiedenen lokalen Adaptationszustandes abbilden. Schon diese Veränderungen des äußeren Reizes müssen zu dauernden Veränderungen der physiologischen Vorgänge führen und es ist ein Charakteristikum der Wahrnehmung, daß diese ständigen Veränderungen der lokalen Erregung in Richtung auf ein möglichst einheitliches und konstantes Wahrnehmungsbild umgeformt werden. Man darf daher, darauf muß immer wieder hingewiesen werden, eine Schwellenuntersuchung nicht mit einer Prüfung des äußeren Sinnesorgans und seiner „elementaren" Leistungen verwechseln. Jede Funktionsprüfung des Sinnesorgans ist eine Prüfung an der Wahrnehmung. Wie besonders von gestaltpsychologischer Seite gezeigt wurde, läßt sich eine Abhängigkeit der „Empfindungsschwellen" von psychologischen Faktoren, etwa gestaltmäßiger Art, experimentell nachweisen (*Gelb* u. *Granit*[58], *Engelking*[43]).

Wenn nun beim Zustandekommen der sogenannten Sinnesempfindungen schon physiologische und psychologische Vorgänge im Spiel sind, so ist es dann keineswegs selbstverständlich, daß „elementaren" sinnesphysiologischen Vorgängen nun auch elementare Wahrnehmungen, d. h. psychische Erlebnisse entsprechen. Gesetzt den Fall, es gäbe im physiologischen Bereich elementare und spezifische, den einzelnen Sinnesqualitäten entsprechende Vorgänge — gewichtige Gründe sprechen dagegen (*v. Weizsäcker*[184, 185]) — so stellen die ihnen zugehörigen Wahrnehmungen, etwa einer Farb-„Empfindung", sicher keine elementaren Faktoren der Wahrnehmung dar, die sich dann zum komplexen Bild eines konkreten Objektes zusammensetzen, sondern es handelt sich dabei um erkenntnismäßige „noetische" Abstraktionen aus dem primär gegebenen Gesamtbild. Und gerade das Beispiel der Farbe zeigt, daß diese noetischen Abstraktionen komplizierte psychische Leistungen darstellen, die in der kindlichen Entwicklung erst sehr spät erworben werden, wenn das Kind längst alle Objekte seiner Umgebung gnostisch erfaßt hat und selbst die Farbqualitäten schon seit Jahren sprachlich kennt, natürlich ohne mit diesen Worten das spezifisch zugehörige psychische Erlebnis der Farbe zu verbinden.

Auf diese Dinge wird später noch ausführlich einzugehen sein. Hier genügt die Erkenntnis, daß bei der Betrachtung hirnpathologischer Probleme klar unterschieden werden muß zwischen ihrem anatomischen, physiologischen und psychologischen Aspekt. Diese können nur gesondert und nach ihren spezifischen Gesetzen beurteilt werden. Bei der Agnosie überschneiden sich sinnesphysiologische Vorgänge und psychische Abläufe. Die letzteren sind dem unmittelbaren Erleben und der Introspektion zugänglich, die ersteren könnten direkt nur durch physiologische Untersuchungen etwa von Stoffwechselvorgängen oder von bioelektrischen Erscheinungen erfaßt werden. Im Allgemeinen werden sie aber bei den sinnesphysiologischen Untersuchungen aus ihren psychischen Begleiterscheinungen erschlossen, und dabei müssen wir uns bewußt sein, daß wir eine Grenze überschreiten, auf deren beiden Seiten ganz verschiedene Verhältnisse bestehen und verschiedene Gesetze gelten. Insbesondere zeigt sich bei dieser Art von sinnesphysiologischen Leistungsprüfungen, daß wir in pathologischen Fällen nicht mit einer rein quantitativen Abnahme von qualitativ normalen Funktionen rechnen dürfen, sondern daß dabei regelmäßig auch quantitative Veränderungen auftreten, die wir unter dem Schlagwort des pathologischen Funktionswandels zusammenfassen können. Auch diese müssen bei den sinnesphysiologischen Betrachtungen berücksichtigt werden. Unsere eigenen Untersuchungen, über die im folgenden berichtet werden soll, bewegen sich vorwiegend im Bereich der primär psychologischen sinnlichen Wahrnehmungen. Dabei wurde aber besonderer Wert darauf gelegt, von ihnen aus ein möglichst vollständiges Bild der physiologischen Vorgänge zu gewinnen, die ihnen zugrunde liegen und die für das Verständnis der Agnosie unerläßlich sind.

Die Agnosie ist eine einzelsinnliche Störung im Erkennen von Wahrnehmungsobjekten. Demzufolge müßte es agnostische Störungen im Bereich jedes der 5 Sinne geben. Hier sind aber von vornherein einige Einschränkungen notwendig. Nach dem Ansatz der klassischen Hirnpathologie liegt ja ihr Wesen darin, daß die Störung nicht im peripheren Sinnesorgan und in den von ihm gelieferten elementaren Sinnesempfindungen liegt, sondern in einem besonderen, das rohe Sinnesmaterial verarbeitenden gnostischen Akt. Daß die peripheren sinnesphysiologischen Ausfälle auch zu Störungen des Erkennens führen können, wurde am Beispiel der Blindheit schon gezeigt. Um die Agnosie von diesen abzugrenzen, müssen wir die Leistungen des Sinnesorgans, die sogenannten elementaren Sinnesempfindungen, und im Gegensatz dazu die Leistungen kennen, die ihnen als höhere Wahrnehmungen gegenübergestellt werden sollen. Dies ist nun im Bereich der chemischen Sinne, des Geruchs, des Geschmacks und bestimmter Anteile der oralen Sensibilität nicht der Fall. Dabei handelt es sich nur anatomisch und physiologisch um 3 verschiedene Sinnesorgane, biologisch und psychologisch aber um ein weitgehend einheitliches Funktionssystem, das wir mit *Edinger*[39] als Oralsinn bezeichnen. Hier liegen die Dinge so, daß wir im Bereich des Geruchssinns nur ganz komplexe Geruchswahrnehmungen von bestimmten

Objekten (Veilchen, Terpentin, Zimt, Leder usw.) kennen, aber nichts was „elementaren Sinnesempfindungen“ entsprechen könnte. Auch die Einteilung der Gerüche, etwa in den Geruchsklassen von *Zwaardemaker* oder in dem Geruchsprisma von *Henning*[85, 86] ist nur eine ziemlich willkürliche und subjektive Ordnung der Gerüche nach Gestaltähnlichkeit, die nichts mit elementaren Sinnesempfindungen zu tun hat. Zwar machen es gewisse Erfahrungen der Pathologie (*F. B. Hofmann*[93]) wahrscheinlich, daß auch die Geruchswahrnehmungen aus einer Anzahl von Elementen zusammengesetzt sind, so wie etwa die Klänge und Geräusche aus den einzelnen Tönen, aber über die Art dieser Elemente wissen wir gar nichts und können deshalb auch grundsätzlich nicht feststellen, ob eine Beeinträchtigung des Geruchsvermögens perzeptiver oder gnostischer Art ist. Die Erfahrungen mit der Anosmie bei Hirnverletzten machen es uns sogar wahrscheinlich, daß alle Riechstörungen der menschlichen Pathologie — abgesehen von Geruchshalluzinationen — peripheren Ursprungs sind ([8]) und deshalb ohnehin aus dem Rahmen der Agnosie fallen. Wenn gelegentlich von einzelnen Autoren (*Pick*[132], *Birkmayer* u. *Strotzka*[20]) von einer Geruchsagnosie gesprochen wird, so schließt dies eine Behauptung in sich, die nicht beweisbar ist und die wir schon in ihren Voraussetzungen für falsch halten.

Beim Geschmack liegen die Verhältnisse gerade umgekehrt. Hier kennen wir die elementaren Sinnesempfindungen, nämlich die 4 Prinzipalqualitäten sauer, salzig, bitter und süß, aber keine eigentlichen komplexeren Wahrnehmungsgestalten des Geschmacks. Diese liegen vielmehr ausschließlich im Bereich des einheitlichen Oralsinns, in dem der Geschmack nur eine Komponente bildet, vergleichbar dem Temperatur-„Sinn“ der Haut oder dem Farben-„Sinn“ des Auges. Der Geschmackssinn allein erlaubt keine Unterscheidung etwa einer Kochsalzlösung von salzigem Gemüsesaft oder Fleischextrakt. Wenn aber der Geschmackssinn keiner eigenen gnostischen Leistungen fähig ist, so kann er auch keine agnostischen Störungen aufweisen. Allenfalls könnte man von agnostischen Störungen des Oralsinnes sprechen, wenn etwa Geruch, Geschmack und orale Sensibilität jeweils einzeln für sich intakt, aber in ihrem Zusammenwirken gestört wären. Derartige Störungen sind aber nicht bekannt.

Nach dem Ausscheiden des Oralsinns bleiben noch agnostische Störungen der „höheren Sinne“: Die taktile, akustische und optische Agnosie. Von diesen hat aber die akustische Agnosie auch noch ihre eigene Problematik. Hier ist zwar die Trennung leicht zwischen den elementaren Tönen und den komplexen akustischen Gestalten: Schlüsselklirren, Tellerklappern, Vogelgezwitscher, Hundegebell usw. Aber die differenziertesten und zugleich wichtigsten akustischen Gestalten sind für den Menschen die der Sprache. Sie würden natürlich von einer Störung mit betroffen werden und so müßte eine akustische Agnosie notwendigerweise eine schwere sensorische Aphasie mit einschließen. Eine schwere sensorische Aphasie bedeutet aber — abgesehen von einem unvermeidlichen allgemeinen psychischen Abbau durch den Krankheitsprozeß — eine so erhebliche Beeinträchtigung des Seelenlebens und insbesondere der Verständigungsmöglichkeiten eines solchen Kranken, daß der Kontakt mit ihm fast unmöglich ist und halbwegs ausreichende Angaben über seine Wahrnehmungswelt von ihm nicht zu erlangen sind. Diese bilden aber doch die einzige Grundlage, aus der eine Agnosie diagnostiziert werden könnte. Dementsprechend sind auch die wenigen Fälle, die in der Literatur als akustische Agnosien veröffentlicht wurden, etwa der Fall von *Bonhoeffer*[22]. Es handelt sich dabei um einen Kranken, bei dem nach mehreren apoplektischen Insulten unter anderem eine schwere sensorische Aphasie bestand; er sprach nur ein völlig unverständliches paraphasisches Kauderwelsch; auf Fragen und Aufforderungen kamen „keinerlei Zeichen von Verständnis", irgendein Kontakt mit ihm war nie herzustellen, auf äußere Reize reagierte er manchmal und manchmal nicht, adäquat oder inadäquat in ganz unvorhersehbarer Weise. Das Bestehen einer akustischen Agnosie wurde daraus erschlossen, daß der Kranke einmal in einer „unerwartet günstigen Untersuchungssituation" auf die Stimmgabeltöne der *Bezold*schen Tonreihe durch Reiben des Ohres, Hin- und Herschwenken des Zeigefingers und gelegentlich auch durch Kopfdrehung zur Tonquelle reagierte, während ein Verständnis für Geräusche und eine Fähigkeit der Identifikation von Gegenständen aus den Eigengeräuschen „nicht festzustellen war". Nach diesen Befunden läßt sich der Fall zwar mit einiger Willkür in ein vorgegebenes Schema einfügen, aber als *Beweis* für die Existenz einer akustischen Agnosie kann er nun wirklich nicht angesehen werden. Da die anderen Fälle ähnlich sind und wegen der gleichzeitigen Aphasie notwendigerweise ähnlich sein müssen, ergibt sich schon aus den theoretischen Voraussetzungen, daß auf akustischem Gebiet die Existenz einer agnostischen Störung nicht bewiesen werden kann, wenn diese Frage überhaupt nur diskutiert und nicht als selbstverständlich vorausgesetzt wird.

Somit bleiben als der Untersuchung zugänglich nur die taktile und die optische Agnosie übrig. Entsprechend der überragenden Bedeutung des Optischen für den Menschen ist die letztere die praktisch weitaus wichtigere und auch in ihren Erscheinungsweisen mannigfaltigere. Gerade deshalb aber und wegen der Eigenheit des Gesichtssinns, daß bei ihm als ausgesprochenen „Simultansinn" die Wahrnehmungsvorgänge in sehr kurzen Zeiten ablaufen, liegen hier die Verhältnisse viel komplizierter bei der Tastagnosie. Diese gilt daher schon immer (*Lange*[110]) geradezu als das Modellbild der Agnosie überhaupt und so soll auch im folgenden zunächst die taktile und dann die optische Agnosie betrachtet werden.

B. Taktile Agnosie.

Die taktile Agnosie ist definiert als Störung der Fähigkeit, Gegenstände durch Betasten zu erkennen, obwohl die einzelnen peripheren Sinneseindrücke nicht oder jedenfalls nicht in dem Maße beeinträchtigt sind, daß sie ein tastendes Erkennen unmöglich machen würden, und obwohl allgemeinere psychische Störungen der Intelligenz, des Bewußtseins usw. nicht bestehen.

Die ersten Fälle von „partieller Tastlähmung" beschrieb *Puchelt*[141] 1844. Er verstand darunter zwar nur den isolierten Ausfall einzelner sensibler. Qualitäten bei Erhaltensein der anderen und beschrieb auch keine reinen taktilen Agnosien, doch finden sich bezeichnenderweise unter seinen 5 Fällen (meist Apoplexien) 4 Kranke, bei denen das Gegenstandserkennen besonders stark gestört war. Als erster hat dann *Wernicke*[189] 1895 in seiner für das Agnosieproblem grundlegenden Arbeit über „2 Fälle von Rindenläsion" Kranke beschrieben, bei denen sich nach traumatischen, bzw. gefäßbedingten Hirnherden außer einer Aphasie, rechtsseitiger Hemiplegie und rechtsseitigen sensiblen Störungen (besonders der Berührungs- und Lageempfindung), die sich langsam zurückbildeten, eine besonders schwere Störung des Tasterkennens in der rechten Hand einstellte. Als Ursache für dieses Mißverhältnis nahm er den Ausfall einer spezifischen, im mittleren Drittel der Zentralwindungen, besonders der hinteren zu lokalisierenden gnostischen Funktion an. Das Wesen der durch diesen Herdausfall entstandenen Funktionsstörung sah er — analog seinen Vorstellungen von der Aphasie — in einem Verlust der Tastvorstellungen, d. h. der Erinnerungsbilder von Tastempfindungen konkreter Gegenstände, und nahm für diese eine doppelseitige, für rechte und linke Hand gesonderte cerebrale Repräsentation an. Um eine reine Tastlähmung, d. h. ohne jede Störung der Sensibilität, handelt es sich bei den Kranken *Wernickes* nicht; solche reinen Fälle sind nach seiner Ansicht auch gar nicht zu erwarten, da das von ihm postulierte Zentrum der Tasterinnerungsbilder mit dem corticalen sensiblen Projektionsfeld der Hand zusammenfällt und daher bei entsprechenden Herden eine Beeinträchtigung beider Funktionsgebiete zu erwarten ist. Trotzdem macht er die entscheidende Wendung in der Problemstellung, indem er neben der corticalen Repräsentation der Sensibilität das grundsätzlich neue Element des gnostischen Zentrums mit der Fiktion der hier deponierten Tasterinnerungsbilder einführt. Man erkennt bei dieser Konzeption deutlich ihre Abhängigkeit von den Vorstellungen *Munks*[127] über die Seelenblindheit, der auf Grund seiner später noch ausführlicher zu besprechenden tierexperimentellen Untersuchungen 1877 die Theorie aufstellte, daß die Seelenblindheit, d. h. die optische Agnosie, deren Begriff er damit schuf, auf einem Verlust der optischen Erinnerungsbilder beruhe. Den Ort dieser Erinnerungsbilder identifizierte er mit der corticalen Repräsentationsstätte der Macula als dem für den Sehakt wichtigsten Teil der Netzhaut. Die Theorie *Wernickes* über die Tastlähmung bedeutet also einfach die Übertragung der *Munk*schen Theorie auf das taktile Gebiet. Wie auf optischem Gebiet mußte auch bei der Tastlähmung die reichlich primitive Vorstellung von den Erinnerungsbildern und ihrem Verlust bei der Agnosie bald aufgegeben werden. Sie wurde ersetzt durch die Theorie *Liepmanns*[115] der in rein theoretischen Spekulationen zu einer schematischen Unterteilung der Wahrnehmung in mehrere Teilakte (primäre, sekundäre Identifikation) kommt, deren jeweilige Störung zu entsprechenden Formen (dissolutorische, disjunktive) der Agnosie führt. An der grundsätzlichen Abgrenzung der Agnosie von den einfachen sensiblen Störungen hält natürlich auch *Liepmann* fest.

Die Konzeption *Wernickes*, den Gedankengängen der von ihm wesentlich mitgeschaffenen klassischen Lokalisationslehre entsprungen und sich ihr zwangsläufig ebenso einfügend wie alle ihre späteren Modifikationen von *Liepmann* und anderen, wurde bald ein wesentlicher Stützpfeiler dieser Lehre und löste eine Flut von Veröffentlichungen aus. Diese waren allerdings vorwiegend theoretischen Inhaltes, und die „diagram-makers“ (*Head*[80]) dieser Epoche drücken auch dem Agnosieproblem ihren Stempel auf. Demgegenüber waren die Mitteilungen einschlägiger Beobachtungen wesentlich spärlicher, trotz des teilweise recht unkritischen Maßstabes, der an die „Reinheit“ der agnostischen Störungen hinsichtlich der Mitbeteiligung der Sensibilität angelegt wurde. Einzelfälle isolierter Tastlähmungen wurden in der Folgezeit beschrieben von *Raymond* u. *Egger*[143], *Poggio*[138], *Kato*[98], *Gerstmann*[60], *Guillain* u. *Bize*[73, 74]; über Tastlähmungen in Verbindung mit anderen agnostischen und apraktischen Störungen berichten

Pick[132], van *Vleuten*[177], *Goldstein*[61], *v. Stauffenberg*[164, 165], *Bonhoeffer*[22] mit dem bereits schon erwähnten Fall und *Foix*[48]. Größere Zusammenstellungen geben *Kutner*[109], *Gans*[53], *Villaret*[176] und 1932 konnte *Delay*[38] aus der Weltliteratur 78 Fälle zusammenstellen, allerdings in recht weitherziger Begriffsbestimmung und ohne auf die „Reinheit" der Störung irgendwelche Rücksicht zu nehmen. Bei diesem — etwa im Vergleich zur Häufigkeit der Aphasie oder gar der cerebralen Halbseitenlähmungen — äußerst geringen Umfang des Materials ist es nicht verwunderlich, wenn in den wesentlich zahlreicheren grundsätzlichen Erörterungen des Agnosieproblems die gleichen Fälle, etwa von *Raymond* u. *Egger* oder von *Kutner*, mit größter Konstanz immer wiederkehren und allmählich eine fast legendäre Berühmtheit erlangen. Es erweist sich dabei, daß das ganze, theoretisch und grundsätzlich für die Hirnpathologie so enorm wichtige Gebäude des Agnosieproblems auf diesen wenigen, später noch genauer zu analysierenden Fällen ruht.

Handelt es sich bei den bisherigen Fällen um einseitige, aber die ganze Hand betreffende agnostische Störungen bei einem kontralateralen cerebralen Herd, so sind diejenigen Störungen des Tasterkennens von besonderem Interesse, die nicht die ganze Hand, sondern nur einen Teil der Finger betreffen. Solche Fälle wurden von *Bonhoeffer*[23] und besonders auch von *Kleist*[101] beschrieben. Während die ersteren Fälle noch mit der Annahme eines einheitlichen gnostischen „Zentrums", wenn auch getrennt für jede Körperhälfte, vereinbar wären, ist dies bei den letzteren nicht mehr der Fall. Wenn man diese noch in der klassischen Vorstellung von der Agnosie unterbringen will, dann muß man mit *Bonhoeffer* annehmen, daß die Tastbilder im Gehirn „offenbar weniger zentral zusammengefaßt sind als die übrigen gnostischen Vorgänge" und deshalb auch eine örtliche Störung für einzelne Körperabschnitte erfahren können. Diesen Vorstellungen diametral entgegengesetzt ist die Hilfshypothese, zu der die Fälle zwingen, bei denen ein einziger (linksseitiger) Herd eine doppelseitige Störung des Tasterkennens hervorruft. Den ersten derartigen Fall, einen Hirntumor, beschrieb *Oppenheim*[131] und schloß daraus auf eine Prävalenz der linken Hemisphäre für das tastende Erkennen. Ähnliche Fälle stammen von *Goldstein*[62] (Tumor), *Foix*[48] (diagnostisch völlig unklare Fälle), *Guillain, Alajouanine* u. *Garcin*[72] (multiple apoplektische Insulte) und *Pötzl*[137] (multiple apoplektische Insulte). Endlich wurde von *Hoff*[91] und von *Gros*[71] je ein Kranker mit Balkentumor beschrieben, bei denen linksseitige Störungen des Tasterkennens beobachtet wurden. Diese Fälle von sympathischer (*Lange*) oder induzierter (*Pötzl*) Tastlähmung würden nicht für eine doppelseitige corticale Repräsentation der gnostischen Leistungen sprechen, sondern für ein einheitliches Zentrum in Analogie zu dem nur linksseitig (beim Rechtshänder) vorhandenen Sprachzentrum. Sie stehen damit in einem nicht ohne weiteres überbrückbaren Gegensatz zu denjenigen mit einseitigen herdgekreuzten Ausfällen und besonders zu den nur auf einzelne Finger beschränkten gnostischen Störungen.

Gegen die Auffassung des Tasterkennens als Ausdruck einer besonderen gnostischen Funktion und damit gegen die Ausdeutung der Tastlähmung als besonderes Herdsymptom der taktilen Agnosie haben sich von Anfang an eine Reihe von Autoren gewandt. Sie sehen in der Taststörung eine einfache Folge der gleichzeitig bestehenden sensiblen Störungen oder aber allgemeiner psychischer Defekte.

So hat schon *Strümpell*[172] für einen der Kranken *Wernicke*s nachgewiesen, daß die Tastlähmung auf einer Störung des von ihm so benannten tiefen Drucksinns beruhte, und *Déjérine*[36] stelle dem Fall von *Raymond* u. *Egger* einen eigenen mit annähernd gleicher Symptomatologie auf Grund einer sicheren Sensibilitätsstörung nicht einmal corticalen Ursprungs entgegen. Neben *Déjérine* habe besonders *v. Monakow*[126], *Révesz*[148] und *Foerster*[47] die Annahme einer besonders lokalisierten Funktionsstörung bei der taktilen Agnosie bekämpft und die Bedeutung der sensiblen Ausfälle für die Tastlähmung hervorgehoben, bzw. diese einfach als den feinsten Grad sensibler Störungen angesehen (*Foerster*). Auch *Mindus*[123] beschreibt 2 Fälle von scheinbar reiner Astereognosie, bei denen aber die genauere Sensibilitätsprüfung doch Ausfälle ergab, die den gnostischen Störungen durchaus entsprechen. Eine besondere Bedeutung gewinnen diese Einwände dadurch, daß Fälle typischer Tastlähmung auch bei spinalen Prozessen beschrieben wurden (*Niessl v. Mayendorf*[128], *Scharnke* u. *Wiedhopf*[155], *Schott*[158]). Einen neuen Abschnitt im Problem der taktilen Agnosie leiteten dann endlich die Untersuchungen *v. Weizsäcker*s und seiner Schule[168, 185, 186, 187] ein, die aufzeigten, daß bei zentralen Störungen der Sensibilität die besonderen, unter dem Begriff des Funktionswandels zusammengefaßten Veränderungen auftreten. Der Funktionswandel führt einmal zu qualitativen Veränderungen der Tastwahrnehmungen und zum anderen zu einer Labilität und Inkonstanz der aus der Peripherie kommenden Erregungen, so daß hierdurch das Erkennen betasteter Gegenstände, das zweifellos eine sehr subtile Leistung darstellt, auch schon bei geringen Störungen sehr schwer beeinträchtigt werden muß. *Cohen*[33] aus der *v. Weizsäcker*schen Schule konnte dies an einigen genauer analysierten Fälle zeigen. Durch diese Befunde werden die Fälle von taktiler Agnosie, bei deren Untersuchung der Funktionswandel nicht berücksichtigt wurde, d. h. alle „klassischen“ Fälle der Literatur, in ihrer Beweiskraft höchst problematisch und bedürfen einer eingehenden kritischen Überprüfung.

Dabei ist zu berücksichtigen, daß schon nach der Auffassung *Wernicke*s nicht mit einer reinen gnostischen Störung ohne Beteiligung der Sensibilität zu rechnen ist. Wenn die Agnosie trotzdem von dem durch Sensibilitätsstörungen bedingten Nichterkennen abgegrenzt werden soll, erhebt sich die schwierige Frage „wieviel“ Sensibilität erforderlich ist, um ein einwandfreies Tasterkennen zu gewährleisten. Diese Frage ist nicht ganz einfach zu beantworten. Einmal schon deshalb, weil die verschiedenen sensiblen Leistungen das Tasterkennen in verschieden hohem Maß beeinflußen. In sehr eingehenden Untersuchungen kam *Hoffmann*[92] zu dem Schluß, daß hierbei die wichtigste Rolle spielen der Raumsinn (die Diskrimination) und der Drucksinn, dann die Bewegungsempfindung der Gelenke und das räumliche Orientierungsvermögen. Keine oder eine ganz untergeordnete Rolle spielen demgegenüber die Temperatur-, Schmerz- und einfachen Berührungsempfindungen, der Ortssinn (Lokalisationsvermögen) und der Gewichtssinn. Es sind also gerade diejenigen Leistungen, die später *Head*[79] als epikritische zusammengefaßt und als besonders leicht vulnerabel erkannt hat im Gegensatz zu den „elementaren“ Qualitäten von Schmerz, Temperatur und einfacher Berührung, die bei der üblichen Sensibilitätsprüfung im Mittelpunkt stehen. Dazu kommen die Erkenntnisse, die wir aus den Untersuchungen der *v. Weizsäcker*schen Schule über den sogenannten Funktionswandel gewonnen haben.

Unter Funktionswandel verstehen wir die Erscheinung, daß sich die Leistungen des Sinnesorgans unter der Beanspruchung ändern. Der Funktionswandel in dieser Begriffsbestimmung ist an sich durchaus nicht pathologisch, sondern im Gegenteil eine wichtige Leistung des normalen Nervensystems, ohne die eine „Konstanz der Wahrnehmungsdinge“ nicht möglich wäre. Besonders deutlich zeigt er sich im optischen Bereich: Die Hell-Dunkeladaptation zur Anpassung an wechselnde Beleuchtungsverhältnisse gehört ebenso dazu wie die Umstimmung des Sehorgans durch farbige Beleuchtung, Kontrasterscheinungen usw. Auf taktilem Gebiet ist der normale Funktionswandel vielleicht weniger beachtet aber ebenso verbreitet wie auf optischem. Als geläufige Beispiele seien nur erwähnt die Abhängigkeit der Temperaturempfindungen von der Ausgangstemperatur, die innerhalb einer breiten, etwa von 25° bis 35° reichenden Indifferenzzone den gleichen objektiven Temperaturreiz je nach der Ausgangslage als warm oder kalt empfinden läßt. Oder die Adaptationsfähigkeit des Drucksinns, die die Wahrnehmung eines gleichmäßigen Druckreizes auf die Haut je nach Stärke, Ort und Aufmerksamkeitszuwendung innerhalb weniger Sekunden oder längstens Minuten erlöschen läßt (*Stein*[166, 167], *Fritton*[51]) und z. B. dazu führt, daß der ständige Druck der Kleidung auf die Haut normalerweise nicht wahrgenommen wird. Im einzelnen sind die Wirkungen des Funktionswandels von fast unübersehbarer Mannigfaltigkeit. Von besonderer Wichtigkeit sind zwei von ihnen, die Veränderung von Wahrnehmungsschwellen unter der Beanspruchung, und raumzeitliche Transformation, d. h. die Verwandlung räumlicher Distanzen in zeitliche und umgekehrt. Ein Beispiel der letzteren Tätigkeit ist etwa der bekannte Versuch, daß bei sukzessiver Berührung dreier benachbarter Hautstellen in jeweils gleichem Abstand aber verschiedenem zeitlichen Intervall die beiden zeitlich rascher aufeinanderfolgenden Reize in der Wahrnehmung als sich räumlich näher liegend erscheinen, also eine zeitliche Differenz in eine räumliche verwandelt wird.

Unter pathologischen Verhältnissen, besonders bei zentralen Störungen der Sensibilität erweist sich nun der Funktionswandel als besonders stark betroffen und zwar nimmt er, d. h. die Veränderlichkeit der Leistung durch die Beanspruchung des Sinnesorgans, sehr stark zu. So erfolgt etwa der Anstieg der Empfindungsschwellen bei längerdauernden oder wiederholten Reizen rascher und stärker als unter normalen Verhältnissen und außerdem werden dabei die Schwellen inkonstant, es tritt eine Schwellenlabilität (*Stein*[166, 168]) auf, die so hochgradig sein kann, daß eine Schwellenbestimmung überhaupt unmöglich wird; ein Umstand, der schon *Head* bei seinen Sensibilitätsuntersuchungen aufgefallen ist. Auch Verschmelzungen schnell aufeinanderfolgender Reize treten leichter, aber auch oft unvollkommener ein als bei normalem Nervensystem und es kommt zu den verschiedensten pathologischen Erscheinungen wie Empfindungsnachdauer, Irradiation, parästhetische Mißempfindungen usw. Außer in der Quantität (Zunahme) besteht aber zwischen dem normalen und dem pathologischen Funktionswandel auch noch ein Unterschied in der biologischen Wirkung. Während der normale Funktionswandel eine wichtige Voraussetzung ist für die biologisch so wichtige „Konstanz der Wahrnehmungsdinge“, d. h. für die Leistung des Nervensystems, die Objekte trotz ständig wechselnder objektiver Reizkonstellation in der Wahrnehmung als dieselben erscheinen zu lassen, beeinträchtigt der pathologische Funktionswandel diese Konstanzerhaltung in später noch im einzelnen darzulegender Weise aufs schwerste. Daß diese Störung der Wahrnehmungskonstanz den gnostischen Akt beeinflussen muß, liegt auf der Hand. Deshalb ist die Berücksichtigung des Funktionswandels eine unerläßliche Voraussetzung für die richtige Beurteilung des Agnosieproblems.

Dies bedeutet für die Untersuchung, daß neben die von Ort zu Ort fortschreitende „topographische" Sensibilitätsprüfung, bei der die Ausbreitung der Störung festgestellt wird, auch noch eine „Prüfung der Leistungen" (*v. Weizsäcker*[185]) treten muß, bei der durch fortlaufende Untersuchung des gleichen Sinnesfeldes dessen Verhalten unter der Beanspruchung verfolgt wird. Erst diese beiden Methoden zusammen charakterisieren den Zustand des Sinnesorgans hinreichend und erlauben eine Beurteilung der Frage, ob eine Störung im Gegenstandserkennen auf die primäre Sensibilitätsstörung rückführbar ist oder nicht.

Auf der anderen Seite müssen die gnostischen Störungen abgegrenzt werden gegen solche Störungen des Gegenstandserkennens, die auf allgemeinen seelischen Veränderungen wie Bewußtseinstrübungen usw. beruhen. Diese lassen sich aber bei der taktilen Agnosie durch eine geeignete Auswahl der Fälle leicht ausschalten. Voraussetzung hierfür ist, daß man sich auf Kranke beschränkt, bei denen es sich um eine streng herdförmige Affektion handelt. Hierzu gehören allerdings nicht Tumoren mit einer unkontrollierbar ausgedehnten Hirnschwellung und Gefäßprozesse, bei denen ebenfalls in der Regel das ganze Gehirn in unkontrollierbarem Ausmaß geschädigt ist. Dagegen ist eine herdförmige Affektion bei sonst intaktem Gehirn gegeben im Spätstadium bei traumatischen Hirnschädigungen, besonders, wenn es sich um oberflächliche Hirnverletzungen handelt, wie sie die Schußverletzungen in reichem Maß bieten (*Bay*[5, 9]). Dabei ist das Syndrom der taktilen Agnosie unter den Hirnverletzten des Krieges keineswegs selten, jedenfalls in ihrem gewöhnlichen Typus mit einseitiger Tastlähmung bei kontralateralem Herd. Bei der sympathischen Tastlähmung liegen die Verhältnisse anders, sie kommt im Spätstadium von Hirnverletzungen nicht vor und bedarf einer besonderen Besprechung.

Nachfolgend werden die Krankengeschichten von 5, aus einer Gesamtzahl von 20 ausgesuchten Fällen von taktiler Agnosie mitgeteilt. Alle Fälle sind klinisch eingehend untersucht, auf die Aufzählung von Normalbefunden wurde aber grundsätzlich verzichtet. Bei der Sensibilitätsprüfung wurde untersucht die Berührungsempfindung mit *v. Frey*schen Reizhaaren, die Schmerzempfindung mit *v. Frey*schen Stachelborsten, die Warm- und Kaltempfindung nur grob mit heißem und Eiswasser, Diskrimination (simultane Raumschwelle) mit dem *Weber*schen Tastzirkel oder dem Ästhesiometer nach *Spearman*, Lageempfindung durch einfache geführte Bewegungen, Gewichtschätzen mit den *Hitzig*schen Kugeln bei freigestellten Arm- und Handbewegungen. Die Prüfung des Funktionswandels erfolgte durch wiederholte Reize an derselben Hautstelle. Dabei wurde die Schwellenlabilität bestimmt durch fortlaufende Untersuchung der Berührungsschwelle mit Reizhaaren, der Schmerzschwelle mit Stachelborsten oder bei stärkerer Störung auch mit der Nadelspitze, der Diskriminationsschwelle mit dem Tastzirkel nach der von *Stein* angegebenen Methode. Durch rasch aufeinanderfolgende Berührungen mit der Nadelkuppe wurden Empfindungsnachdauer und Reizverschmelzung untersucht. Auch bei der Wahrnehmung geführter Bewegungen und auf die Haut geschriebener Zahlen wurde durch langdauernde Untersuchung desselben Sinnesfeldes die Ermüdbarkeit der betreffenden Leistungen geprüft. Bei den Zahlenangaben der Berührungsschwelle bedeutet die erste („vereinzelt"), daß von den entsprechenden Reizhaarberührungen nur ein Teil wahrgenommen wird, während die zweite („überall") 100%ige Wahrnehmung der Berührungen bedeutet. Bei bestehender Schwellenlabilität ist diese jedoch nicht berücksichtigt, sondern durch Reizgebung an wechselnder Stelle ausgeschaltet. Die Normalwerte stammen von symmetrischen Stellen der gesunden Seite. Alle Untersuchungen wurden an mehreren Tagen in wechselnder Reihenfolge wiederholt, um etwaige Einflüsse der Ermüdung auszuschalten. Im übrigen waren sämtliche Patienten gut untersuchbar und im Rahmen der pathologischen Ausfälle sicher in ihren Angaben, so daß die Kontrolluntersuchungen stets übereinstimmende Resultate ergaben.

Fall 1. H. Alt, geb. 27. 4. 1890, Bergmann. Wurde am 9. 12. 1940 infolge Unglücksfall durch Pistolenschuß am linken Scheitelbein verwundet. War zunächst bewußtlos, wachte im Krankenhaus, wohin er sofort gebracht wurde, wieder auf. Hier wurde ein imprimiertes Knochenstück entfernt. Hatte nach der Verwundung eine rechtsseitige Halbseitenlähmung, die langsam zurückging. Sprachschwierigkeiten und Gefühlsstörungen in der rechten Hand. Dazu traten von September 1941 ab typische rechtsseitige *Jackson*-Anfälle auf.

Beobachtung vom 22. 9. bis 16. 10. 1941 und vom 1. bis 30. 7. 1942: In der linken Parietalgegend reizlose Narbe mit nicht pulsierender Knochenimpression. Röntgenologisch findet sich hier ein ovaler, 3 × 1 cm großer Knochendefekt (Abb. 1). Im Encephalogramm ist der linke Seitenventrikel durchgehend vergrößert und insgesamt, besonders aber in seinem mittleren Anteil, nach dem Knochendefekt zu ausgeweitet. Es besteht eine geringe mimische Schwäche des rechten Mundfacialis. Differenzierte Bewegungen von Hand und Fingern werden rechts etwas langsamer, aber gut koordiniert ausgeführt. Die grobe Kraftleistung ist auch in der rechten Hand gut, keine apraktische Störung. Der Finger-Nasen-Versuch ist rechts im Ansatz prompt, das exakte Treffen der Nasenspitze durch feinste Hand- und Fingerstellung ist aber erschwert. Am rechten Bein bestehen keine motorischen Ausfälle. BDR rechts wenig schwächer als links, sonst sind sämtliche Eigen- und Fremdreflexe seitengleich in normaler Weise auszulösen. Keine pathologischen Reflexe. Psychisch klar, orientiert und geordnet. In allen psychischen Abläufen ganz erheblich verlangsamt, dabei umständlich und ausgesprochen pedantisch. Mit der gleichen Pedanterie werden auch die Angaben bei der Sensibilitätsprüfung gemacht und dabei die geringsten Unregelmäßigkeiten

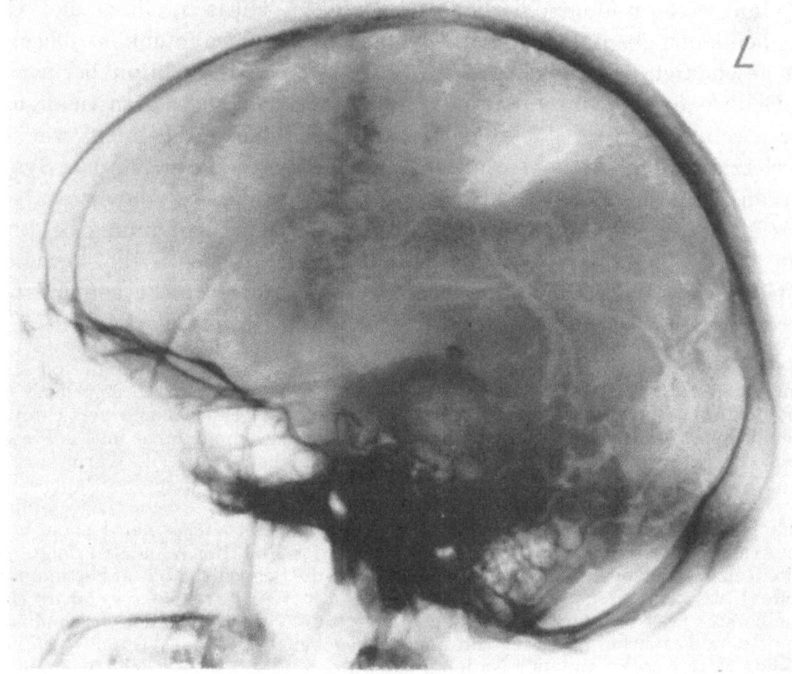

Abb. 1. *Alt.* Seitl. Schädelbild.

in der Versuchsanordnung registriert. Affektiv in einer stumpf-euphorischen Stimmungslage, im übrigen kaum anregbar. Sonst bestehen keine psychischen Störungen, keine intellektuellen Ausfälle. Sprache etwas schwerfällig, aber nicht aphasisch gestört. Übrige Sinnesgebiete nicht beeinträchtigt.

Sensibilität: Am rechten Mundwinkel und am rechten Fuß wird gegen links eine geringe Hypästhesie angegeben, Qualitätenausfälle bestehen aber nicht, auch Zahlen werden hier richtig erkannt. Am rechten Unterarm besteht eine etwas stärkere Störung der Sensibilität, in der distalen Hälfte werden auch Zahlen nicht erkannt. Eine subjektiv störende Sensibilitätsstörung besteht nur an der rechten Hand, handschuhförmig am Handgelenk abschneidend. Eine eingehende Prüfung ergibt hier folgenden Befund:

Berührungsempfindung an den Fingerbeeren: Rechts 5 g vereinzelt, 20 g überall (ausgesprochene Schwellenlabilität); links 3 g vereinzelt, 4 g überall (Schwelle konstant).

Schmerzempfindung am Fingerrücken: Rechts über 15 g; links 2 g; bei der üblichen Prüfung mit der Nadel wird aber spitz-stumpf richtig unterschieden.

Temperaturempfindung: Rechts Warmempfindung verzögert, sonst ungestört; links ungestört.

Diskrimination an Volarfläche von Fingern und Hand: Rechts über 9 cm auch bei Berührung verschiedener Finger. Die Lokalisation erfolgt dabei mit gewissen Fehlern in die Mitte zwischen den beiden Reizpunkten. Links 0,25 bis 0,5 cm.

Lagesinn in den Fingergelenken rechts völlig aufgehoben; links ungestört.

Gewichtschätzen:	Rechts		Links
	300 bis 400 g	leichter als	300 g
	500 bis 600 g	gleich	300 g
	700 und mehr g	schwerer als	300 g

Zahlenlesen an Hohlhand und Handrücken: Rechts völlig aufgehoben; links ungestört.

Gegenstanderkennen: Rechts werden überhaupt nur Gegenstände von mehreren Zentimetern Durchmesser wahrgenommen. Von ihnen wird nur angegeben, ob sie Ecken haben

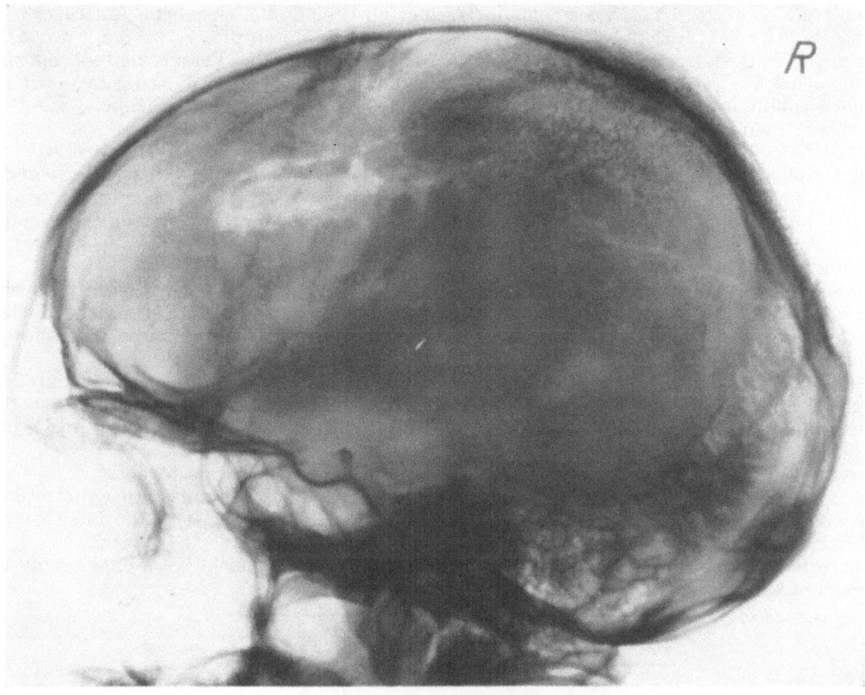

Abb. 2. *Zed.* Seitl. Schädelbild.

oder nicht. Weitere Angaben können nicht gemacht werden, auch nicht über Konsistenz, Oberflächenbeschaffenheit usw.; links werden alle Gegenstände prompt erkannt.

Ansprechbarkeit des Sinnesfeldes: Von 2 simultan applizierten, groben Berührungsreizen am ganzen Körper wird der auf die rechte Hand fallende nicht wahrgenommen, während sonst überall beide Reize richtig wahrgenommen werden, ebenso wie ein Einzelreiz gleicher Stärke an der rechten Hand.

Fall 2. H. Zed., geb. 16. 3. 1913, Gärtner. Wurde am 11. 11. 1941 durch Streifschuß an der rechten Kopfseite verwundet. Wurde erst nach einer Stunde für einen Tag bewußtlos, war dann noch 3 Wochen benommen. In dieser Zeit konnte er mit der linken Hand nichts festhalten, die Speisen fielen ihm aus dem linken Mundwinkel. Später, als er wieder klar war, hatte er noch ein pelziges Gefühl in der linken Hand. Der erste Befund stammt vom 15. 1. 1942. Damals bestand noch eine leichte Facialis- und Hypoglossusparese links, der Händedruck war links schwächer, Reflexstörungen bestanden nicht.

Beobachtung vom 30. 3. bis 12. 5. 1942: Reizlose, frische Narbe in der rechten Frontoparietalgegend. Darunter flache, nicht pulsierende Knochendelle. Röntgenologisch findet sich hier ein fingerbreiter Bezirk, in dem der Knochen teilweise fehlt, zum Teil locker in einer Knochenlücke sitzt (Abb. 2). Im Encephalogramm sind die Seitenventrikel ein wenig weiter als normal; der Mittelteil des rechten Ventrikels und ein Teil des Vorderhorns sind in Richtung auf die Knochenlücke deutlich ausgeweitet. Rechte Schädelseite leicht klopfempfindlich. Nervenaustrittsstellen frei. Links aromatische Anosmie. Das Gesicht zeigt im ganzen wenig Mimik; zunächst bleibt bei allen Bewegungen die linke Gesichtsseite eine Spur zurück, bei kräftiger Innervation sind aber alle Facialisbewegungen symmetrisch und ungestört. Sprache wenig moduliert, sonst nicht gestört. Übrige Hirnnerven o.B. Motilität der Extremitäten in jeder Beziehung ungestört, auch an der linken Hand. Eigenreflexe am linken Arm eine Spur lebhafter, BDR links wenig schwächer als rechts. Sonst keine Ausfälle, auch Zeigeversuche sicher. Psychisch klar, geordnet, situationsgerecht. Zeigt etwas geringen eigenen Antrieb, zieht sich vom Verkehr mit den übrigen Kranken zurück, sitzt viel allein, ohne sich zu beschäftigen. In der Unterhaltung ist mit *Zed.* leicht Kontakt zu bekommen, er antwortet willig und korrekt auf Fragen, führt aber von sich aus die Unterhaltung nicht weiter. Er ist dabei in seinen psychischen Abläufen etwas verlangsamt. Bei der Unterhaltung, besonders aber bei den langdauernden Sensibilitätsprüfungen fällt die außerordentlich geringe Ablenkbarkeit auf. *Zed.* konzentriert sich vollständig auf die gestellte Aufgabe und wird durch Vorgänge in der Umgebung nicht im geringsten beeinflußt. Gegebene Aufträge, z. B. Augenschließen oder Vorhalten der Hände bei der Sensibilitätsprüfung, werden auch nach offensichtlicher Beendigung der Aufgabe, z. B. bei Abberufung des Versuchsleiters, bis zum ausdrücklichen Widerruf beibehalten. Affektiv wirkt er eher etwas stumpf, wenig ansprechbar; in seiner Grundhaltung ist er von einer beständigen, etwas stumpfen Freundlichkeit. Intellektuelle Leistungen nicht beeinträchtigt.

Sensibilität: Es wird eine geringe Hypästhesie auf der ganzen linken Körperhälfte angegeben, außer am Fuß, wo die Sensibilität gegen rechts unverändert ist. Abgesehen von der Hand bestehen aber keine Ausfälle, lediglich runde Zahlen werden gelegentlich im Gegensatz zu rechts nicht richtig erkannt. Die eingehende Prüfung an den Händen ergibt folgendes:

Berührungsempfindung an den Fingerbeeren: Rechts 4 g überall (Schwelle konstant); links 20 g überall (ausgesprochene Schwellenlabilität).

Schmerzempfindung an den Fingerbeeren: Rechts 4 g; links bis 20 g keine Schmerzempfindung; bei der Prüfung mit der Nadel wird dagegen spitz-stumpf bei der üblichen Methode richtig unterschieden, bei wiederholter Reizung an einem Sinnespunkt tritt schwere Schwellenlabilität bis zu völliger Analgesie auf.

Temperaturempfindung rechts ungestört; links werden kleine Differenzen unsicher, größere richtig erkannt.

Diskrimination an Volarfläche von Fingern und Hand: Rechts 0,25 bis 0,5 cm; links 5 cm, auch bei Berührung verschiedener Finger.

Lagesinn in den Fingergelenken: Rechts ungestört; links deutlich gestört.

Lokalisation: An der linken Hand erfolgt die Lokalisation bei 2 Simultanreizen unterhalb der Diskriminationsschwelle in die Mitte zwischen beiden Reizen. Sonst ist die Lokalisation überall ungestört.

Gewichtschätzen: Die Gewichte werden links unterschätzt, gleiche Gewichte rechts als schwerer angegeben. Als gleich werden empfunden:

Rechts	Links
300 g	340 g
600 g	700 g
1000 g	1200 g usw.

Längenschätzen (geprüft mit einige Zentimeter langen Holzstäben): Rechts richtig oder wenig zu klein, links etwa die Hälfte der wahren Länge.

Funktionswandel: An der linken Hand besteht eine ausgesprochene Schwellenlabilität. Nach wenigen Reizen auf der gleichen Sinnesfläche werden die Angaben so unsicher, daß eine Schwelle nicht mehr bestimmt werden kann. Während leichte Nadelstiche an den Fingern zunächst prompt erkannt werden, ist ein Sinnespunkt nach 5 bis 6 an Intensität zunehmenden Stichen völlig analgetisch, so daß auch perforierende Stiche nicht mehr wahrgenommen werden. Auch bei wiederholtem Gewichtschätzen wird der Fehler links größer, es werden dann schließlich 300 g rechts und 700 g links als gleich angegeben.

Zahlenlesen: Rechts ungestört; links an den Fingerendgliedern aufgehoben, an den Mittelgliedern unsicher, an der übrigen Hand ungestört.

Materialerkennen (Textilien, Papier, Holz, Gummi usw.): Rechts ungestört; links stets richtig, aber langsamer als rechts.

Gegenstanderkennen: Rechts ungewöhnlich gut. Auch ausgefallene Gegenstände werden hier richtig erkannt; links werden einfache geometrische Körper (Würfel, Tetraeder, Kugel, Zylinder) meist richtig erkannt, gelegentlich erfolgen Größenfehler, so daß z. B. ein Würfel als flache Schachtel bezeichnet wird. Feinere Formunterschiede werden nicht erkannt und Holzteile verschiedenen Querschnitts (Abb. 3a, b) nicht unterschieden, kleinere Rillen (Abb. 3c) nicht wahrgenommen. Alle diese Körper werden als flache Schachteln bezeichnet. Kompliziertere Gegenstände werden nicht erkannt. Bei der Beschreibung wird die Form nur in den gröbsten Umrissen wiedergegeben, dagegen fehlen die für das Erkennen erforderlichen charakteristischen Details: So wird z. B. ein kleines Wellholz (Kinderspielzeug) als langer Zylinder mit abgerundeten Enden (zigarrenförmig) beschrieben und gezeichnet, aber der für das Erkennen ausschlaggebende Griff mit Kopf an beiden Enden nicht erfaßt. Die Tastbewegungen sind dabei ungestört, flüssig und umfassen den Gegenstand richtig. Bei längerer Prüfung tritt eine starke Verschlechterung auf, dann werden kleinere Gegenstände gar nicht mehr wahrgenommen und die Gegenstände beim Betasten verloren.

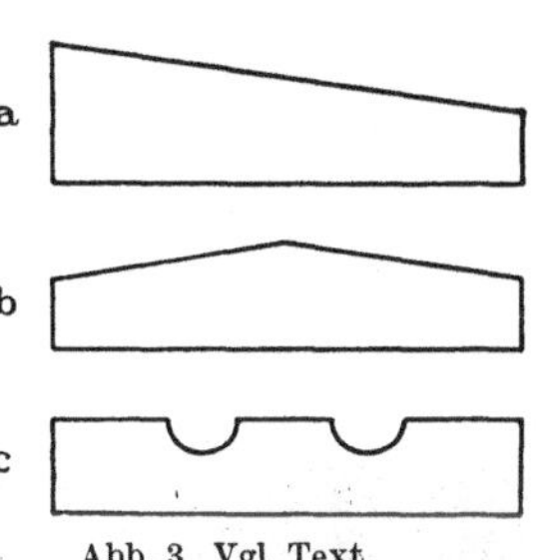

Abb. 3 Vgl. Text.

Ansprechbarkeit des Sinnesfeldes: Von 2 simultan applizierten Berührungsreizen wird der auf die linke Hand fallende nicht wahrgenommen, sofern er nicht den andern erheblich an Intensität übertrifft. Sonst überall richtiges Erkennen beider Reize. Bei bewußter Einstellung der Aufmerksamkeit auf die linke Hand wird das Erkennen des Simultanreizes hier deutlich besser.

Fall 3. F. Sla, geb. 25. 2. 1915, Schmied. Wurde am 4. 1. 1942 an der linken Kopfseite durch Streifschuß verwundet. Ging selbst zum Verbandplatz, verlor erst einige Stunden nach der Verwundung das Bewußtsein für eine Stunde. Nach dem Erwachen bemerkte er eine Schwäche in der rechten Hand, die sich in der Folgezeit allmählich besserte. Bestehen blieb hier aber eine Gefühlsstörung.

Beobachtung vom 19. 5. bis 23. 6. 1942: Reizlose Narbe in der linken Parietalgegend, die in einer Knochenrinne eingezogen und adhärent ist. Keine Pulsation. Röntgenologisch findet sich hier eine glattrandige längliche Knochenrinne (Abb. 4). Im Encephalogramm ist der linke Seitenventrikel etwas weiter als der rechte und insbesondere im Mittelteil ein wenig in Richtung des Knochendefektes ausgeweitet. An der rechten Hand werden differenziertere Fingerbewegungen etwas langsamer und unsicherer ausgeführt als links; flüssige Fingerbewegungen, z. B. Ab- und Adduktion der Finger in raschem Wechsel, sind rechts nicht möglich, *Sla.* „vergißt“ dabei einzelne Finger. Sonst ist die Motilität ungestört, auch die Kraftleistung in der rechten Hand. Eigenreflexe am rechten Arm eine Spur lebhafter, keine pathologischen Fingerreflexe. Mayer seitengleich +. Der übrige neurologische Befund ist, abgesehen von der Sensibilität, völlig ungestört.

Sensibilität: Am dritten bis fünften Finger rechts und an der angrenzenden Handpartie (Abb. 5) wird subjektiv eine leichte Hypästhesie angegeben. Über dieses Gebiet hinaus bestehen keine Ausfälle.

Berührungsempfindung an der Fingerbeere: Links erster bis fünfter Finger 3g vereinzelt, 4 g überall (Schwelle konstant); rechts erster bis zweiter Finger 3 g vereinzelt, 4 g überall (Schwelle konstant), dritter bis fünfter Finger 4 g vereinzelt, 8 g überall (Schwellenlabilität).

Schmerzempfindung an der Fingerbeere: Links erster bis fünfter Finger 6 g; rechts erster Finger 6 g, zweiter bis fünfter Finger über 15 g, Nadelstiche werden aber richtig wahrgenommen.

Temperaturempfindung überall ungestört.

Diskrimination: Links erster bis fünfter Finger 0,25 cm; rechts erster bis zweiter Finger 0,25 cm, dritter bis fünfter Finger 4 cm unsicher, 5 cm sicher. Metacarpale Tastballen: Links erster bis fünfter Tastballen 1 cm; rechts erster bis zweiter Tastballen 1 cm, dritter bis fünfter Tastballen 3 cm unsicher, 4 cm sicher.

Lagesinn: Im dritten bis fünften Finger rechts werden nur große, rasche Bewegungen wahrgenommen, sonst Lagesinn überall ungestört.

Lokalisation: Am dritten bis fünften Finger rechts bei Berührung mit Reizhaaren von 8 g keine Lokalempfindung, bei stärkeren Reizen oft Unsicherheit innerhalb des gestörten Gebietes mit Verwechslung der Finger. Bei zwei an verschiedenen Fingern, aber unterhalb der Diskriminationsschwelle applizierten Simultanreizen erfolgt die Lokalisation zwischen die Finger. An der übrigen rechten Hand Lokalisation ungestört.

Gewichtschätzen: Leichte Unterschätzung des Gewichts in der rechten Hand, besonders wenn die Gewichte nur auf die drei letzten Finger aufgelegt werden. Es werden dann 340 g rechts und 300 g links als gleich empfunden. Bei aufgelegter Hand, wobei im wesentlichen

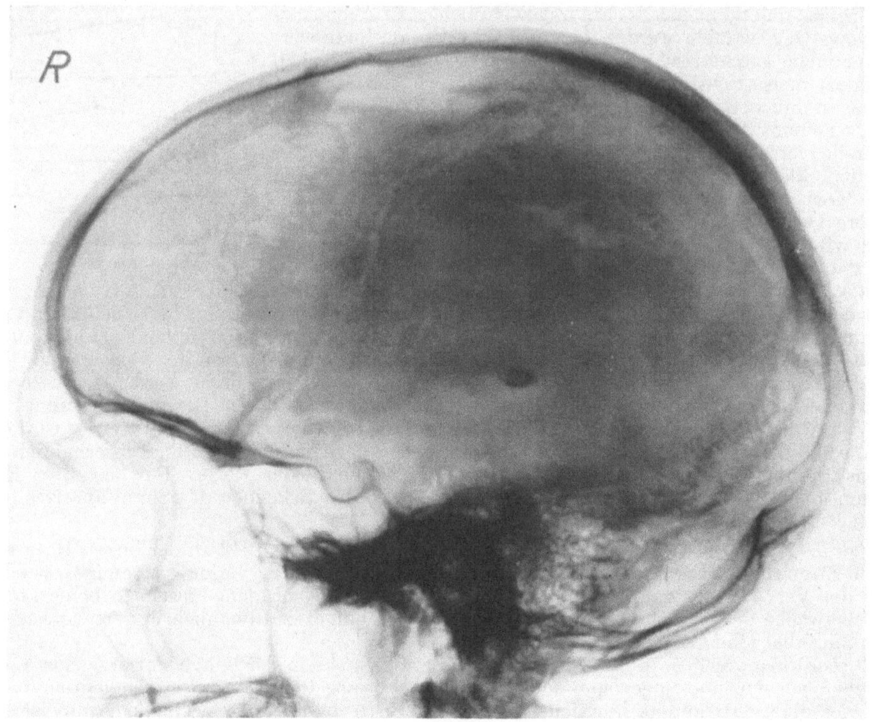

Abb. 4. *Sla.* Seitl. Schädelbild.

nur der Drucksinn beansprucht wird, vergrößert sich die Differenz deutlich, es werden dann 500 g rechts und 300 links als gleich empfunden.

Funktionswandel: Am dritten bis fünften Finger rechts ausgesprochene Schwellenlabilität, Empfindungsnachdauer, Reizverschmelzung bei Sukzessivreizen.

Zahlenlesen: Am dritten bis fünften Finger rechts unsicher. Runde Zahlen (6, 8, 3) werden hier öfters verwechselt, rasch und flüchtig geschrieben nicht erkannt. Sonst Zahlenlesen überall ungestört.

Materialerkennen: Zwischen den letzten 3 Fingern rechts und der Hohlhand werden dickere Textilien (Leinwand, Tuch, dicker Wollstoff) als „Stoff" erkannt, aber nicht differenziert; desgleichen Papier, Löschpapier, Schmirgelleinwand als „Papier oder Pappe". Weiter werden bezeichnet: Porzellan als „Metall", Spiegelglas als „Bimsstein", Holz teils richtig, teils als „Metall", Glas als „Porzellan", Bimsstein richtig. (Alle Angaben erfolgen nach sehr langem Betasten.) Sämtliche Materialien werden unter gleichen Bedingungen mit den letzten 3 Fingern links und mit den ersten 2 Fingern rechts prompt erkannt.

Gegenstanderkennen: Zwischen drittem bis fünftem Finger und Hohlhand rechts werden kleine Gegenstände (Watte, Seidenstoff, Gardinenschnur, kleiner Flaschenkork) überhaupt nicht wahrgenommen. Eine Gummibürste und eine Borstenbürste werden als „Bürste" erkannt, aber nicht unterschieden. Weiter werden bezeichnet: Gummistopfen als „Art Stein", Kerze als „Stück Eisen", Schlüssel als „Porzellanscherben", Spiralfeder ($1/2$ cm Durchmesser) als „Nagel" (mit 1 mm Durchmesser gezeichnet), Blechring (4 cm Durchmesser, $1/2$ cm Höhe; Abb. 6a) als „Winkeleisen" (Abb. 6b). Zwischen drittem bis fünftem Finger links und zwischen Daumen und Zeigefinger beiderseits werden alle Gegenstände prompt erkannt.

Ansprechbarkeit des Sinnesfeldes: Simultan applizierte Reize an verschiedenen Körperstellen werden bei leichten Fingerberührungen überall richtig wahrgenommen, auch im Bereich des gestörten Gebietes. Bei Prüfung mit Reizhaaren von 20 g wird der im gestörten Gebiet gesetzte Simultanreiz nur in etwa der Hälfte der Fälle erkannt, während sonst alle Reize fehlerlos wahrgenommen werden.

Fall 4. K. Wai., geb. 28. 10. 1924, Maschinenschlosser. Wurde im Oktober 1944 an der rechten Kopfseite durch ein Infanteriegeschoß verwundet, das den Stahlhelm durchschlug. Er wurde nicht bewußtlos, verspürte sofort Kribbeln und taubes Gefühl im linken Mund-

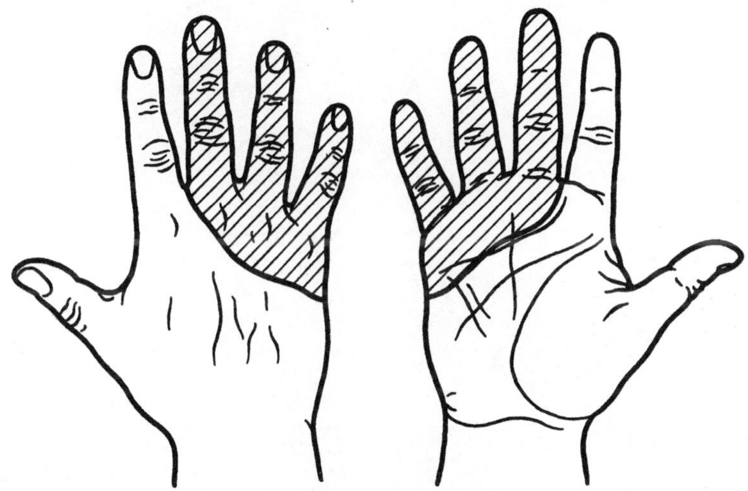

Abb. 5. *Sla.* Ausdehnung der subjektiven Sensibilitätsstörung.

winkel und den ersten 3 Fingern der linken Hand, konnte diese aber noch gebrauchen. Er kam bei der Verwundung in Gefangenschaft, ging noch 1½ km zu Fuß zum Verbandplatz, dann verschlechterte sich aber sein Befinden, nach 3 Tagen bekam er einen epileptischen Anfall und wurde danach für einen Tag bewußtlos. Dann besserte sich aber sein Zustand rasch und er wurde schon nach 3 Wochen bei völligem Wohlbefinden in ein Gefangenenlager entlassen. Hier traten in größeren Abständen typische Jacksonanfälle auf, die stets in den ersten 3 Fingern der linken Hand begannen und sich dann zu großen generalisierten Krampfanfällen ausbreiteten. Abgesehen von diesen Anfällen klagte er nur über taubes Gefühl in den ersten 3 Fingern links.

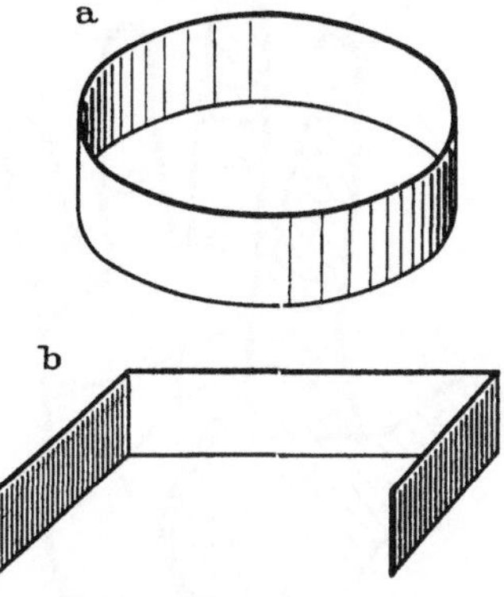

Abb. 6. *Sla.* Vgl. Text.

Beobachtung vom 20. 9. bis 5. 10. 1945: Zwei reizlose, je 2 cm lange Narben in der rechten Parietalgegend; neben der hinteren ist subcutan ein linsengroßer Metallsplitter (vom Stahlhelm ?) zu tasten. Die Röntgenaufnahmen ergeben außer diesem Splitter keinen krankhaften Befund, insbesondere keine Knochenverletzung. Bei der Encephalographie ist die Cella media des rechten Seitenventrikels wenig nach oben und außen ausgeweitet; sonst am Ventrikelsystem keine Veränderungen, aber an der Oberfläche des rechten Parietalhirns stellt sich ein reichlich pflaumengroßer luftgefüllter Hohlraum dar, der sich auch 5 Tage nach der Encephalographie noch zeigt (Abb. 7), nachdem die Luft aus dem Ventrikelsystem schon verschwunden ist. Bei der neurologischen Untersuchung fällt im Bereich der Motilität lediglich auf, daß rasche, differenzierte Fingerbewegungen bei dem Linkshänder *Wai.* links etwas langsamer ablaufen als rechts. Keine Reflexdifferenzen. Auch die Sensibilität ist außerhalb des linken Armes völlig ungestört.

Sensibilität: An der Radialseite der linken Hand und im anschließenden Bereich des Unterarms (Abb. 8) wird subjektiv eine Hypästhesie angegeben mit gleichzeitigen kribbelnden Mißempfindungen. Am stärksten ist die Mißempfindung im Bereich des Daumens.

Berührungs-, Schmerzempfindung und Diskrimination siehe Tab. 1. Bei längerer Prüfung der Berührungsempfindung steigt die Schwelle deutlich an und wird dann sehr unsicher, so daß auch stärkere Reize nicht mehr regelmäßig wahrgenommen werden. Auch die Diskriminationsschwelle steigt bei längerer Prüfung an und beträgt dann am Daumen mehrere Zentimeter.

Temperaturempfindung überall ungestört.

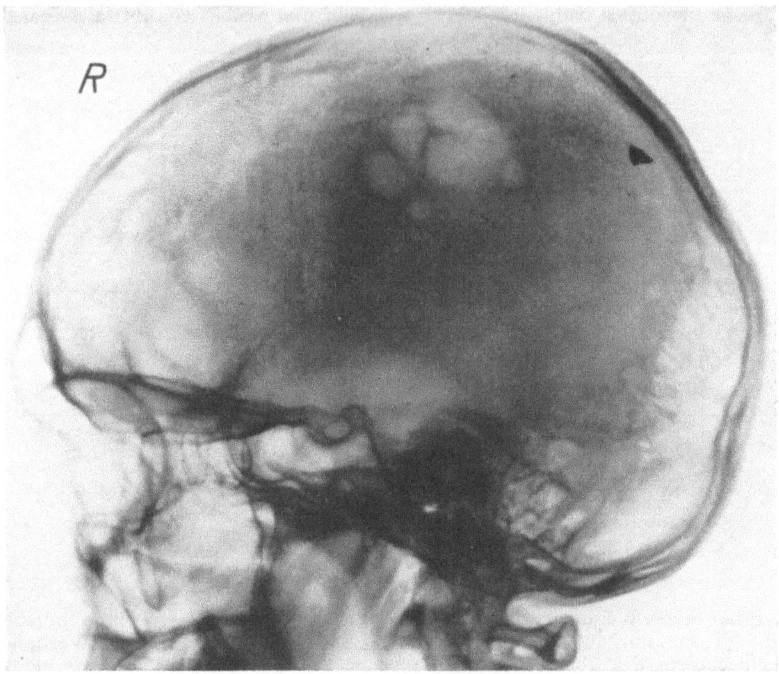

Abb. 7. *Wai.* Schädelaufnahme 5 Tage nach der Encephalographie. Die porencephalische Cyste ist noch mit Luft gefüllt (kein Knochendefekt).

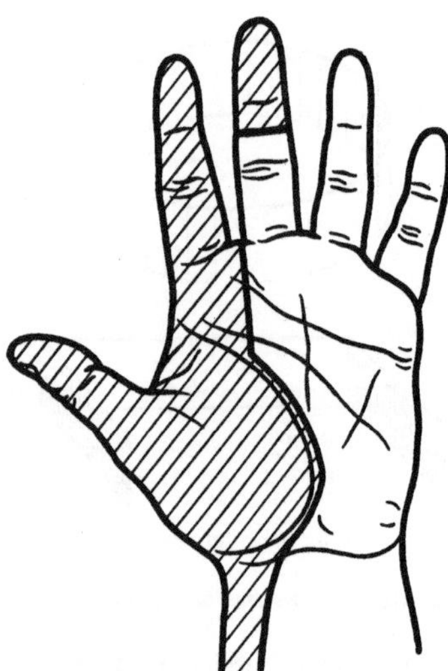

Abb. 8. *Wai.* Ausdehnung der subjektiven Sensibilitätsstörungen.

Lagesinn anfangs nur am ersten und zweiten Finger für kleine, langsame Bewegungen deutlich gestört. Bei längerer Prüfung treten zunehmend größere Fehler auf.

Zahlenlesen: An der Daumenbeere werden nur die ersten Zahlen richtig erkannt, die folgenden nicht mehr. An der Zeigefingerbeere werden gelegentlich runde Zahlen verwechselt, meist aber richtig erkannt. Sonst keine Störung.

Gegenstanderkennen bei Benützung der ganzen Hand ungestört. Wenn nur die ersten beiden Finger benützt werden, erfolgen die Tastbewegungen flüssig, bleiben aber an der gleichen Stelle des Objekts, ohne so wie rechts rasch über das ganze Objekt zu dessen charakteristischen Punkten fortzuschreiten. *Wai.* betastet mit den ersten beiden Fingern links die Gegenstände sehr lange, während rechts bei gleicher Versuchsanordnung alle Gegenstände rasch erkannt werden. Schließlich werden aber links richtig erkannt: Schlüssel, Radiergummi, Kork, Schwamm, Finger, Taschenmesser, Lederetui, Füllhalter.

Holzschraube: „Rundes Eisenstück, oben Kopf, unten gerieft.“ (Rechts sofort erkannt, gibt dazu an, daß er hier die Züge des Gewindes richtig und scharf erkenne, während sie links nur schwach ‚wie gerieft‘ hervortreten.)

Tabelle 1. *K. Wai., Berührungs-, Schmerz- und Diskriminationsschwellen an der Volarseite der linken Hand (Vergleichswerte der rechten Hand in Klammern). Bei der Berühungs- und Schmerzschwelle gibt die erste Zahl die vereinzelt, die zweite die überall als Berührung oder Schmerzreiz wahrgenommene Stärke der Reizhaare, bzw. Stachelborsten an.*

	Berührung	Schmerz	Diskrimination
Fingerbeere I	4/20 (2/5)	2/9 (2/7)	8 (3)
Fingerbeere II	4/15 (2/4)	2/9 (2/6)	6 (3)
Fingerbeere III	2/8 (2/3)	2/7 (2/3)	3 (3)
Fingerbeere IV	2/4 (2/3)	2/7 (2/6)	3 (3)
Fingerbeere V	2/4 (2/3)	2/6 (2/6)	4 (4)
Daumenballen	3/20 (2/5)	—	17
Kleinfingerballen	3/6 (2/4)	—	9 (7)

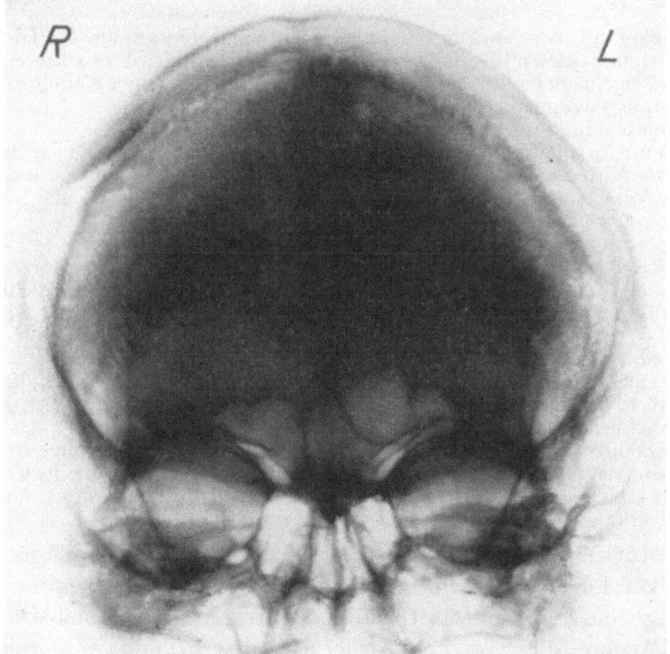

Abb. 9. *Sei.* Frontales Schädelbild.

Zinntube: „Oval ... Füllhalter?"

Kleine, sechseckige Medizinflasche: „Paar Ecken dran ... achteckig". (Nicht erkannt.) Münzen werden nach ihrem Wert anfangs richtig, aber dann zunehmend falsch erkannt, zuletzt wird sogar ein Fahrradschlüssel mit Loch, Bart und erhabener Prägung als Zehnpfennigstück bezeichnet.

Fall 5. E. Sei., geb. 9. 5. 1913, Lehrer, Linkshänder. Wurde am 20. 2. 1942 durch Streifschuß an der rechten Kopfseite verwundet. War sofort für eine halbe Stunde bewußtlos und dann noch einige Stunden benommen. Lähmungen bestanden nicht, er hatte aber in den Fingerspitzen der linken Hand ein taubes Gefühl, das bis auf Daumen und Zeigefinger nach einigen Tagen verschwand.

Beobachtung vom 9. 6. bis 7. 7. 1942: Reizlose Narbe in der rechten Parietalgegend, darunter flache, nicht pulsierende Knochendelle. Röntgenologisch ist hier das Scheitelbein in Fünfmarkstückgröße nach innen eingedellt, und zwar maximal um Knochenbreite (Abb. 9). Encephalographisch kein krankhafter Befund. Der neurologische Befund ist, abgesehen von der Sensibilität, durchgehend regelrecht ohne jegliche Abweichungen. Der Linkshändigkeit entsprechend sind die Fingerbewegungen links etwas geschickter und flüssiger als rechts. Psychisch ganz unauffällig.

Sensibilität: An der Zeigefingerbeere links wird subjektiv eine leichte Hypästhesie angegeben, außerhalb der linken Hand ist die Sensibilität völlig ungestört.

Berührungsempfindung: An den Fingern der rechten Hand und an der Dorsalfläche *sämtlicher* Finger links werden Reizhaare von 2 g überall wahrgenommen, an der Volarseite der Finger links ergeben sich die in Tab. 2 zusammengestellten Werte.

Tabelle 2. *Sei., Berührungsschwelle an der Volarfläche der Finger.* (Die erste Zahl gibt die vereinzelt, die zweite die überall wahrgenommene Reizhaarstärke an.)

	1. Finger	2. Finger	3. bis 5. Finger
Grundglied	2/3	2/3	2/3
Mittelglied	—	2/4	2/3
Endglied (Fingerbeere)	3/8	4/15	3/6

Schmerzempfindung: An den Fingern der rechten Hand und an den Grund- und Mittelgliedern des ersten und dritten bis fünften Fingers links 6 g. An den Fingerbeeren aller Finger und am ganzen Zeigefinger links über 15 g, doch werden die üblichen Nadelstiche auch hier überall richtig wahrgenommen.

Temperaturempfindung überall ungestört.

Diskrimination: An allen Fingern rechts und am dritten bis fünften Finger links am Endglied 0,25 cm, am Mittel- und Grundglied 0,5 cm; am ganzen Daumen und am Zeigefingerendglied links 0,5 cm, am Mittel- und Grundglied des Zeigefingers 0,75 cm.

Lagesinn überall völlig ungestört.

Lokalisation nicht gestört.

Gewichtschätzen vielleicht etwas unsicher, aber nicht systematisch gestört.

Funktionswandel: An der Fingerbeere des Zeigefingers links besteht deutliche Schwellenlabilität für Berührungsempfindung. Die Schwelle steigt bei wiederholter Beanspruchung des Sinnesfeldes an.

Zahlenlesen überall ungestört.

Materialerkennen (mit der Fingerbeere des Zeigefingers): Rechts ungestört; links zunächst ebenfalls ungestört; bei längerer Prüfung lassen aber die Leistungen erheblich nach, so daß selbst Schmirgelpapier nicht mehr erkannt wird.

Gegenstanderkennen: Bei Benützung der ganzen Hand beiderseits ungestört. Bei ausschließlichem Betasten mit dem Zeigefinger wird ein Teil der Gegenstände beiderseits richtig, ein Teil garnicht erkannt. Eine Reihe von Gegenständen, die rechts erkannt werden, werden aber links nicht erkannt (Schlüssel, Kinderlöffel, Kerze, Gasschlauch).

Als Gegenstück zu diesen mit dem Syndrom einer taktilen Agnosie einhergehenden Fällen folgen nunmehr zwei weitere, bei denen ebenfalls nach einer Hirnverletzung eine Sensibilitätsstörung aufgetreten ist, die sich aber hinsichtlich Art und Ausbreitung von den vorhergehenden grundlegend unterscheidet.

Fall 6. M. Kre., geb. 28. 12. 1912, Postfacharbeiter. Wurde am 23. 3. 1942 durch Streifschuß an der linken Stirnseite verwundet. War nie bewußtlos, ging selbst zum Verbandplatz, bemerkte dabei nur eine gewisse Schwere im rechten Bein und später auch etwas taubes Gefühl auf der rechten Körperseite.

Beobachtung vom 22. 9. bis 5. 11. 1942: An der Stirn-Haar-Grenze, vorwiegend links gelegen, 7 cm lange, reizlose Narbe, darunter nicht pulsierende Knochendelle. Röntgenologisch ovaler, vorwiegend linksseitiger Knochendefekt am Stirnbein, der sich auf die Tabula externa beschränkt; eine Impression der Interna ist nicht festzustellen. Im Encephalogramm ist der rechte Seitenventrikel nur wenig luftgefüllt, sonst besteht kein auffälliger Befund.

An den Hirnnerven kein krankhafter Befund. Händedruck rechts eine Spur schwächer, differenzierte Fingerbewegungen ganz wenig langsamer und ungeschickter (Rechtshänder). Bauchdecken- und Plantarreflex rechts wenig schwächer, sonst auf motorischem Gebiet keinerlei Störungen, keine Differenzen der Eigenreflexe. Psychisch vielleicht etwas langsam und antriebsarm, sonst aber in keiner Weise auffällig.

Sensibilität: Auf der ganzen rechten Körperseite besteht eine ziemlich gleichmäßige Herabsetzung der Berührungsempfindung (Tab. 3). Die Schmerzempfindung ist etwa in gleichem Grade herabgesetzt. Temperaturreize werden rechts verzögert und weniger deutlich wahrgenommen. Die Diskriminationsschwelle ist an der Zeigefingerbeere beiderseits 0,25 cm; an der Hohlhand rechts 0,75 cm, links 0,5 cm. Lagesinn, Lokalisation nicht gestört. Gewichte werden teils rechts unterschätzt, teils richtig geschätzt. Kein Funktionswandel, keine Schwellenlabilität (geprüft mit Reizhaar 20 g). Zahlenlesen ungestört. Beim Materialerkennen werden rechts sehr feine Unterschiede der Stoffe nicht erkannt, sonst bestehen keine Störungen. Gegenstanderkennen völlig ungestört.

Tabelle 3. *Kre., Berührungsschwelle.*

	Rechts	Links
Mundwinkel	1/3	1/2
Zeigefinger	5/10	4/6
Oberbauch	3/15	3/8
Oberschenkel	6/20	6/10
Fußrücken	6/20	6/8

Fall 7. E. Jun., geb. 15. 4. 1914, Buchhalter. Am 17. 2. 1942 durch Granatsplitter am linken Hinterkopf verwundet. Wurde nach einigen Minuten für 24 Std bewußtlos, hatte in den ersten Wochen eine Sprachstörung, rechtsseitige Lähmung und rechtsseitige Hemianopsie. Diese Störungen gingen allmählich zurück; bestehen blieben Klagen über Kopfschmerzen, Schwindel und Vergeßlichkeit.

Beobachtung vom 3. 9. bis 15. 12. 1942: Reizlose Narbe am linken Hinterhaupt, darunter nicht pulsierender Knochendefekt. Röntgenologisch findet sich ein glatter Knochendefekt am linken Hinterhaupt. Im Encephalogramm ist das Hinterhorn des linken Seitenventrikels nach dem Knochendefekt zu ausgeweitet, sonst bestehen keine Veränderungen am Ventrikelsystem. An den Hirnnerven kein krankhafter Befund, keine Ausfälle seitens des optischen Systems. Kraftentfaltung im rechten Arm und Bein zunächst etwas geringer, auf besondere Aufforderung aber auch hier ungestört. Differenzierte Fingerbewegungen rechts langsamer und weniger flüssig, aber gut koordiniert und nicht apraktisch. Zehenbewegungen nicht different. Gang ungestört. Tonus der Muskulatur rechts etwas geringer. Eigenreflexe mittelstark; bei völliger Entspannung rechts weniger lebhaft als links, bei Zusatzinnervation aber seitengleich. Keine pathologischen Reflexe. FNV und KHV rechts leicht unsicher, bei den Armhalteversuchen sinkt der rechte Arm langsam ab. Psychisch im Antrieb etwas gering, sonst nicht auffällig.

Sensibilität: Subjektiv wird eine Hypästhesie auf der ganzen rechten Körperhälfte angegeben. Bei der Untersuchung findet sich eine ziemlich gleichmäßige Herabsetzung der Berührungsempfindung auf der ganzen rechten Seite (Tab. 4). Die Schmerzempfindung ist ebenso gleichmäßig aber eher noch stärker herabgesetzt; mit Stachelborsten bis 10 g ist nirgends Schmerzempfindung auszulösen (links $\frac{1}{2}$ bis 6 g), auch feine Nadelstiche werden nicht sicher erkannt. Temperaturempfindung rechts deutlich verlangsamt, sonst nicht gestört. Diskrimination beiderseits gleich an Mundwinkel (1 cm), Finger (0,25 cm) und Fußrücken (2 cm). Lagesinn: Kleinste, langsame Bewegungen werden in den Fingern rechts nicht

Tabelle 4. *Jun., Berührungsschwelle.*

	Rechts	Links
Mundwinkel	3/20	2/3
Oberarm	20/ >20	2/3
Zeigefinger	15/ >20	1/2
Oberbauch	5/20	4/8
Fußrücken	8/ >20	4/8

erkannt, sonst ungestört. Lokalisation, Gewichtschätzen nicht gestört. Kein Funktionswandel, keine Schwellenlabilität (geprüft mit Reizhaar 20 g).

Materialerkennen: Rechts werden feine Unterschiede (einzelne Stoffarten) nicht erkannt, in der Ermüdung auch etwas größere Fehler gemacht (feines Schmirgelpapier für Samt gehalten); sonst keine Störung. Gegenstanderkennen völlig ungestört, auch ungewöhnliche und komplizierte Gegenstände werden beiderseits sicher erkannt.

Betrachten wir zunächst die beiden letzten Fälle *Kre.* und *Jun.*, so zeigen beide übereinstimmend eine Herabsetzung der Sensibilität für die Qualitäten der Berührung, des Schmerzes und der Temperatur, die sich ziemlich gleichmäßig auf alle Qualitäten und über eine ganze Körperhälfte erstreckt. Alle Schwellen sind entsprechend erhöht, sonst bestehen aber keine Störungen. Das ganze sensible System ist dabei gewissermaßen auf ein tieferes Niveau gesenkt, sonst aber in seiner Leistung nicht beeinträchtigt. Die epikritischen Leistungen wie Lagesinn und Diskrimination sind eher weniger gestört, als die einfache Berührungs-, Schmerz- und Temperaturempfindung. Vor allem aber läßt sich bei beiden Kranken kein pathologischer Funktionswandel nachweisen; unter der Beanspruchung verhält sich bei ihnen die Sensibilität wie beim Normalen. Eine taktile Agnosie besteht bei ihnen nicht. Die einzige Minderleistung auf diesem Gebiet liegt in der mangelhaften Differenzierung verschiedener Stoffarten, einer sehr schwierigen Tastleistung, die schon mit einer stark beschwielten Hand nicht gelingt und bei der sich auch die geringfügigste Schwellenerhöhung nachteilig auswirken muß. Wenn dabei außerdem die Fehlleistungen *Jun.*s in der Ermüdung zunehmen und schließlich sogar Schmirgelpapier mit Samt verwechselt wird, so zeigt dies, daß bei ihm doch ein pathologischer Funktionswandel auftritt, der zu einem Absinken der Leistung unter der Beanspruchung führt. Dieser ist aber so gering, daß er bei der üblichen Prüfung nicht faßbar ist.

Versuchen wir — ein grundsätzlich sehr schwieriges Unterfangen — uns eine Vorstellung von den sensiblen Wahrnehmungen dieser Kranken zu machen, so entsprechen sie denen eines Normalen, der nicht mit der bloßen Hand, sondern durch einen Gummihandschuh tastet. Auch hierbei werden ja alle sensiblen Reize um einen gewissen Betrag gedämpft, dagegen ist ihre formale Verarbeitung nicht gestört. Die Tatsache, daß solche Sensibilitätsstörungen wie bei *Kre.* und *Jun.* nicht zu einer taktilen Agnosie führen, bzw. daß dem Normalen das Tasterkennen auch mit einem Handschuh möglich ist, wird immer wieder als Beweis angezogen dafür, daß die taktile Agnosie nicht einfach durch die sie begleitende Sensibilitätsstörung erklärt werden könne, sondern daß bei ihr noch etwas anderes dazutreten müsse, nämlich eine Störung bei der Verarbeitung und Synthese der elementaren Sinneseindrücke im gnostischen Akt. Wir werden aber bei der Analyse unserer übrigen Fälle sehen, daß der Abbau der sensiblen Leistungen in sehr verschiedener Weise erfolgen kann und daß das Bild des Handschuhs zwar für *Kre.* und *Jun.* zutrifft, aber nicht für die anschließend zu besprechenden Kranken.

In lokalisatorischer Hinsicht handelt es sich bei *Kre.* um eine Schußverletzung an der Stirn, bei *Jun.* am Hinterhaupt. Bei beiden erstreckt sich die Sensibilitätsstörung etwa gleichmäßig über eine ganze Körperhälfte und ist von ebenso gleichmäßigen und ebenso geringfügigen motorischen Ausfällen begleitet. Verletzungsort und Ausbreitung der Störung sprechen gleichermaßen gegen eine umschriebene Schädigung der corticalen sensomotorischen Endstätten und für eine diffuse Schädigung von Sensibilität und Motilität in einer ganzen Hemisphäre, die dann am wahrscheinlichsten im Bereich der entsprechenden Bahnen zu suchen ist, in denen die Fasern für die ganze kontralaterale Körperhälfte eng gedrängt zusammenliegen und einer Schädigung gleichmäßig ausgesetzt sind. Am ehesten ist das Substrat einer solchen diffusen aber wenig intensiven Schädigung in der posttraumatischen Hirnschwellung zu suchen, die sich ja recht häufig über die ganze verletzte Hemisphäre ausbreitet.

Ein ganz anderes Bild als *Kre.* und *Jun.* zeigen die übrigen Fälle. Schon in der Ausbreitung der Sensibilitätsstörung besteht ein grundlegender Unterschied. Sie ist bei *Sla.*, *Wai.* und *Sei.* vollständig, bei *Alt.* und *Zed.* mit ihrem Maximum auf die Hand beschränkt und reicht bei den beiden letzteren nur in geringem, für das Erkennen bedeutungslosem Ausmaß über die Hand hinaus. Aber auch in der Art der Störung unterscheiden sich diese Fälle von den andern. Wenn man nur die Wahrnehmung einfacher Berührungs-, Schmerz- und Temperaturreize berücksichtigt, ist die Störung bei dieser Gruppe eher geringer als bei *Kre.* und *Jun.* Wenn wir die Prüfung in der bisher üblichen Weise mit Fingerkuppe, Nadelspitze und Reagenzglas vornehmen, so lassen sich überhaupt keine Ausfälle feststellen. Demgegenüber ist das Tasterkennen von Gegenständen sehr eindrucksvoll, bei *Alt.* und *Zed.* sogar schwer gestört. Unter diesen Umständen kann es keinem Zweifel unterliegen, daß im Lichte der klassischen Lehre alle diese Fälle als taktile Agnosie anzusprechen sind und zwar als vergleichsweise sehr reine Fälle, bei denen die Lagesinnstörung, die sich bei der üblichen Sensibilitätsprüfung als einzige „elementare" Störung feststellen läßt, nicht die schweren Minderleistungen beim Tasterkennen „erklärt". Dies um so weniger, als Oberflächenbeschaffenheit und Feinheiten der Form viel schlechter wahrgenommen werden als die groben Umrisse, während eine reine Lagesinnstörung gerade das gegenteilige Verhalten erwarten ließe. So erkennt z. B. *Zed.* geometrische Körper richtig und versagt bei komplizierteren Gegenständen, bei denen die Berührungsempfindungen für das Erkennen viel ausschlaggebender sind als die Wahrnehmung der groben Umrisse, die doch von einer Störung des Lagesinns am stärksten betroffen sein müßte. Dies scheint zunächst durchaus für die Deutung zu sprechen, daß hier eine Störung spezifisch gnostischer Funktionen vorliegt, unabhängig von den begleitenden sinnesphysiologischen Ausfällen.

Die Tastlähmung beschränkt sich bei unseren Fällen auf die dem Herd gegenüberliegende Hand bzw. auf Teile derselben. Sie entspricht also dem auch in der Literatur weitaus am häufigsten beschriebenen Typus, zu dem etwa die Fälle von *Wernicke*, *Raymond* u. *Egger*, *Poggio*, *Kato*, *Gerstmann* gehören und auch die von *Bonhoeffer* u. *Kleist* beschriebenen, bei denen nur Teile der Hand befallen waren. Es sind dies, wie wir gesehen haben, die Fälle, die die Annahme mehrerer oder (mit *Bonhoeffer*) diffus zerstreuter gnostischer Zentren erforderlich machen. Von dieser gewöhnlich unter taktiler Agnosie verstandenen Gruppe stellen unsere Fälle, um dies noch einmal zu betonen, besonders reine Vertreter dar.

Dieses Bild ändert sich aber vollständig, wenn wir die Sensibilitätsstörung einer genaueren Analyse unterziehen. Dann erweist sich keine der sensiblen Leistungen als gänzlich ungestört. Schmerz- und Temperaturempfindung sind beeinträchtigt; da sie aber für das Tasterkennen ohne wesentliche Bedeutung sind, haben wir auf ihre weitere Analyse verzichtet. Dagegen weist die Wahrnehmung von Berührungen eine bedeutsame und charakteristische Störung auf. Zwar ist die Berührungsschwelle zunächst nur leicht erhöht — nicht mehr als bei

Kre. und *Jun.* — aber bei längerer Prüfung bleibt sie nicht konstant, sondern sie steigt unter der Beanspruchung ständig an und außerdem wird dann ein Reiz bestimmter Stärke einmal wahrgenommen, einmal nicht; es kommt also zu einem Schwellenanstieg und zu einer Schwellenlabilität. Diese Schwellenlabilität kommt auch darin zum Ausdruck, daß die Differenz zwischen der vereinzelt und der überall wahrgenommenen Reizhaarstärke in jedem Sinnesfeld abnorm groß wird. So ist etwa bei *Alt.* (S. 13) dieses Verhältnis an der gestörten Hand 5/20 gegen 3/4 an der gesunden. Infolge der Labilität der Schwelle bedarf es eben eines normaliter stark überschwelligen Reizes, um eine 100%ige Wahrnehmung zu gewährleisten.

Als weiterer auffälliger Befund ist bei allen Kranken eine beträchtliche Erhöhung der Diskriminationsschwelle zu verzeichnen, teilweise bis auf das 20fache und mehr (*Alt.*). Diese Erhöhung der Diskriminationsschwelle kann nicht etwa durch die Nichtwahrnehmung der Berührungen bedingt sein, denn die bei der Prüfung mit dem Tastzirkel angewandten Druckreize liegen hoch über der nur mit Reizhaaren feststellbaren Berührungsschwelle. Es handelt sich dabei also um eine Störung sui generis. Nun braucht es ja wohl auch nicht mehr besonders betont zu werden, daß die Diskriminationsleistung sich nicht einfach aus den beiden distinkten Berührungs-„Empfindungen" zusammensetzt, sondern daß es sich dabei um eine eigene epikritische Leistung handelt, die nicht ohne weiteres auf einfachere Komponenten rückführbar ist. Wenn es hierfür noch eines Beweises bedürfte, dann läge er darin, daß die Wahrnehmung einer Einzelberührung, die unterhalb der Diskriminationsschwelle an Stelle der Doppelberührung auftritt, bei unseren Kranken in charakteristischer Weise stets in die Mitte zwischen die beiden Reizstellen verlegt wird, also etwa bei Berührung von zweitem und viertem Finger an den dritten; und dies, obwohl Einzelreize an den Fingern richtig lokalisiert werden (*Zed.*). Ebenso schwer wie die Diskrimination ist auch die Wahrnehmung geführter Bewegungen und das Erkennen auf die Haut geschriebener Zahlen gestört. Alle 3 sind ausgesprochen epikritische Leistungen, die der genaueren Erfassung der Reizgestalt dienen, und von diesen wissen wir ja seit *Head*, daß sie bei corticalen Störungen der Sensibilität in besonderem Maß betroffen sind. Außer der Erhöhung der Ausgangsschwellen müssen wir aber auch noch einen ausgesprochenen „Schwellenanstieg" unter der Beanspruchung feststellen. Dieser äußert sich bei Lagesinn und Zahlenlesen darin, daß diese Leistungen zunächst einige Male möglich sind, aber dann nicht mehr oder nur bei stärkerer Reizgebung, etwa sehr raschen und ausgiebigen Gelenkbewegungen. Bei der Diskrimination können wir diese Schwellenerhöhung auch zahlenmäßig festlegen und wir finden bei längerdauernder Prüfung gar nicht selten, daß die ständig ansteigende Schwelle größer wird als die Ausdehnung des gestörten Gebietes, so daß in diesem dann überhaupt keine distinkte Wahrnehmung zweier Punkte mehr möglich ist.

Diese Befunde sind Ausdruck eines pathologischen Funktionswandels, wie ihn *Stein* u. *v. Weizsäcker*[170] als charakteristische Abbauerscheinung des zentralen sensiblen Systems beschrieben haben. Allerdings tritt er — darauf muß besonders hingewiesen werden — nicht nur bei cerebralen Störungen auf, sondern ebenso bei Erkrankung der sensiblen Bahnen im Rückenmark, etwa bei *Friedreich*scher Ataxie oder Tabes dorsalis. Er hat also sicher nichts mit einer Agnosie im Sinne der klassischen Lehre zu tun. Daß er seinerseits aber das Tasterkennen beeinträchtigen muß, liegt auf der Hand. Erste Voraussetzung für die Identifikation von Reizen ist ja, daß sie stets gleichartig verarbeitet werden und gleichartige Reizkonstellationen zu gleichartigen Wahrnehmungen führen. Dies ist aber bei einem pathologischen Funktionswandel nicht der Fall. Darin unterscheidet sich ja gerade der pathologische Funktionswandel vom normalen, daß dieser die Konstanz der Wahrnehmungsdinge erhält, jener stört. Die sich in der Schwellenlabilität ausdrückende Inkonstanz der Leistung gibt der Wahrnehmung dieser Kranken einen ganz anderen Aspekt, als es dem Bild der durch einen Gummihandschuh tastenden Hand entspricht. Es ist kein schwächeres Abbild der Wirklichkeit, das diese Kranken haben, sondern ein verzerrtes und sich ständig in anderer Weise verzerrendes, so wie es etwa im optischen Bereich beim Blick durch eine von Wasser überrieselte Glasscheibe auftritt. Neben dieser Störung der Ordnung und Konstanz der Tasteindrücke durch die Schwellenlabilität zeigt die Erhöhung der Diskriminationsschwelle auf ein Vielfaches an, daß die Feingliederung der Tasteindrücke aufs schwerste gestört ist und daß daher Feinheiten der Tastempfindung, die für das Erkennen von Gegenständen meist ausschlaggebend sind, von unseren Kranken nicht wahrgenommen werden. Ein gutes Beispiel hierfür bietet das Verhalten *Zed.*s beim Betasten von Körpern, die nur in ganz grobem Umriß ähnlich sind (Abb. 3) und an denen er für die Unterscheidung wesentliche Bestandteile wie die Rillen in Abb. 3c infolge ihrer Kleinheit einfach übersieht oder wie beim Betasten des Wellholzes nicht bis in die charakteristischen Feinheiten auflösen kann. Das gleiche gilt für *Sla.*, der im Bereich der gestörten Sensibilität kleine und weiche Gegenstände, wie Watte, Seidenstoffe und Gardinenschnur, überhaupt nicht wahrnimmt und an einer Spiralfeder die einzelnen Windungen der Drahtspirale nicht erfaßt und sie deshalb für einen homogenen Körper — einen Nagel — hält.

Die Erhöhung der Diskriminationsschwelle und die Schwellenlabilität sind nun aber keineswegs die einzigen perzeptiv-sensiblen Störungen, die bei unseren Kranken bestehen. Sie wurden nur deshalb so hervorgehoben, weil sie am deutlichsten aufzeigbar und in ihrer Wirkung auf das Tasterkennen am übersichtlichsten sind. In Wirklichkeit sind jedoch alle epikritischen Leistungen gestört, aus den von uns untersuchten seien nur erwähnt die Wahrnehmung geführter Bewegungen, Zahlenlesen, Lokalisation von Reizen, Gewicht- und Längenschätzen. Diskrimination und Schwellenlabilität sind also nur Beispiele einer viel allgemeineren Störung, die sich auf alle sensiblen Leistungen erstreckt, besonders auf diejenigen, die zu Urteilen über die Reizgestalt führen. Daß eine scheinbar so geringe Störung, wie sie bei *Sla.* vorliegt, zu ganz erheblichen Fehlurteilen über die Reizgestalt führen kann, zeigt die Verkennung eines gleichmäßig gekrümmten Ringes als rechtwinklig gebogenes Winkelstück (Abb. 6). Und wenn er dabei eine Gummibürste und eine Borstenbürste als „Bürste" erkennt, aber nicht von einander unterscheidet, so ist dies das genaue Gegenteil einer mnestisch-assoziativen Störung, wie sie die Agnosie darstellen soll, und eindeutiger Ausdruck mangelhaft differenzierter Sinneswahrnehmungen. Ordnen wir unsere Fälle 1 bis 5 nach der Schwere, so lassen sie eine klare Parallelität erkennen zwischen dem Grad der Taststörung und dem Ausmaß der übrigen sensiblen Störungen (Tabelle 5).

Nach diesen Befunden können wir für unsere Fälle ebenso wie *Villaret*[176], *Cohen*[33] und *Mindus*[123] für die ihrigen, mit Sicherheit annehmen, daß die Störung

Tabelle 5. *Verhältnis der sensiblen Störungen zum Tasterkennen.*

Nr.	Name	Berührungs-schwelle	Diskriminations-schwelle	Lagesinn	Tasterkennen
1	*Alt.*	20 g	9 cm	aufgehoben	Nimmt nur Ecken wahr
2	*Zed.*	20 g	5 cm	gestört	Erkennt nur geometrische Körper
3	*Sla.*	8 g	4 cm	gestört	Gegenstände teilweise erkannt
4	*Wai.*	8—20 g	0,8 cm	gestört	Gegenstände teilweise erkannt
5	*Sei.*	8—15 g	0,5—0,75 cm	intakt	Gegenstände meist erkannt

des Tasterkennens eine unmittelbare und ausschließlich Folge der sensiblen Störungen ist. Eine mnestisch-assoziative Störung im Sinne einer taktilen Agnosie liegt bei ihnen nicht vor.

Damit erhebt sich aber die Frage, ob denn die Fälle der Literatur, auf denen sich die Theorie der taktilen Agnosie aufbaut, einer kritischen Nachprüfung standhalten. Daß dies nicht immer zutrifft, wurde für einige Fälle schon nachgewiesen. So konnte *Strümpell*[172] bei einem der Fälle *Wernicke*s zeigen, daß die Agnosie durch eine Störung des „tiefen Drucksinns", d. h. durch einen sensiblen Ausfall bedingt war. *Déjérine*[36] berichtete über einen, dem berühmten Fall von *Raymond* u. *Egger* weitgehend ähnlichen Kranken, dessen Ausfälle durch eine thalamische Sensibilitätsstörung verursacht waren. In gleicher Weise gilt dies natürlich für diejenige Fälle, bei denen das Bild einer taktilen Agnosie durch spinale oder Wurzelprozesse hervorgerufen wird. Solche Fälle wie sie von *Nießl v. Mayendorf*[128], *Scharnke* u. *Wiedhopf*[155] und *Schott*[158] beschrieben wurden, weisen besonders eindringlich auf die Problematik der taktilen Agnosie als einer mnestisch-assoziativen Störung hin. Zu fordern wäre natürlich nach unseren Erfahrungen, daß bei der Annahme einer agnostischen Störung der pathologische Funktionswandel berücksichtigt wird. Auf Funktionswandel geprüft ist aber außer den Fällen *Cohens*[33], der daraufhin eine Agnosie ablehnt, in der ganzen Literatur lediglich ein einziger Fall von *v. Hattingberg*[78] unter insgesamt 217 Beobachtungen sensibler Störungen, der aber im übrigen so unklar ist, daß er für die Frage der taktilen Agnosie nicht verwertet werden kann, zumal dabei auch ausgedehntere psychische Störungen bestanden. Bei allen übrigen Fällen der Literatur ist diese Frage nicht geklärt, doch läßt sich das Bestehen von sensiblen Ausfällen analog unseren eigenen Befunden schon aus den Ergebnissen der einfachen Sensibilitätsprüfung nachweisen, sofern nur die Beobachtungen mit hinreichender Genauigkeit geschildert sind.

Der gegebenen Befundschilderung eindeutig zu entnehmen sind sie z. B. in den Fällen von *Wernicke*[189] selbst, *Raymond* und *Egger*[143], *Poggio*[138], *Kato*[98], *Bonhoeffer*[23], *Guillain* und Mitarbeitern[72,73,74]. Sie betreffen schwellennahe Berührungsreize, Lokalisation, Diskrimination und Lagesinn, also gerade die epikritischen, gegenüber dem pathologischen Funktionswandel besonders empfindlichen Leistungen. Das Gleiche trifft für die angeblich „reinen" Fälle von *Kutner*[109] und *Gans*[53] zu, und bei dem oft zitierten Fall von *Gerstmann*[60], bei dem die Einzelqualitäten „nicht nennenswert" gestört waren, fehlen leider nähere Angaben. Noch kursorischer mitgeteilt ist ein Fall von *Foerster*[47], in dem aber ebenfalls nicht auf Funktionswandel untersucht wurde.

Auch die Störung des Tasterkennens selbst zeigt in allen Fällen der Literatur weitgehende Parallelen mit unseren eigenen. Sofern die Störung nicht so schwer ist wie in unserem Falle *Alt*, so daß überhaupt keine Gegenstände erkannt werden, steht das Erkennen in deutlicher Abhängigkeit von der Kompliziertheit des Tasteindrucks. So werden stets einfache geometrische Körper, deren „Tasterinnerungsbilder“ nun wirklich den Kranken nicht sehr geläufig sind, besser erkannt als die komplizierter geformten Gegenstände des täglichen Gebrauchs. Und auch unter den letzteren überwiegt das Erkennen der einfach geformten (Trinkglas, Flasche — *Gerstmann*; Zigarre, Garnspule — *Gans*) gegenüber den komplizierteren (Löffel, Hutnadel, Früchte — *Gerstmann*; Schere, Krawattenkneifer, Schlüssel — *Gans*). Selbst ein so ungewöhnlicher Gegenstand wie eine Glaslinse wird wegen seiner einfachen und charakteristischen Form erkannt (*Gans*). Die Beschreibungen nicht erkannter Gegenstände, sofern sie in den mitgeteilten Protokollen enthalten sind, lassen ebenfalls eindrucksvolle Rückschlüsse zu. Den besten Eindruck vermitteln vom Kranken angefertigte Zeichnungen der betasteten Gegenstände, wie sie *Cohen* u. *Révész* bringen. Sie decken sich mit unseren bei *Zed* (Wellholz) und *Sla.* (Drahtspirale) gemachten Erfahrungen, daß günstigenfalls nur die groben Umrisse, nicht aber die für das Erkennen wesentlichen Feinheiten des Körpers wahrgenommen werden und auch dabei noch ganz grobe Fehler unterlaufen können. Die gegenteilige Behauptung der Verfechter der taktilen Agnosie (*Raymond* u. *Egger*, *Gerstmann*, *Guillain*) ist angesichts der tatsächlich beschriebenen Befunde unverständlich. Oder ist etwa die Beschreibung eines Schlüssels als „harter, langer Gegenstand mit einem Loch an einer Seite“ eines Trinkglases als „glatt, rund, Loch in der Mitte, faustgroß“, eines Geldstückes als „hart, flach, etwas gerunzelt, rund“ (*Poggio*) ausreichend? Besonders klar liegen die Verhältnisse, wenn an einem Dominostein (*Guillain* u. *Bize*) und an einem Spielwürfel (*Poggio*) die Augen, an einer durchlöcherten Münze (*Guillain* u. *Bize*) das Loch nicht wahrgenommen werden. Auch die Verkennung eines Senflöffels (*Raymond* u. *Egger*) und einer Sicherheitsnadel (*Guillain* u. *Bize*) als Bleistift zeigen gleich klar die fehlende Auflösung der Tasteindrücke in ihre charakteristischen Einzelheiten. Von einer Intaktheit der „primären Identifikation“ kann dabei doch wirklich keine Rede sein! Diese Beispiele ließen sich aber beliebig vermehren, und entgegen der Bemerkung *Langes*, daß die Aufdeckung einer perzeptiven Störung in einzelnen Fällen noch nicht das Vorkommen einer echten taktilen Agnosie generell ausschließe, müssen wir feststellen, *daß sich alle uns aus der Literatur bekannten Fälle einer einseitigen herdgekreuzten Taststörung* — nur von diesen ist ja hier die Rede — auf *sensible Störungen zurückführen lassen*, sofern nur die Genauigkeit der Befundschilderung eine derartige nachträgliche Analyse zuläßt.

Als Stütze der taktilen Agnosie bleiben demnach nur die Fälle sympathischer Tastlähmung, d. h. diejenigen, bei denen in Analogie zur Apraxie bei einem linksseitigen Herd neben schweren kontralateralen Ausfällen der Sensibilität auch eine linksseitige reine taktile Agnosie bestehen soll. Diese Annahme erfordert ganz neue Voraussetzungen, auf deren Problematik später noch ausführlich einzugehen ist. Sie wurde aber gemacht und bildet z. B. für *Lange* das ultimum refugium der taktilen Agnosie gegenüber den Angriffen von *v. Weizsäcker* und anderer gegen ihre

Existenz. Ihr Zustandekommen ist mit *Oppenheim*[131], der den ersten einschlägigen Fall beschrieb, so zu denken, daß in Analogie zur Aphasie und Apraxie die linke Hemisphäre beim Erwecken der Vorstellungen und Begriffe von Tasteindrücken her überwiegt und daher ein entsprechender Herd eine totale „Tastblindheit" hervorrufen muß. Derartige Fälle würden zwar im Gegensatz zu den einseitigen, kontralateralen Störungen unseren Vorstellungen von einer wirklichen Agnosie im Sinne der Begriffsbestimmung *Wernickes* voll entsprechen, aber leider existiert eine beweiskräftige Beobachtung dieser Art nicht.

Bei den in der Literatur beschriebenen handelt es sich einmal um solche Fälle, bei denen die Störung des Tasterkennens zur Teilerscheinung einer viel umfassenderen Handlungs- und Auffassungsstörung infolge ausgedehnter cerebraler Veränderungen ist. Bei solchen Kranken, wie sie von *Pick*[132], *v. Vleuten*[177], *v. Stauffenberg*[165], *Bonhoeffer*[22] und *Pötzl*[137] beschrieben wurden, tritt die taktile Agnosie zusammen mit den verschiedensten anderen agnostischen, apraktischen und aphasischen Symptomen auf im Rahmen einer Veränderung der Bewußtseinslage und eines allgemeinen Abbaus der geistigen Leistungen. Eine auch nur einigermaßen zureichende Sensibilitätsprüfung ist bei diesen Kranken infolge der psychischen Allgemeinveränderungen gar nicht möglich, und es liegt auf der Hand, daß diese ihrerseits eine so unbiologische Leistung beeinträchtigen müssen, wie sie das Betasten von Gegenständen bei geschlossenen Augen in der Untersuchungssituation darstellt. Die Annahme einer spezifisch gnostischen Störung ist in diesen Fällen völlig willkürlich, da sie sich nach keiner Seite abgrenzen läßt, weder gegen Störungen der Sensibilität noch gegen die allgemeinen psychischen Störungen. Als Beweis für die Existenz einer taktilen Agnosie können diese Fälle nicht dienen. Außer ihnen gibt es aber nur sehr wenige einschlägige Fälle von sympathischer Tastlähmung. Wenn wir von den mysteriösen Fällen von *Foix*[48] absehen, die völlig unklar und außerdem gar keine Agnosien sind, sondern doppelseitige Sensibilitätsstörungen bei einseitigem cerebralem Herd, gibt es nur noch die Fälle von *Oppenheim*[131] und *Goldstein*[62]. Bei beiden handelt es sich um Tumoren mit allgemeinem Hirndruck. Beim Fall *Goldsteins*, wenige Tage vor dem Tod im Hirndruck, war der Kranke benommen und das Bild außerdem durch eine sensorische Aphasie kompliziert, so daß die sensiblen Ausfälle nur aus dem Verhalten erschlossen werden konnten. Beim Fall *Oppenheims* ist über die Bewußtseinslage nichts gesagt, doch bestand die sympathische Tastlähmung nur ganz vorübergehend und war 5 Tage nach der erfolgreichen Operation des Tumors wieder verschwunden, so daß uns die Annahme einer Bewußtseinstrübung bei diesem Kranken den Anschluß an die allgemeinen klinischen Erfahrungen besser zu vollziehen scheint, als eine ad hoc erfundene Theorie von der Prävalenz der linken Hemisphäre für die Stereognose, zu der *Oppenheim* seine Zuflucht nimmt. Das gleiche gilt von linksseitigen stereognostischen Störungen bei Balkentumoren, die von *Hoff*[91] und von *Gros*[71] beschrieben und auf eine Unterbrechung der von den rechtshirnigen sensiblen Endstätten zum linkshirnigen gnostischen Zentrum ziehende Balkenfasern zurückgeführt wurden. In beiden Fällen bestanden schwere allgemeine Hirndruckerscheinungen mit Benommenheit, denen im autoptischen Befund eine starke Hirnschwellung mit erheblichen Massenverschiebungen des Gehirns entsprach. Außerdem sind auch die Befundschilderungen viel zu summarisch, als daß sich daraus ein klares Bild gewinnen ließe. Gerade diese beiden

Fälle sind aber die einzigen, auf die *Lange* noch die Theorie der taktilen Agnosie stützen zu können glaubt! Für hirnpathologische Fragestellungen ausreichende und verwertbare Beobachtungen über die sympathische Tastlähmung liegen nicht vor. Insbesondere haben wir sie nie gesehen bei den zahlreichen Hirnverletzten im Stadium des traumatischen Hirnschadens, bei denen wir doch einseitige kontralaterale sensible und motorische Störungen von jeder denkbaren Intensität in beliebiger Menge finden und unter denen dann doch auch einmal eine sympathische Tastlähmung auftreten müßte, wenn es ein für das beiderseitige Tasterkennen notwendiges corticales gnostisches Zentrum gäbe. Denn die Zerstörung dieses (linkshirnigen) gnostischen Zentrums würde natürlich ebenso eine linksseitige Tastlähmung ergeben, wie die Unterbrechung seiner Verbindungen zur rechten Hemisphäre. Wenn unter den unzähligen Hirnverletzten zweier Weltkriege ein solcher Fall nicht aufgetreten ist, dann gibt es eben kein solches gnostisches Zentrum (*Bay*[5]).

Im Gegensatz zu den Vertretern der klassischen Lokalisationslehre müssen wir deshalb feststellen, daß die taktile Agnosie als Ausdruck der Störung einer besonderen gnostischen Funktion mnestisch-assoziativer Art, außerhalb der perzeptiv-sensiblen Leistungen und diesen gewissermaßen übergeordnet, nicht existiert. Die Störung des Tasterkennens, sofern sie nicht Ausdruck einer viel komplexeren, vorläufig nicht näher analysierbaren psychischen Störung ist, wird stets und vollständig durch Ausfälle und Leistungsänderungen im perzeptitiv-sensiblen Bereich bedingt. Dies glauben wir für unsere eigenen Beobachtungen und für die Fälle der Literatur nachgewiesen zu haben. Der Begriff der taktilen Agnosie wurde als theoretisches Postulat geschaffen, die klinische Erfahrung bestätigt ihn nicht. Darüber hinaus ergeben sich aber bei näherer Betrachtung auch theoretische Schwierigkeiten. Der Begriff einer besonderen mnestisch-assoziativen Funktion, welche die gesamten Tasteindrücke sammelt, zu vorhandenen Tasterinnerungsbildern in Beziehung setzt und hieraus die Vorstellung des getasteten Gegenstandes formt, bringt es mit sich, daß diese Funktion ohne weitere Hilfshypothesen nur als eine universelle für die gesamte Persönlichkeit und damit für den ganzen Körper gedacht werden kann. Eine Störung dieser Funktion kann daher nur zu doppelseitigen Ausfällen führen, gerade solche Fälle aber mit reiner doppelseitiger Agnosie bei umschriebenem einseitigem Herd gibt es nicht. Wenn man dagegen bei den Fällen mit einseitiger herdgekreuzter Störung des Tasterkennens, die das weit überwiegende Beobachtungsgut bilden, eine agnostische Störung annehmen will, so muß man schon für jede Körperhälfte ein gesondertes gnostisches Zentrum postulieren, und vollends die Fälle wie *Sla*, *Wai.* und *Sei.*, bei denen sich die Taststörung nur auf Teile einer Hand erstreckt, würden die Annahme derartiger Zentren isoliert für jedes tastfähige Hautareal erforderlich machen. Dies ist aber mit dem Begriff einer höheren gnostischen Funktion schlecht vereinbar.

Auch die Vorstellung von den Tasterinnerungsbildern, die zur Identifikation des getasteten Gegenstandes erweckt werden müssen, ist nicht haltbar, denn der Normale ist ohne weiteres in der Lage, einen Gegenstand, der ihm bekannt ist, den er aber sicher noch nie betastet hat (etwa einen Perkussionshammer oder ein Ästhesiometer), tastend zu erkennen, obwohl doch hiervon ein Tasterinnerungsbild gar nicht existiert, also auch nicht erweckt werden kann. Mit dem Tasterinnerungsbild fällt aber auch die Unterscheidung der primären und sekundären Identifikation und damit auch der Begriff der taktilen Agnosie, jedenfalls in seiner ursprünglichen Bedeutung.

Wenn aber klinische Erfahrungen und theoretische Überlegungen so eindeutig gegen die Existenz der taktilen Agnosie sprechen, dann wird es Zeit, diesen Begriff aufzugeben; und wenn er — darin stimmen wir *Lange* zu — „für das Gesamtgebiet der Agnosie von unersetzlicher Bedeutung ist", dann muß eben das Gesamtgebiet der Agnosie einer Revision unterzogen werden.

Wenn wir bei unseren Fällen das Vorliegen einer taktilen Agnosie im ursprünglichen Sinne ablehnen und die vorhandene Störung auf sensible Ausfälle zurückführen müssen, so handelt es sich doch dabei um ein recht charakteristisches Syndrom, das einer umschriebenen corticalen Läsion entspricht und daher auch lokalisierbar ist. *Wernicke* suchte diese Lokalisation „im mittleren Drittel der Zentralwindungen, besonders der hinteren". Spätere Autoren (*Liepmann*[116], *Goldstein*[65]) verlegten dann die Tastlähmung im Gegensatz zu den primitiveren sensiblen Störungen in den Parietallappen, vorwiegend in die Gegend des Gyrus supramarginalis. Sie scheinen dabei mehr von theoretischen Erwägungen als von praktisch-klinischen Erfahrungen geleitet worden zu sein. Wir haben versucht, bei unseren Fällen eine topographische Lokalisation auf Grund der Knochendefekte vorzunehmen.

Da für lokalisatorische Fragen bei Hirnverletzten Sektionsbefunde im allgemeinen nicht zur Verfügung stehen, werden üblicherweise die Knochendefekte zur Lokalisation herangezogen. Gegen dieses Verfahren bestehen im Einzelfall erhebliche Bedenken, da in der Konfiguration der Hirnwindungen und -furchen einerseits und in der Verteilung der cytoarchitektonischen Felder auf die Windungen andererseits große individuelle Schwankungen bestehen. Wenn man aber die Lokalisationsfragen nur statistisch an Hand einer größeren Anzahl von Fällen angeht, dann kann von diesen individuellen Schwankungen abgesehen werden. Es ergibt sich dann, wie auch unsere eigenen Untersuchungen gezeigt haben, bei streng lokalisierten Störungen auch eine gute Übereinstimmung der Befunde, und die betreffende Störung kann dann mit hinreichender Genauigkeit einer bestimmten Hirnregion zugeordnet werden. Wir haben in Anlehnung an eine von *Marie*, *Foix* und *Bertrand*[119] schon im ersten Weltkrieg angewandte Methode unter Mitarbeit von *Deis*[35] und *Timphus*[179] ein Verfahren ausgearbeitet (7), das mit Hilfe der Röntgenbilder in einfacher Weise eine solche Lokalisation ermöglicht.

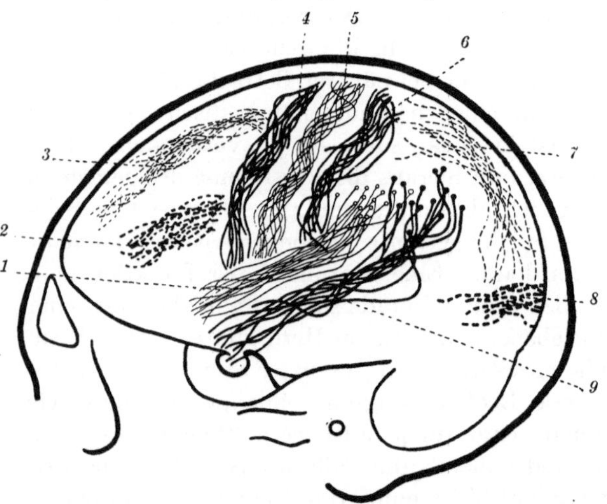

Abb. 10. Lage der Hirnfurchen von 14 Hemisphären im Röntgenbild. *1* Fissura cerebri lat.; *2* Sulcus frontalis inf.; *3* Sulcus frontalis sup.; *4* Sulcus praecentralis; *5* Sulcus centralis; *6* Sulcus postcentralis; *7* Sulcus interparietalis; *8* Sulcus occipitalis lat.; *9* Sulcus temporalis sup.

An Leichenschädeln wurden nach Härtung des Gehirns in situ die wichtigsten Furchen durch Metalldrähte markiert und dann deren Lage im Röntgenbild bestimmt. Aus einer größeren Anzahl derartiger Bestimmungen (Abb. 10) ergab sich ein Schema von der Lage der einzelnen Hirnwindungen im Verhältnis zum Röntgenbild des Schädels (Abb. 11). Nach Ausgleich der individuellen Größendifferenzen, der sich ohne Schwierigkeit nach Augenmaß vornehmen läßt, kann an Hand dieses Schemas ein röntgenologisch sichtbarer Knochendefekt in Beziehung gesetzt werden zur Topographie der Hirnoberfläche. Dabei ist nur zu berücksichtigen, daß die Seite des Defektes bei der Aufnahme der Röntgenplatte anliegen muß, da sonst erhebliche Projektionsfehler auftreten. Dagegen spielt der Röhrenabstand in den üblichen Grenzen von 0,8—1,2 m keine Rolle. Einwandfreie Zentrierung der Aufnahme in der üblichen Weise ist selbstverständlich Voraussetzung. Da bei diesem Verfahren der Hirnherd mit dem Knochendefekt gleichgesetzt wird, können natürlich nur solche Fälle verwertet werden, bei denen dies in Annäherung der Fall ist. Es sind also weitreichende Hirnverletzungen wie Steck- und Durchschüsse auszuschließen und nur oberflächliche Verletzungen, Prellschüsse, Streifschüsse und Impressionsfrakturen heranzuziehen. Ob die Verletzung operativ angegangen wurde oder nicht, ist bedeutungslos, da ja im Falle einer operativen Erweiterung der ursprüngliche Defekt innerhalb des operativ gesetzten liegt. Bei Beachtung dieser Kautelen ergibt das Verfahren eine gute Übereinstimmung der Befunde bei herdförmigen Störungen (z. B. cerebralen Monoplegien) und ermöglicht deren statistische Zuordnung zu bestimmten Hirngebieten ([9]).

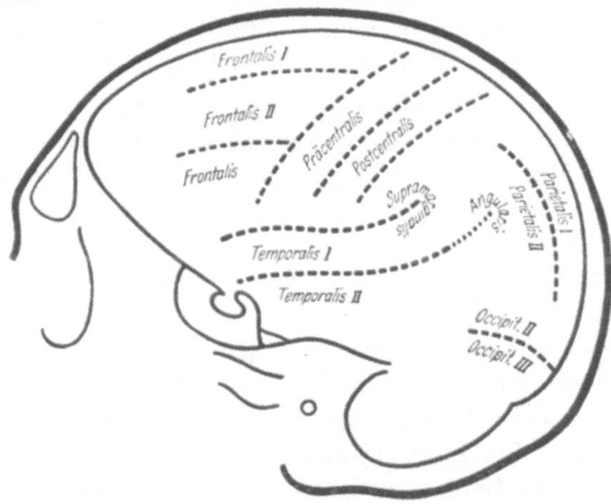

Abb. 11. Schema der Hirnfurchen im Röntgenbild.

In Abb. 12 sind die Knochendefekte von 12, nach diesen Gesichtspunkten ausgesuchten Hirnverletzten mit dem Syndrom einer taktilen Agnosie dargestellt. Darunter befinden sich auch unsere Fälle 1—5*. Das Bild zeigt, daß die Lage der Knochendefekte in allen Fällen sehr gut übereinstimmt, daß es sich also bei dem Syndrom in der Tat um eine streng lokalisierte Störung handelt. Weiterhin zeigt es aber, daß der Schwerpunkt dieser Störung eindeutig im mittleren Drittel der Zentralregion liegt, d. h. da, wo wir die corticale Repräsentationsstätte des Hand-Finger-Feldes zu suchen haben. Diese Feststellung deckt sich mit dem Schluß, den wir aus der Leistungsanalyse unserer Fälle gezogen haben, daß nämlich das Syndrom der taktilen Agnosie Ausdruck einer corticalen Sensibilitätsstörung ist, die sich in den „reinen" Fäl-

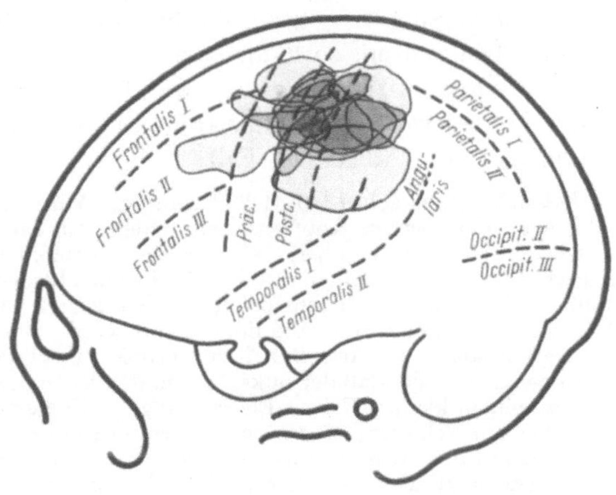

Abb. 12. Lage der Knochendefekte von 12 taktilen Agnosien.

* Bei Pat. *Wai.* (Fall 4) wurde an Stelle des nicht vorhandenen Knochendefektes die Lage der porencephalischen Cyste zur Lokalisation benützt.

len auf die Hand als das wesentliche Tastorgan oder sogar nur auf Teile derselben beschränkt.

Wenn wir nun die Existenz einer taktilen Agnosie im Sinne der klassischen Lokalisationslehre und damit auch die Existenz eines besonderen gnostischen Aktes im taktilen Erkennen leugnen, so müssen wir damit zu Vorstellungen vom Aufbau der Wahrnehmungen kommen, die von denen der klassischen Lehre abweichen. Wir werden darauf im Zusammenhang mit dem Aufbau der optischen Wahrnehmungen noch ausführlich zurückkommen. Hier sind nur einige Bemerkungen erforderlich, die sich speziell auf die Tastwahrnehmungen beziehen.

Besonders soll auf zwei Beobachtungen hingewiesen werden, die bei der Untersuchung unserer Patienten auffallen. Das eine ist die topographische Ausdehnung der Sensibilitätsstörung. Sie wird gewöhnlich von den Kranken ganz scharf und bei verschiedenen Untersuchungen konstant angegeben, auf genaues Befragen allerdings meist mit der Einschränkung, daß angrenzend an das gestörte Gebiet das Gefühl nicht ganz normal sei, daß also die subjektiv angegebene Grenze nur den Bereich der stärksten Störung umfasse. Und wenn man an den einzelnen Stellen eine genaue Leistungsprüfung anstellt, so findet man regelmäßig, daß diese nicht dieselben scharfen Grenzen liefert wie das subjektive Erleben der Kranken. Regelmäßig ist in der Umgebung des als gestört empfundenen Bezirkes eine Leistungsminderung festzustellen, die nur allmählich gegen das ungestörte Gebiet verebbt. Und auch innerhalb des subjektiv gestörten Bereichs sind die Ausfälle nicht überall gleich, sondern nehmen von dessen Rand nach seinem Zentrum, d. h. gewöhnlich nach den Fingerspitzen hin, an Intensität zu. Wenn wir versuchen wollten, die Sensibilitätsstörung nach den „objektiven" Befunden abzugrenzen, so kämen wir nicht zu derselben und überhaupt nicht zu einer so scharfen Trennungslinie wie der Kranke in seinem subjektiven Erleben. Unter besonderen Umständen kann es sogar zu ganz erheblichen Diskrepanzen kommen, wie im folgenden Fall:

Fall 8. R. Ang., geb. 12. 9. 1925, Spengler. Wurde als Fahrer eines Panzers durch Granatsplitter an der rechten Kopfseite verwundet. Er bemerkte, daß die Granate über ihm im Panzer einschlug, nicht aber, daß er selbst getroffen wurde. Wegen der Beschädigung des Panzers fuhr er zurück in Deckung, wobei er mit beiden Händen die Steuerknüppel bedienen mußte. Etwa nach 2—3 min bekam er Schmerzen im linken Oberarm und konnte diesen Arm nicht mehr bewegen. Die linke Hand wurde „im Griff immer krampfhafter", er hatte das Gefühl, als ob am Arm Blut herunterliefe. Deswegen mußte er anhalten und aussteigen. Er hatte das Gefühl, daß der linke Arm in der Mitte des Oberarms abgeschossen sei und „nur noch an einem kleinen Fetzen Fleisch hinge". Er hatte Schmerzen von der Mitte des Oberarms bis zur Schulter; Unterarm und Hand fühlte er jetzt nicht mehr. Deshalb band ihm ein Kamerad den Arm oben ab und schnitt dann den Ärmel auf, fand aber den Arm unversehrt. Erst jetzt, als er sich den „Schweiß" von der Stirn wischen wollte, stellte er hier Blut fest und fand die kleine Wunde an der rechten Kopfseite. Nach einer Wundrevision trat eine Lähmung der ganzen linken Körperhälfte auf, die sich bis auf die Armlähmung wieder zurückbildete.

Bei unserer Untersuchung, 5 Monate nach der Verwundung, klagte *Ang.* noch über eine schon gebesserte Lähmung des linken Oberarmes und über eine Gefühlsstörung im linken Oberarm und in geringem Umfang auch im linken Unterarm, während das Gefühl an der Hand ungestört sei.

Befund: Reizlose eingezogene Narbe in der rechten Parietalgegend, darunter markstückgroßer, pulsierender Knochendefekt, der sich auch im Röntgenbild bei sonst normalem Befund darstellt (Abb. 13). Im Encephalogramm ist die Cella media des rechten Seitenventrikels in Richtung auf den Defekt hin mäßig vorgewölbt, sonst keine Veränderungen. Am linken Arm besteht eine nach distal zunehmende spastische Parese mit entsprechender Steigerung der Eigenreflexe. Am linken Bein nur geringfügige Erschwerung der Zehenbewegungen, aber ebenfalls deutliche Steigerung der Eigenreflexe mit unerschöpflichem Fußklonus, positivem *Babinski* und *Oppenheim*. Beim Gehen wird der linke Arm weniger mitbewegt, sonst Gang ungestört.

Sensibilität: Subjektiv wird am linken Oberarm mit scharfer ringförmiger Begrenzung an Schulter und Ellbogen eine völlige Anästhesie und Analgesie angegeben. Daran anschließend am Unterarm eine hypästhetische Zone, die oberhalb des Handgelenks ebenfalls scharf ringförmig abschneidet. Distal davon wird an der ganzen Hand das Gefühl ausdrücklich als normal und seitengleich mit rechts angegeben (Abb. 14).

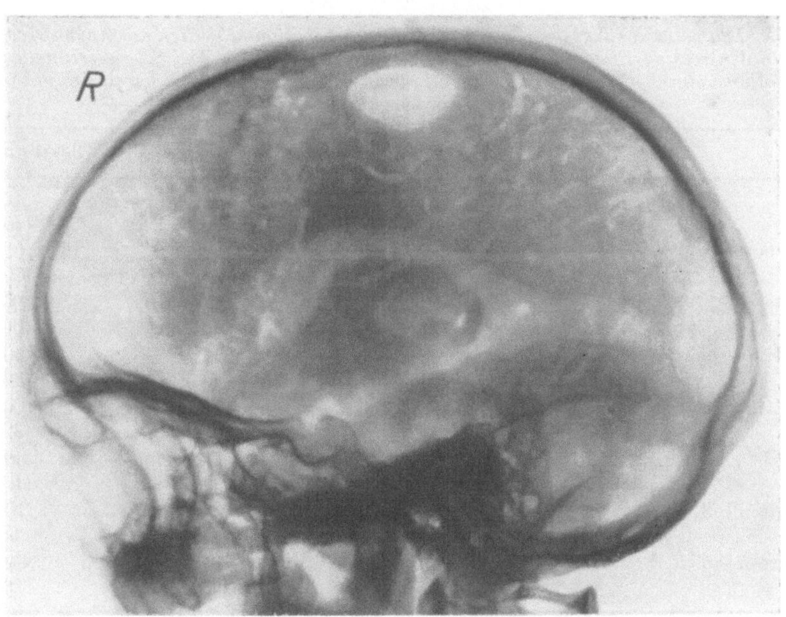

Abb. 13. *Ang.* Seitliches Schädelbild (nach Encephalographie).

Bei der Prüfung erweist sich die Sensibilitätsstörung in der angegebenen Ausbreitung eindeutig als psychogen: Alle, auch gröbste Reize werden am Oberarm bei geschlossenen Augen prompt als „nicht wahrgenommen" gemeldet; dagegen treten im subjektiv ungestörten Gebiet der Hand grobe Fehler auf. Die psychogene Sensibilitätsstörung läßt sich innerhalb weniger Tage rasch abbauen. Die danach, bei vorzüglicher Mitarbeit und exakten Angaben des Pat. vorgenommene Sensibilitätsprüfung ergibt folgendes:

Berührungs-, Schmerz- und Diskriminationsschwellen s. Tabelle 6.

Temperaturempfindung überall ungestört.

Lagesinn in den Fingern links aufgehoben; auch extreme Bewegungen werden hier meist gar nicht wahrgenommen. Im Handgelenk werden nur extremste Exkursionen und sehr rasche Bewegungen wahrgenommen und erkannt. Im Ellbogengelenk Lagesinn ungestört.

Funktionswandel: Das Reizhaar 20 g wird an der Zeigefingerkuppe nach 30 Berührungen nicht mehr wahrgenommen und an der ganzen Hand tritt bei längerer Prüfung eine starke Verschlechterung der Leistungen ein.

Zahlenlesen am vierten und fünften Finger unmöglich; in den ersten 3 Fingern und der Hohlhand werden die ersten 2—3 Zahlen richtig erkannt, die folgenden nicht mehr. Am Unterarm werden eckige Zahlen (1, 4) richtig erkannt, die

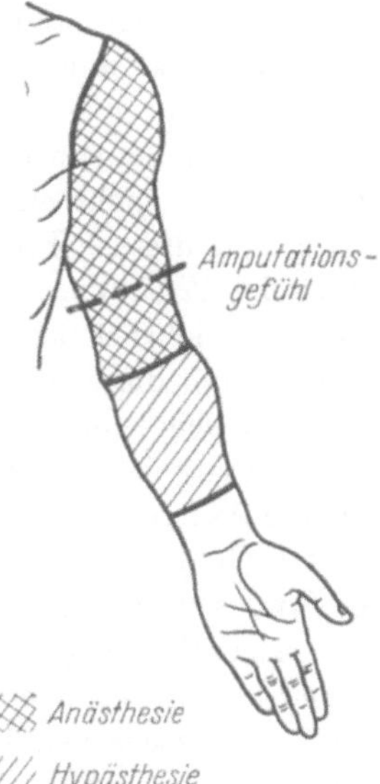

Abb. 14. *Ang.* Subjektive Sensibilitätsstörungen.

runden (3, 6, 8) oft verwechselt. Am Oberarm nur gelegentliche Verwechslung runder Zahlen.

Gegenstandserkennen: Die Tastbewegungen sind links ungeschickt, Pat. umfaßt den Gegenstand nur mangelhaft. Anfangs werden Finger, Schlüssel, Geldbörse richtig erkannt; bei längerer Prüfung erkennt er aber keinen Gegenstand mehr richtig. Er scheint sie dann unabhängig von der wahren Form für rund und walzenförmig zu halten, bezeichnet sie deshalb als „Finger“, „Bleistift oder Federhalter“ oder „Tube“. Schließlich bezeichnet er alles als „Finger“, auch Fenstergriff, Tintenlöscher usw. Rechts ist das Tasterkennen auch dann ungestört, wenn der Gegenstand vom Untersucher durch die unbewegte Hand geführt wird.

Tabelle 6. *Ang., Berührungs-, Schmerz- und Diskriminationsschwellen am linken Arm (Vergleichswerte der rechten Seite in Klammern). Bei der Berührungs- und Schmerzschwelle gibt die erste Zahl die vereinzelt, die zweite die überall als Berührungs- oder Schmerzreiz wahrgenommene Stärke der Reizhaare bzw. Stachelborsten an.*

	Berührung	Schmerz	Diskrimination
Brust	2/4 (1/5)	1 (1)	40 (40)
Oberarm lateral	2/6 (2/5)	1 (1)	>100 (60)
Oberarm medial	3/8 (2/5)	1 (1)	>100 (60)
Unterarm lateral	2/8 (2/5)	1 (1)	80 (30)
Unterarm medial	3/15 (2/5)	1 (1)	>100 (30)
Hohlhand	3/15 (3/6)	1 (1)	50 (10)
Fingerbeere 1—3	3/15 (3/6)	1 (1)	70 (2)
Fingerbeere 4—5	5/20 (3/5)	1 (1)	>80 (2)

Im „objektiven“ Befund unterscheidet sich *Ang.* in nichts von unseren übrigen Fällen. Es handelt sich um das ziemlich massive Bild einer Tastlähmung der linken Hand mit stärkerer Beteiligung der Ulnarseite. Was in diesem Zusammenhang interessiert, ist die völlige Umformung der Störung im ursprünglichen, noch nicht von unserer Untersuchung beeinflußten Erleben des Kranken. Dabei soll hier nicht eingegangen werden auf die für das Problem des Körperschemas bedeutsame Frage nach der Entstehung dieser Umformung, deren psychologische Wurzel in der anfänglichen Trugwahrnehmung des abgeschossenen Armes offensichtlich ist, sondern nur auf die Veränderung der Sinneswahrnehmungen durch diese rein psychologischen Faktoren. Diese führen hier nicht nur zu einer Abschaltung normaler sinnesphysiologischer Erregungsabläufe von der Wahrnehmung — ein z. B. bei der Hysterie ja ganz geläufiger Vorgang — sondern auch zum Auftreten „normaler“ Trugwahrnehmungen in einem objektiv schwer gestörten Gebiet. Dies zeigt wieder einmal deutlich, daß vom Auftreten „elementarer Sinnesempfindungen“ im Bewußtsein keine Rede sein kann, sondern daß es hier nur Wahrnehmungen gibt, die einer aktiven seelischen Tätigkeit entspringen und neben den sinnesphysiologischen Vorgängen auch noch von vielen anderen innerseelischen Faktoren abhängen.

Wenn wir uns nicht auf die Wahrnehmungen des Kranken verlassen, sondern den Umfang der Störung aus den Leistungsausfällen erschließen, dann kommen wir bei diesen corticalen Störungen der Sensibilität nicht zu einem scharf begrenzten Defekt, wie ihn die Patienten angeben und wie er auch in der Literatur immer wieder zum Ausgangspunkt der Betrachtungen und Theorien gemacht wird, sondern zum Typus einer Störung, die von einem Maximum aus ganz allmählich in den Bereich normaler Funktion übergeht. Und das Maximum der Störung liegt, auch dies scheint uns wichtig, am distalen Ende der Extremität, also an der Hand, bzw. an den Fingerspitzen. Dabei kann die Ulnar- oder die Radialseite bevorzugt sein, aber stets sind die Fingerspitzen am stärksten betroffen. Anders, d. h. mit ihrem Maximum proximal lokalisierte Störungen haben wir ebenso wie *Brunnschweiler*[26] bei unserem Material nie angetroffen und bei den seltenen derartigen Fällen der Literatur (*Kleist*[101]), die ausnahmslos eine eingehende Leistungsprüfung der Sensibilität vermissen lassen, hegen wir nach den Erfahrungen mit Fällen wie *Ang.* Zweifel an der Richtigkeit dieser Deutung. Da sich die Gesichtsfelddefekte bei Occipitalhirnverletzten ganz analog verhalten, sehen wir darin eine in der Funktionsweise des Nervensystems begründete Gesetzmäßigkeit, auf die wir später im Zusammenhang eingehen werden.

Auf einen weiteren regelmäßigen Befund bei unseren Kranken soll hier noch hingewiesen werden. Bei der klassischen Zweiteilung des Wahrnehmungsaktes in Perzeption und Apperzeption spielen die „Lokalzeichen" der elementaren Sinnesempfindungen eine große Rolle, d. h. die Zuordnung dieser Empfindungen zu einem bestimmten Ort des Sinnesfeldes als Grundlage für die Lokalisation des Reizes. Dabei wird dieses Lokalzeichen der elementaren Sinnesempfindung gewissermaßen als Index anhängend gedacht, um so im Apperzeptionsakt deren richtige Einordnung in das Gesamtbild zu gewährleisten. Bei unseren schwerer gestörten Kranken treten nun charakteristische Lokalisationsfehler auf. Die Diskriminationsschwelle ist ja bei allen sehr stark erhöht, z. T. auf mehrere Zentimeter. Zwei unterhalb dieser Schwelle liegende Simultanreize werden als einfache Berührung wahrgenommen, auch wenn sie an Finger und Handfläche oder an 2 verschiedenen Fingern appliziert werden. Und diese Berührung wird regelmäßig in die Mitte zwischen die beiden Reizpunkte lokalisiert, also etwa bei einer Berührung an Daumen- und Kleinfingerspitze in die Spitze des Mittelfingers. Dieser Befund scheint uns in verschiedener Hinsicht bedeutsam. Hier tritt in der Wahrnehmung des Patienten die „elementarste" aller taktilen Sinnesempfindungen auf, nämlich eine einfache Berührung an einer bestimmten Hautstelle. Diese „Elementarempfindung" ist aber das Produkt einer ganz erheblichen Umformung des objektiven Reizes und der von ihm unmittelbar ausgelösten ursprünglichen Erregungsvorgänge im Nervensystem. Mit anderen Worten, sie ist *keine* elementare Empfindung, sondern eine Wahrnehmung, die das Produkt einer integrativen Tätigkeit des Nervensystems darstellt. Dabei sind sowohl die Wahrnehmung der Berührung wie ihre Lokalisation zwei verschiedene, nicht unmittelbar von einander abhängige Leistungen des Nervensystems. Auch hierauf werden wir im Zusammenhang mit den entsprechenden Vorgängen im optischen Bereich noch zurückkommen.

Bei der Beurteilung sensibler Leistungen ist der Funktionswandel, d. h. die Veränderlichkeit der Leistung unter der Beanspruchung, von zentraler Bedeutung. Es wäre eine Untersuchungsmethode wünschenswert, die auch im Bereich des Tastsinns eine zahlenmäßige Bestimmung des Funktionswandels gestatten würde, so wie dies auf optischem Gebiet bei der „Methode der Lokaladaptation" der Fall ist. Am geeignetsten schien uns hierfür die Lokaladaptation des Drucksinns, d. h. die Bestimmung der Zeit, innerhalb derer die Wahrnehmung eines konstanten Druckreizes (etwa eines auf die Haut gelegten Gewichtes) erlischt. Bei entsprechenden Versuchen, die wir gemeinsam mit *Fritton*[51] anstellten, mußten wir aber die Erfahrung von *Stein*[166] bestätigen, daß die Lokaladaptation des Drucksinns von sehr vielen Faktoren abhängt und daher physiologischerweise in so weiten Grenzen (wenige Sekunden bis mehrere Minuten) schwankt, daß es uns nicht gelang, eine klinisch brauchbare Methodik auszuarbeiten. Teilweise allerdings beruht dieser Mißerfolg auch darauf, daß unter pathologischen Verhältnissen die Lokaladaptationszeit des Drucksinns so erheblich verkürzt ist (auf Bruchteile von Sekunden), daß ihre exakte Bestimmung unmöglich wird. Es ist also eigentlich die Schwere des Funktionswandels, welche die Methodik zum Scheitern bringt. Diese Schwere erlaubt aber andererseits bei Verzicht auf zahlenmäßige Bestimmung ohne weiteres die Feststellung, *daß* ein pathologischer Funktionswandel vorliegt. Es kann dazu praktisch jede Schwellenbestimmung und überhaupt jede differenziertere sensible Leistung herangezogen werden, die bei fortgesetzter Prüfung in demselben Sinnesfeld ein Absinken der Leistungshöhe erkennen läßt. Als für die Praxis brauchbarste Untersuchungsmethoden haben sich uns dabei die Prüfung des Lagesinns, des Zahlenlesens und der Diskrimination erwiesen.

C. Optische Agnosie.

Der Begriff der Seelenblindheit und damit der agnostischen Störung überhaupt geht auf *Munk*[127] zurück — die Bezeichnung Agnosie wurde ganz beiläufig von *Freud*[49] in einer Studie über die Aphasie geprägt. *Munk* fand 1877 im Tierexperiment nach der Exstirpation bestimmter Großhirngebiete beim Hund eine Veränderung des Verhaltens gegenüber optischen Reizen, die er dahin deutete, daß der Hund zwar noch sehe, aber das Gesehene nicht mehr erkenne. Das Zustandekommen dieser „Seelenblindheit" stellte er sich so vor, daß die Erinnerungsbilder der einzelnen Gegenstände in der von ihm excidierten Stelle A_1 an der Konvexität des Occipitallappens „in der Reihenfolge etwa, wie die Wahrnehmungen dem Bewußtsein zuströmen, gewissermaßen von einem zentralen Punkte aus in immer größerem Umkreis deponiert werden". Durch Exstirpation der mit diesen Erinnerungsbildern beladenen Ganglienzellen fallen diese aus und die gesehenen Objekte können nicht mehr mit ihnen identifiziert, d. h. nicht mehr erkannt werden. Nun stellte schon *Munk* in seinen in jeder Hinsicht unzulänglichen Tierversuchen fest, daß dieser Zustand der Seelenblindheit nur ein vorübergehender war, der in wenigen Wochen abklang. Dies erklärte er damit, daß neue Wahrnehmungen nunmehr ihre Erinnerungsbilder in neuen, außerhalb der Excisionsstelle gewissermaßen in Reserve liegenden Ganglienzellen deponieren und so allmählich der zur normalen Wahrnehmung erforderliche Bestand an Erinnerungsbildern wieder aufgefüllt wird. Es mutet fast als symbolisch für das ganze Agnosieproblem an, daß sich die experimentellen Grundlagen und die Beobachtungen *Munk*s längst als falsch erwiesen, daß aber die daraus gezogenen Folgerungen heute noch als richtig gelten. *Hitzig*[89], *Goltz*[68] und *Mauthner*[120] wandten sich von Anfang an gegen *Munk*s physiologische Vorstellungen und gegen seine Deutung der Experimente und außerdem haben *Hitzig* und in neuerer Zeit *Minkowski*[124] nachgewiesen, daß bei Exstirpation der *Munk*schen Stelle A_1 nur dann Sehstörungen auftreten, wenn dabei die Sehstrahlung in der Tiefe des Operationsfeldes mit lädiert wird.

Einen Fall aus der menschlichen Pathologie beschreibt *Charcot*[28], einen Kranken, bei dem im Anschluß an geschäftliche Schwierigkeiten ohne irgendwelche sonstige Begleitsymptome ein plötzlicher und totaler Verlust der optischen Erinnerungsbilder aufgetreten sein soll, so daß er seine Familie nicht mehr erkennt, sein eigenes Spiegelbild als Fremden begrüßt und bekannte Gegenden als fremd empfindet, obwohl er sich dann schließlich doch richtig orientiert. Die Art des hier vorliegenden Krankheitsprozesses wird von *Charcot* nicht diskutiert; nach der Schilderung handelt es sich zweifellos um eine psychogene Störung. Trotzdem wurde dieser Fall zum Prototyp einer eigenen, seither nicht wieder beobachteten Form der Seelenblindheit (Typus *Charcot*) erhoben([135]). Einen weiteren Fall beschrieb *Wilbrand*[192]. Eine 60jährige Dame erkrankte apoplektiform mit Bewußtlosigkeit und einem mehrwöchigen Verwirrtheitszustand („Fiebererregungen"), in dem sie ihre Umgebung nicht erkannte, einen Hund für den Arzt hielt und auf die Aufforderung, zum Essen zu kommen, erklärte: „Da kommt ja der gedeckte Tisch." Von da ab fand sie sich auf der Straße und in ihrer Einrichtung nicht mehr zurecht, ihre Umgebung kam ihr fremd vor, Gedächtnis und zeitliche Orientierung waren schlecht, sie litt unter wahnhaften Zwangsvorstellungen, z. B. daß ihr Schlafzimmer auf der Straße sei, war nervös und leicht reizbar. Von Anfang an hatte sie schwere Sehstörungen mit einer unvollständigen, doppelseitigen Hemianopsie, die sich allmählich etwas zurückbildete. Anfangs erschien sie blind, später aber erkannte sie gesehene Gegenstände richtig. Die Sektion ergab ausgedehnte Erweichungen in beiden Occipitallappen. *Wilbrand* deutete den Fall dahin, daß durch die doppelseitigen Erweichungen die Assoziationsbahnen zwischen dem optischen Wahrnehmungszentrum (Fissura calcarina) und dem Bereich in denen die optischen Erinnerungsbilder deponiert seien (der Konvexität des Occipitallappens) unterbrochen wurden. Daher konnten die an sich ausreichenden optischen Wahrnehmungen nicht mehr die zugehörigen Begriffe wecken. Näher liegt allerdings die Annahme, daß es sich bei dem *Wilbrand*schen Fall um ein arteriosklerotisches Irresein handelt mit einer betonten Beeinträchtigung der optischen Leistungen infolge der unvollständigen doppelseitigen Hemianopsie. Die Annahme einer besonderen agnostischen Störung ist aber dabei nicht recht einleuchtend.

Ähnlich liegen die Dinge beim Fall *Reinhards*[146], einem verblödeten Paralytiker, der u. a. nicht auf optische Reize reagiert, an Hindernissen anstößt und ein Stück Holz als Brot essen will, und bei den Fällen *Picks*[132, 133], bei denen es sich um senil Demente handelt. Eingehender untersucht ist der Fall *Lissauers*[117], eine Cerebralsklerose mit Hemianopsie nach rechts und konzentrischer Gesichtsfeldeinengung links, Visus optimal ca. $^1/_3$. Dieser Kranke erkannte gezeigte Gegenstände teilweise richtig, zum Teil wurden sie verkannt, besonders unter dem Einfluß der rasch eintretenden Ermüdung, in der es zu zunehmend schwereren Perseverationen kam. Im Anschluß an diesen Fall entwickelt *Lissauer* eine Theorie über das Erkennen von Objekten, wonach dieses aus 2 psychischen Teilvorgängen besteht, aus dem Akt der bewußten Wahrnehmung sinnlicher Eindrücke, der Apperzeption, und aus dem Akt der Verknüpfung anderer Vorstellungen mit dem Inhalt dieser Wahrnehmungen, der Assoziation. Beide Teilvorgänge können bei der optischen Agnosie gestört sein und führen dann zur apperzeptiven, bzw. assoziativen Form der Seelenblindheit. Bei der letzteren, transcorticalen Form im Sinne *Wernikes*[188], zu der *Lissauer* auch seinen eigenen Fall rechnet, sind die Verbindungen des primären Sehzentrums mit der übrigen Hemisphäre zerstört, so daß kein Wiedererkennen des wahrgenommenen Objektes stattfinden kann. Die Sektion dieses Falles, über die *Hahn*[75] berichtet hat, entsprach allerdings nicht ganz den Erwartungen. Es fand sich eine makroskopische Erweichung nur im linken Cuneus und im Balkensplenium, im übrigen diffuse Atrophie des ganzen Gehirns, so daß *Hahn* selbst den Befund nicht als beweisend für den Herdcharakter der Seelenblindheit ansieht.

Der *Lissauer*sche Kranke ist einer der „klassischen" Fälle der optischen Agnosie geworden und ganz unabhängig von allen theoretischen Spekulationen ist hervorzuheben, daß er das Symptom bot, das allein dem ursprünglichen Begriff der Seelenblindheit entspricht und das nach wie vor als ihr eigentlicher Kern festgehalten werden muß, nämlich die Unfähigkeit, trotz anscheinend erhaltener Perzeption gesehene Objekte zu erkennen.

Die Ära der ‚diagram makers' hat diesen an sich einfachen und klaren Begriff mehr und mehr verwässert und in Gruppen und Untergruppen zerteilt. Dazu kamen dann immer neue Formen und Krankheitsbilder, die sich nicht ohne weiteres in den ursprünglichen Begriff der Seelenblindheit einfügen lassen. So z. B. die Störung der räumlichen Orientierung, die die Kranke *Wilbrands* bot, oder die optische Aphasie *Freunds*[50].

Dieser beschrieb 2 Fälle. Der erste mit multiplen Sarkommetastasen im Gehirn hatte außer einer Hemianopsie, Apraxie und Lähmungserscheinungen eine typische amnestische Aphasie mit gestörter Wortfindung in der Spontansprache und beim Benennen gesehener Gegenstände. Dagegen soll die Benennung getasteter Gegenstände besser gewesen sein; aber gerade in diesem Punkt lassen die sonst sehr ausführlichen Untersuchungsprotokolle im Stich. Beim zweiten Kranken handelt es sich um einen völlig verblödeten Cerebralsklerotiker, der nur ein unverständliches paraphasisches Kauderwelsch produzierte und mit dem kein Kontakt möglich war. Worauf sich in diesem Fall die Diagnose einer optischen Aphasie gründet, ist nicht recht ersichtlich. *Freund* kam zu der Annahme, daß bei seinen Fällen die Verbindung zwischen dem optisch-gnostischen und dem Sprachzentrum gestört und deshalb die Erweckung der sprachlichen Bezeichnung vom Optischen her unmöglich sei. Eine noch speziellere Störung in der optisch-sprachlichen Sphäre wird angenommen bei der von *Wilbrand* zunächst als amnestische Farbenblindheit beschriebenen und als aphasisch aufgefaßten Erscheinung, bei der Farben nicht richtig benannt werden können, ohne daß eine Farbsinnstörung vorliegt. Später hat sich besonders *Sittig*[162] mit diesem Syndrom beschäftigt und in Anlehnung an *Pötzl* und *Best* angenommen, daß es sich dabei um eine agnostische Störung handelt. Wir können diese Anschauung nicht teilen. Die optische Aphasie und die amnestische Farbenblindheit kommen nur im Rahmen einer allgemeinen aphasischen Störung vor, und daß bei einer Störung der Wortfindung auch die Benennung von Farben und von gesehenen Gegenständen gestört ist, gehört zum Wesen der Aphasie und tritt ganz unabhängig von einer gleichzeitigen Beeinträchtigung der optischen Sphäre auf ([12]). Der Einwand, daß die Benennung von gesehenen Objekten bzw. Farben in diesen Fällen schwerer gestört sei als die übrigen sprachlichen Leistungen, ist bei der allgemeinen Abhängigkeit der Leistungen Aphasischer von der jeweiligen Situation nicht stichhaltig. Denn das Benennen von Gegenständen und noch mehr von Farben in der Untersuchungssituation stellt eine intellektuelle Leistung dar, die beim Aphasischen besonders schwer gestört ist. Außerdem ist die Feststellung einer mehr oder weniger schweren Störung der einen oder anderen Leistung doch sehr von der subjektiven Beurteilung des Untersuchers abhängig und die Protokolle der einschlägigen Fälle lassen meist diese Differenz nicht so klar hervortreten, wie sie der betreffende Autor seinen theoretischen Ausführungen zugrunde legt. Auf jeden Fall stellt das Bestehen von aphasischen Störungen neben agnostischen eine Komplikation dar, die bei so umstrittenen und in vielen Punkten noch unklaren Syndromen, wie sie die Aphasie und die Agnosie sind, kaum zum Ausgangspunkt einer fruchtbaren, über vage Spekulationen hinausgehenden Erörterung gemacht werden kann.

Das gleiche gilt von der Alexie (reine Wortblindheit — *Déjérine*), sofern sie über den Rahmen einer allgemeineren optischen Erkennungsstörung hinausgeht. Ihre Beziehung zu aphasischen Störungen ergibt sich schon aus der häufigen Kombination mit der amnestischen Farbenblindheit, die besonders *Pötzl*[135] hervorhebt. Und selbst *Quensel*[142], der an der Alexie als einer optisch-gnostischen Störung festhält, muß zugeben, daß man „wohl so ziemlich in jedem Fall" amnestisch-aphasische Erscheinungen feststellen kann. Wir glauben, daß es sich bei allen diesen Formen, wenn nicht um reine aphasische Störungen, so mindestens um Kombinationen aphasischer Störungen mit solchen der Sehsphäre handelt, die bei einer Betrachtung der rein optischen Funktionen nur Verwirrung stiften können und nicht geeignet sind, die Materie zu klären.

Balint[3] beschrieb eine eigentümliche Störung, die er als Seelenlähmung des Schauens bezeichnete. Bei einem Mann, bei dem die spätere Sektion außer ausgedehnten Erweichungsherden besonders der ganzen hinteren Hirnhälfte eine schwere, allgemeine Hirnatrophie ergab, bestand eine Sehstörung derart, daß jeweils nur *ein* Objekt und auch dieses nur ungenau ohne Details wahrgenommen wurde. *Balint* selbst faßt diese Erscheinung als eine Störung der Aufmerksamkeit und des Willens auf, bedingt durch Zerstörung zahlreicher Assoziationsfasern, ohne daß er lokalisatorisch weitere Schlüsse zieht. *Pötzl* hingegen ordnet sie als Störung der räumlichen Wahrnehmung in sein umfassendes System der optischen Agnosien ein. Wir werden auf diesen Fall, dessen Beschreibung leider wesentliche Einzelheiten vermissen läßt, später noch näher zurückkommen (s. S. 132).

Als Simultanagnosie beschrieb *Wolpert*[194] eine Störung, bei der auf bildlichen Darstellungen szenischer Art zwar die einzelnen Details wahrgenommen, nicht aber der Sinn des ganzen Bildes erfaßt wird. Dieses Verhalten entspricht nun zunächst einmal dem eines Schwachsinnigen und *Wolpert* selbst diskutiert die Frage, ob diese Störung als intellektuelle oder als agnostische aufgefaßt werden soll. Er entscheidet sich für die zweite Annahme, weil es sich nach seiner Ansicht um eine einzelsinnliche, d. h. nur im Bereich des Optischen spielende Störung handelt, und *Pötzl* ordnet sie dann ohne weiteres in den Bereich der optischen Agnosie ein. Dies ist aber keineswegs selbstverständlich und in dieser allgemeinen

Form auch nicht richtig. So zitiert z. B. *Lange*[110] im Anschluß an *Pick* als besonders schöne simultanagnostische Störung einen Hirnschußverletzten *Heads*[80], der sein Versagen mit den Worten erklärt: „I can see the bits, but I cannot see any relation between the bits; I could not get the general idea" und „I have to reason out the meaning of the whole picture". Das wäre in der Tat eine sehr schöne Beschreibung des Sachverhalts einer simultanagnostischen Störung, wenn die „bits" die Details eines Bildes wären und es sich bei dem „picture" um das Erkennen einer bildlich dargestellten Handlung drehte. In Wirklichkeit sind die „bits" aber Steine eines Puzzle-Spiels, und die andere Äußerung bezieht sich auf die bildliche Darstellung eines komplizierten Auftrags, wie sie *Head* als Serientest verwendet. Es handelt sich also gar nicht um eine optische Agnosie, sondern nach *Head* um eine semantische Aphasie. Im übrigen aber zeigt die semantische Aphasie *Heads* tatsächlich eine sehr große Ähnlichkeit mit der Simultanagnosie *Wolperts*, wenn er sie definiert als „Beeinträchtigung der Fähigkeit, den allgemeinen Sinn von Einzelheiten oder die Absicht oder den Zweck einer Handlung zu erfassen". Noch größer wird diese Ähnlichkeit, wenn man den Originalfall *Wolperts* mit den Fällen von *Head* vergleicht. Es handelt sich bei ihm offenbar um eine Urämie mit epileptischen Anfällen, bei der außer der als Simultanagnosie bezeichneten Auffassungsstörung, Verwirrtheitszuständen und einer schweren Merkfähigkeitsstörung mit zeitlicher und örtlicher Desorientierung noch eine Aphasie mit Störungen der Wortfindung, Paraphasien, Lese- und Schreibstörungen bestand. Besonders charakteristisch ist das Verhalten des Kranken gegenüber Spielkarten und Zahlen. Er erkennt zwar die Karten und einzelne Ziffern richtig, nicht aber den Stellenwert der Zahlen und den Spielwert der Karten. So schreibt er z. B. 28 als ‚acht und zwanzig', d. h. „820". Demgegenüber beschränken sich die sicher optischen Störungen auf eine konzentrische Gesichtsfeldeinengung um maximal 15^0. Wir können deshalb *Wolpert* nach seinen eigenen Protokollen nicht in der Auffassung folgen, daß es sich bei dem Kranken um eine einzelsinnige, nur in der optischen Auffassung gelegene Störung handelt. Es besteht vielmehr eine viel allgemeinere Störung des Sinnerfassens im Rahmen einer Aphasie, durchaus im Sinne *Heads*. Bei dieser kann als Nachbarschaftssymptom eine hemianopische Störung auftreten (bei 2 von 6 Fällen *Heads*); sie beeinflußt aber das Gesamtbild in keiner Weise. Nun trifft diese Deutung der Simultanagnosie als aphasische Störung durchaus nicht für jeden Fall zu, so z. B. nicht für die Occipitalhirnverletzten *Poppelreuters*[139], der bei seinen Fällen nicht selten derartige Auffassungsstörungen fand; sie zeigt aber, daß solche Störungen im Sinnverständnis szenischer Darstellungen offenbar die verschiedensten Ursachen haben können und deshalb nicht schlechthin den optischen Agnosien zugerechnet werden dürfen. Vielmehr ist in jedem Einzelfall eine genaue Untersuchung darüber notwendig, ob das Syndrom durch einen allgemeinen Intelligenzdefekt, eine aphasische oder auch eine agnostische Störung verursacht ist. Ein Einzelfall, wie ihn etwa *Lange* in dem (überdies noch ganz unvollständig untersuchten) Fall *Hoppes*[94] zitiert, kann deshalb nie grundsätzlich die Frage nach der Stellung der Simultanagnosie entscheiden.

Einen eigentümlichen und bisher einzigartigen Fall beschrieben *Gelb* u. *Goldstein* (Fall *Schnei*)[56] und faßten ihn in ihrer ursprünglichen Darstellung auf als die von *Lissauer* postulierte apperzeptive Form der Seelenblindheit. Dieser Fall, der ein ungewöhnliches Aufsehen erregte und von *Gelb* u. *Goldstein* in weitestem Umfang theoretisch ausgedeutet wurde, erfuhr von Anfang an eine erhebliche Kritik. *Poppelreuter*[140] polemisierte gegen die Auffassung des Falles als Agnosie und schon *Lange*[110] bezweifelt die Zuverlässigkeit der Angaben *Schneis* unter Hinweis auf die in den Befunden enthaltenen Widersprüche. Wir haben bei einer eigenen Nachuntersuchung des Patienten die Zweifel *Langes* voll bestätigt gefunden. Der Fall wird später noch ausführlich besprochen (S. 140), eine optische Agnosie liegt bei ihm nicht vor.

Neben der Darstellung einzelner optisch-agnostischer Sonderformen, wie sie im Vorstehenden geschildert wurden, wurde nun auch verschiedentlich der Versuch unternommen, diese recht heterogenen Erscheinungen und Syndrome einheitlichen Gesichtspunkten unterzuordnen und in ein geschlossenes hirnpathologisches System zu bringen. Die ursprünglichen, auf dem Boden der „klassischen" Hirnpathologie und der Assoziationspsychologie stehenden Vorstellungen von *Munk*, *Wernicke*, *Wilbrand* entsprechen einem solchen geschlossenen, dazu noch einfachen und didaktisch so wirkungsvollen System, daß es auch heute noch die Vorstellungen über die Agnosie weit mehr beherrscht als gemeinhin angenommen wird, obwohl seine Unhaltbarkeit seit Jahrzehnten allgemein anerkannt ist. Die experimentellen Ergebnisse *Munks* erwiesen sich als falsch, die Vorstellungen von den in einem Zentrum deponierten Erinnerungsbildern, deren Erweckung die Grundlage des Erkennens bilden sollte, als nicht haltbar. Geblieben ist aber bei fast allen Autoren die Vorstellung von einer lokalisierbaren Zweiteilung des Wahrnehmungsprozesses in die Perzeption elementarer Empfindungen im Projektionsfeld der sensorischen Bahnen, hier also in der Area striata, und in den gnostischen Akt sinnvollen Erkennens, der anatomisch in einen Bereich außerhalb der engeren Sinnessphäre in deren Umgebung verlegt wird. Allerdings hat der Zwang, diese Theorie den stetigen Fortschritten in den psychologischen und pathophysiologischen Anschauungen anzupassen, die Klarheit und Einfachheit der ursprünglichen Konzeption sehr erheblich verwirrt und vielfach zu recht gewagten Spekulationen geführt, so daß das Wort von der Hirnmythologie wohl für kein Gebiet der Hirnpathologie mehr zutrifft als für die optische Agnosie. Solche Versuche, zu einer einheitlichen Auffassung und Vorstellung von der optischen Agnosie zu kommen, haben in letzter Zeit *Kleist*[101] und besonders *Pötzl*[135] unternommen, wobei allerdings die Grenze dessen, was sie zur optischen Agnosie rechnen, sehr weit gesteckt ist und außerdem die theoretische Ausdeutung das zugrunde liegende Tatsachenmaterial teilweise doch bedenklich übersteigt.

Einen anderen Weg hat *Poppelreuter*[139, 140] eingeschlagen. Er verzichtete auf eine umfassende Theorienbildung und sammelte durch eingehende Untersuchung zahlreicher Occipitalhirnverletzter des Weltkrieges ein großes Beobachtungsmaterial. Aus seinen Untersuchungen ergaben sich, abgesehen von den Einzelbefunden, auf die später einzugehen ist, zwei Feststellungen, die von allgemeiner Bedeutung für das Problem sind. Dies ist einmal die Tatsache, daß die rein perzeptiven Störungen, denen er besonders durch Gesichtsfeldbestimmungen unter den verschiedensten Bedingungen nachging, weit verwickelter sind, als bisher angenommen wurde, so daß die gefundenen Gesichtsfeldausfälle je nach den gewählten Bedingungen erheblich variieren. Hieraus ergibt sich, daß eine Gesrchtsfeldbestimmung in der „üblichen" Weise nur von relativen Wert ist und nicht viel über die funktionelle Leistungsfähigkeit der „erhaltenen", bzw. „ausgefallenen" Gesichtsfeldanteile aussagt. Diese Beobachtungen decken sich mit denen *Altenburgers*[1], der durch tachistoskopische Exposition der Perimeterobjekte ebenfalls Gesichtsfelddefekte aufdeckte, die sonst nicht in Erscheinung traten. Für das Agnosieproblem, das von intakter, bzw. „ausreichender" Perzeption ausgeht, sind diese Feststellungen von großer Wichtigkeit und spielen z. B. in der Polemik *Poppelreuters* gegen den Fall *Schnei.* eine große Rolle und *Lange* bemerkt mit Recht, daß in der ganzen Kasuistik außer bei *Poppelreuter* in keinem Fall eine ausreichende Gesichtsfeldaufnahme erfolgte. Der zweite Punkt von allgemeinem Interesse ist die Auffassung *Poppelreuters*, zu der er besonders auf Grund seiner tachistoskopischen Untersuchungen kommt, daß vom normalen Wahrnehmungsvorgang zur Agnosie fließende Übergänge bestehen, so daß die schwersten in der Literatur beschriebenen Agnosiefälle „als Nullpunkt einer langen Skala, nicht als Typ der Störung" zu werten sind.

Die Frage, wie weit perzeptive Störungen das Bild einer Agnosie machen können, die bei den *Poppelreuter*schen Befunden und besonders bei seiner Diskussion mit *Gelb-Goldstein* auftaucht, lief immer schon neben der eigentlichen Erörterung des Agnosieproblems einher. Gleichzeitig mit *Lissauer* veröffentlichte *Siemerling*[161] einen Fall mit einer rechtsseitigen Hemianopsie, einem Visus von 1/50 und fehlender Farbwahrnehmung im „erhaltenen" Gesichtsfeld. Gezeigte Gegenstände erkannte der Kranke teilweise richtig, teilweise nicht oder falsch, so daß die Untersuchung durchaus „agnostische" Protokolle ergab. In Selbstversuchen bei monochromatischem Licht und einer Visusverschlechterung auf 1/30 durch eingefettete Gläser kam *Siemerling* zu ganz ähnlichen Wahrnehmungsfehlern und schloß daraus, daß auch bei seinem Kranken die Seelenblindheit durch die Perzeptionsstörung vorgetäuscht sei. Diese Versuche *Siemerlings* sind zweifellos mit unzureichenden Mitteln unternommen worden; sie weisen aber auf eine Seite des Agnosieproblems hin, die von den „Klassikern" und ihren Nachkommen allzusehr vernachlässigt wird.

Später hat sich besonders *v. Monakow*[125,126] kritisch mit der optischen Agnosie beschäftigt. Er betonte dabei die Bedeutung der „elementaren Sehstörungen" für das Zustandekommen der Seelenblindheit unter Hinweis auf die veränderte Qualität auch der Seheindrücke, die mit den funktionstüchtigen Netzhautpartien aufgenommen werden. Andererseits erscheinen ihm aber auch Allgemeinstörungen der Orientierung oder im Sinne einer allgemeinen Asemie von wesentlicher Bedeutung für das Syndrom der Seelenblindheit, während er sich scharf gegen die Vorstellung wendet, daß durch grob anatomische Läsionen psychologische Komponenten (z. B. „Begriffe") auseinander gerissen werden könnten, wie sich dies die klassische Schule für die Agnosie vorstellte. Weiter weist er auf die Tatsache hin, daß sich die optische Agnosie nie bei traumatischen Schädigungen, sondern fast ausnahmslos bei malazischen Herden oder bei Tumoren findet, d. h. bei Prozessen, die das ganze Gehirn in Mitleidenschaft ziehen. Gestützt auf eigene Beobachtungen und auf die eingehenden klinischen und anatomischen Untersuchungen seines Schülers *v. Stauffenberg*[164] kommt *v. Monakow* hinsichtlich der optischen Agnosie zu dem Schluß, daß sie „als psychologisches Symptom in ganz reiner Form und als notwendige Folge einer örtlichen Cortexläsion nicht vorkommt". Sie entsteht für ihn aus einer Kombination elementarer optischer mit allgemeinen cerebralen Störungen, wobei die letzteren durch die von ihm stets besonders betonte Diaschisis hervorgerufen sein können. Infolgedessen stellt die Seelenblindheit in der Regel nur ein vorübergehendes Symptom im Ablauf des Krankheitsprozesses, besonders bei insultartigem Auftreten desselben dar; zu einer chronischen Störung wird sie nur durch pathologische Nebenumstände, d. h. durch ausgedehntere allgemeine Schädigungen des Gehirns.

Die Annahme *v. Monakows*, daß bei der optischen Agnosie eine Störung in der Differenzierung des optischen Bildes vorliegt, die er zu seiner Zeit allerdings noch nicht näher definieren konnte, wurde bestätigt durch die Untersuchungen *Steins*[168] über den Funktionswandel im optischen System. In gleicher Weise, wie dies im sensiblen Bereich festgestellt ist, führen auch auf optischem Gebiet pathologische Prozesse zu Schwellenlabilität des Lichtsinns und der Farbwahrnehmung und zu „Irradiationserscheinungen", d. h. die differenzierten Leistungen des Sinnesorgans werden zu amorpheren und dazu noch inkonstanten abgebaut. Es ist offensichtlich, daß hierdurch die Wahrnehmung schwer beeinträchtigt werden muß. Gemeinsam mit *Bürger-Prinz*[169] konnte *Stein* auch bei einem Fall von optischer Agnosie einen so hochgradigen Funktionswandel im Sinne einer abnormen Ermüdbarkeit und einer verlängerten Zeitschwelle für Form- und Farbwahrnehmung feststellen, daß die agnostischen Störungen hierauf zurückgeführt werden mußten. Ähnliche Verhältnisse fand *Stein* bei einer Untersuchung mit *Beringer*[16] bei einer „reinen Alexie", so daß auch in diesem Fall eine wesentliche Rolle des Funktionswandels beim Zustandekommen der Alexie wahrscheinlich gemacht ist. Welche Bedeutung diesen Befunden für die ganze Agnosiefrage zukommt, liegt auf der Hand. Um so auffälliger ist es, daß sie bisher überhaupt kaum Beachtung gefunden haben.

Überblickt man das ganze Gebiet der optischen Agnosie, so muß man *Lange* zustimmen in seiner Feststellung, daß unsere Erfahrungsgrundlage hier eine schmale ist. Das vorliegende Beobachtungsmaterial ist zahlenmäßig gering, besonders aber qualitativ in verschiedener Richtung ganz ungenügend. Die klinische Untersuchung der Fälle ist ausnahmslos unzureichend. Wie unzureichend sie ist, geht wohl am besten daraus hervor, daß *Lange*, selbst ein durchaus positiver Vertreter der Agnosietheorie, feststellt, außer bei *Poppelreuter* sei in keinem Fall eine hinreichende Gesichtsfeldaufnahme vorgenommen worden und — an anderer Stelle — außer dem Fall *Schnei.* sei keiner klinisch ganz ausreichend untersucht. Und gerade für den Fall *Schnei.* ergab unsere eigene Nachuntersuchung in teilweiser Übereinstimmung mit *Poppelreuter*, daß hier die Untersuchung unzureichend war und daß es sich bei ihm überhaupt nicht um eine agnostische Störung handelt. Nimmt man dann noch dazu, daß der Funktionswandel niemals berücksichtigt wurde, dann muß man das gesamte, bisherige Beobachtungsmaterial mit dem größten Mißtrauen betrachten. Wenn *Lange* weiterhin den unheilvollen Einfluß von Theoriebildungen auf die Untersuchung der Fälle hervorhebt, so kann man ihm auch darin nur beistimmen.

Eine weitere Fehlerquelle, die wir in Übereinstimmung mit *v. Monakow*[126] und *Scholz*[157] sehr hoch einschätzen, liegt in der Art der pathologischen Prozesse. Wie allgemein bekannt ist, handelt es sich bei den „klassischen" Agnosiefällen der Literatur — abgesehen wieder einmal vom Fall *Schnei.* — ausnahmslos um Tumoren und besonders um Gefäßprozesse mit mehreren Insulten. Bei Hirnverletzungen kommen Agnosien dagegen nicht oder nur flüchtig im Initialstadium oder bei Komplikationen (Abszeß) vor. *Pötzl* will dies darauf zurückführen, daß agnostische Störungen hauptsächlich bei Läsion der basalen Teile des Occipitallappens auftreten sollen, und daß Schußverletzungen dieser Gegend wegen der gleichzeitigen Mitbeteiligung infratentorieller Hirnteile stets tödlich enden. Diese Erklärung ist aber nicht stichhaltig. Sie träfe ohnehin nur für *Pötzls* Lokalisation der Objektagnosie zu, und gerade bei dieser nimmt er vorwiegend Zerstörungen des Marklagers an, die bei der großen Zahl der Hirnverletzten in jedem Krieg doch wohl öfters zu erwarten sind. In Wirklichkeit liegen die Dinge anders. Bei Tumoren, Gefäßprozessen und auch im Initialstadium der Hirnverletzung besteht neben der lokalen Störung auch eine Allgemeinschädigung des Gehirns infolge Hirndrucks oder einer allgemeinen Störung im Gefäßapparat (*Scholz*). Eine solche Allgemeinschädigung des Gehirns scheint aber Voraussetzung für das Auftreten einer optischen Agnosie — mindestens der schweren Bilder — zu sein (*v. Monakow*). In der Tat zeigen auch alle ausführlichen Autopsiebefunde von dem Fall *Lissauers* (*Hahn*) bis zu den sorgfältigen Untersuchungen *v. Stauffenbergs*, daß es sich stets um multiple Herde in einem im ganzen geschädigten Gehirn handelt, so daß eine Lokalisation, wie sie immer wieder vorgenommen wird, — allerdings mit beträchtlichen Meinungsverschiedenheiten zwischen den einzelnen Autoren — wirklich nur auf Grund eines einseitigen, theoretischen Spekulationen entnommenen Dogmas möglich ist. Wir sind demgegenüber der Ansicht, daß eine sinnvolle, über rein hirnmythologische Spekulationen hinausgehende Erörterung lokalisatorischer hirnpathologischer Probleme beim heutigen Stand unseres Wissens nur an Hand von sicher umschriebenen Herdfällen, d. h. von Hirnverletzungen im stationären Spätstadium des traumatischen Hirnschadens vorgenommen werden kann[4,5]. Wenn unter einem hinreichend großen Material dieser Art bestimmte Störungen *nicht* auftreten, dann sind diese eben wahrscheinlich nicht durch herdförmige Ausfälle verursacht.

Die Erfahrungen bei der taktilen Agnosie legten es uns nahe, auch die optische Agnosie einer Überprüfung unter solchen Gesichtspunkten am Material von Hirnverletzten zu unterziehen. Dabei ergaben sich allerdings von vornherein gewisse Unterschiede. Während das Bild der Tastlähmung bei Hirnverletzten durchaus nicht selten ist, war eine Seelenblindheit in der klassischen Form dabei nicht zu erwarten. Außerdem ist die taktile Agnosie eine relativ einheitliche Störung im Vergleich zu dem, was heutzutage unter dem Begriff der optischen Agnosie zusammengefaßt wird. In erster Linie sind es aphasische und apraktische Symptome sowie Störungen der Orientierung, deren lokale Bedingtheit mehr als fraglich ist, die immer wieder mit der eigentlichen optischen Agnosie zusammengeworfen werden. Daß solche Symptome bei ausgesprochenen Allgemeinerkrankungen des Gehirns wie der progressiven Paralyse (*Reinhard*) und bei der senilen oder arteriosklerotischen Demenz (u. a. besonders *Pick*) gemeinsam vorkommen und dann zu komplizierten Bildern eines allgemeinen cerebralen Abbaus führen können, ist verständlich. Daß sie deshalb aber auch in einem kausalen Zusammenhang stehen und Ausdruck einer einheitlichen Grundstörung sind, ist damit noch keineswegs gesagt, und mindestens stellen derartige Fälle dann Komplikationen dar, die man in einer so ungeklärten Situation wie der Agnosiefrage nicht zum Ausgangspunkt der Forschung machen kann.

Wir beschränken uns aus diesen Gründen in unseren Betrachtungen vorwiegend auf die sogenannte Objektagnosie (optisch-dingliche Agnosie *Kleists*), die alte Seelenblindheit, die nach wie vor das Kernstück der optischen Agnosie bildet, und auf die Simultanagnosie *Wolperts*, die sich wenigstens teilweise auf rein optische Störungen zurückführen läßt. Die sogenannten optisch-räumlichen Agnosien werden nur soweit besprochen, wie daran wirklich auf optischem Gebiet liegende Störungen beteiligt sind. Die sogenannte Farbenagnosie (amnestische Farbenblindheit *Wilbrands*) wird nur im Hinblick auf etwaige Störungen der Farbwahrnehmung gestreift, die übrigen auf sprachlichem Gebiet (einschließlich Schrift) liegenden Störungen werden nicht berücksichtigt, denn ohne das Fundament der eigentlichen Seelenblindheit haben auch diese Formen keine Existenzberechtigung als optische Agnosie. Daß wir unter unseren Hirnverletzten keinen den schwersten, etwa arteriosklerotischen Kranken der Literatur entsprechenden Fall aufzuweisen haben, ist natürlich ein gewisser Mangel. Er scheint uns jedoch von grundsätzlicher Bedeutung zu sein, und wir werden darauf noch ausführlicher zurückkommen müssen. Wir sind aber mit *Poppelreuter* der Überzeugung, daß ein stetiger Übergang von der normalen Wahrnehmung zu den schwersten agnostischen Störungen besteht, und glauben, daß sich die zugrunde liegende Störung besser an der pathologisch veränderten, als an der ganz ausgefallenen Leistung aufweisen läßt.

1. Untersuchungsmethodik.

Zur Abgrenzung agnostischer Störungen von solchen perzeptiver Art, die durch sinnesphysiologische Minderleistungen bedingt sind, beschränkt man sich allgemein auf die perimetrische Gesichtsfelduntersuchung und auf die Prüfung der zentralen Sehschärfe und Farbwahrnehmung. Sind die letzteren Leistungen nicht ganz schwer gestört und ergibt die Perimetrie ein „hinreichend" großes Gesichtsfeld, so glaubt man mit diesen Untersuchungen die Möglichkeit einer durch sinnesphysiologische Ausfälle bedingten Wahrnehmungsstörung ausgeschlossen zu haben.

Dabei wird mit den „hinreichenden" Restfunktionen sehr großzügig verfahren, da es ja einerseits Kranke mit einer erheblichen Visusverschlechterung — etwa infolge einer Brechungsanomalie — oder Störung der Farbwahrnehmung (Farbenblinde) und andererseits solche mit großen Gesichtsfeldausfällen gibt, die keine Störungen agnostischer Art aufweisen. Diese Beobachtungen werden verallgemeinert und so sind die Anforderungen, die bei der Diagnose einer optischen Agnosie an Sehschärfe, Farbensinn und Restgesichtsfeld gestellt werden, äußerst gering. Dies ist auch notwendig, da es ebensowenig wie bei der Tastlähmung einen Fall von optischer Agnosie gibt, bei dem die „elementaren" Sinnesleistungen intakt wären. Unsere Erfahrungen bei der taktilen Agnosie machten es von vorne herein wahrscheinlich, daß auch auf optischem Gebiet bei den cerebral bedingten Wahrnehmungsstörungen dem Funktionswandel eine erhebliche Bedeutung zukommt. Wir bemühten uns deshalb, eine geeignete Untersuchungsmethode des Funktionswandels auf optischem Gebiet zu finden. Nach zahlreichen Voruntersuchungen erwies sich schließlich die von *Cibis* zur Untersuchung unserer Patienten entwickelte „Methode der Lokaladaptation" als besonders brauchbar, da sie eine Untersuchung des Funktionswandels an jeder einzelnen Stelle des

Sehfeldes gestattet, wie dies im Bereich der Sensibilität längst eine Selbstverständlichkeit ist oder wenigstens sein sollte. Diese Untersuchung der Lokaladaptation ergab nun ganz neue Einblicke in das Wesen der Gesichtsfelduntersuchungen und in die Funktionsweise des optischen Systems, die zunächst einer Besprechung bedürfen.

In der klassischen Hirnpathologie sind die Vorstellungen von der Funktionsweise des optischen Systems beherrscht von der *Wilbrand-Henschen*schen Lehre von der Punkt- zu-Punkt-Projektion der Netzhaut auf die Calcarina. Nach dieser Lehre projiziert jeder Punkt der Netzhaut seine Erregungen auf einen bestimmten Punkt der Sehregion in der Area striata, so daß hier eine photographisch getreue Abbildung der Netzhauterregungen, ein „Abklatsch der Retina" (*Henschen*[87]) zustande kommt. Aus den hierdurch entstehenden elementaren Sinnesempfindungen der Helligkeit und Farbe, jeweils mit ihrem Lokalzeichen versehen, bauen sich dann im gnostischen Akt die gestalteten Wahrnehmungen auf. Von der Retina bis zum primären Sehzentrum in der Area striata reicht die Perzeption mit ihren Störungen, von hier bis zu den „höheren" Sehzentren (irgendwo im Occipitallappen außerhalb der Area striata je nach Geschmack des Forschers) erfolgt die Apperzeption und dahinter die Assoziation des optischen Bildes mit dem Rest der zugehörigen Vorstellungen. Dabei ist die (in diesen groben Zügen sicher richtige) Projektion der Netzhaut auf die Area striata so, daß beiden rechten Gesichtsfeldhälften die linke und beiden linken Gesichtsfeldhälften die rechte Area striata entspricht, und den jeweils oberen Gesichtsfeldquadranten die untere, den unteren Quadranten die obere Calcarinalippe. Die Projektion der Macula, des für das Sehen wichtigsten Netzhautbereichs, wird jetzt allgemein mit *Lenz*[113] in den hintersten Abschnitt der Area striata am Occipitalpol verlegt.

Diese strenge statische Projektion des Sehfeldes auf die Area striata hatte nun schon immer Schwierigkeiten in der Deutung bestimmter Beobachtungen, die nur unter Einführung immer neuer Hilfshypothesen überwunden werden konnten. Hierher gehören einmal die Ringskotome, die gelegentlich nach Schußverletzungen des Hinterhaupts beobachtet werden (*Beauvieux* zit. nach *Lenz*[113], *Marie* u. *Chatelin*[118]). Zu ihrer Erklärung wird die verschiedene Verletzlichkeit der Hirnrinde in Furchentälern und Windungskuppen herangezogen, doch verträgt sich dies nur schwer mit dem sonstigen Lokalisationsplan der Sehregion. Ferner ist es nur schwer verständlich, weshalb Herderkrankungen der Sehregion nie zu solchen Gesichtsfelddefekten führen, bei denen lediglich ein peripherer Restbezirk erhalten ist, während der Zentralbereich *vollständig* ausfällt. Nach der Lehre von der Punkt- zu-Punkt-Projektion wären solche Bilder ebenso häufig zu erwarten wie das umgekehrte, die konzentrische Einengung. Aber die ganz wenigen Fälle dieser Art, die in der Literatur beschrieben sind, wie etwa ein Fall *Uhthoffs* (zit. nach *Lenz*), wirken schon in der Beschreibung ganz unwahrscheinlich und lassen erkennen, daß dabei Fixationsfehler im Spiel sind. Weiterhin würden wir nach dem anatomischen Bild einer Hirnverletzung mit ihren unregelmäßigen Gewebszerstörungen erwarten, daß dabei im allgemeinen ganz bizarre und unregelmäßige Gesichtsfeldgrenzen auftreten. Das Gegenteil ist der Fall. Die Gesichtsfelddefekte sind bei Hirnverletzten gewöhnlich ebenso regelmäßig und glatt begrenzt wie bei allen übrigen Herderkrankungen, Ausnahmen von dieser Regel sind, wie wir noch zeigen werden, durch die Untersuchungsmethodik bedingt. Die meistdiskutierte Schwierigkeit für die *Wilbrand-Henschen*sche Lehre endlich bildet die Erklärung der macularen Aussparung.

Bekanntlich bleibt bei der homonymen Hemianopsie von der sonst ausgefallenen Gesichtsfeldhälfte häufig ein kleiner, etwa dem Maculargebiet entsprechender zentraler Bezirk erhalten, die sogenannte maculare Aussparung. Sie fehlt bei Tractushemianopsie, tritt aber um so regelmäßiger auf, je weiter der Herd in der Sehstrahlung nach der Sehrinde hin liegt. Sie war seit *Wilbrand* Gegenstand zahlreicher Diskussionen und hat zu einer ganzen Reihe von Theorien geführt. *Wilbrand* nahm eine corticale Doppelvertretung der Macula an, wobei von jedem Netzhautzapfen des Macularbereiches je eine Verbindung zur corticalen Repräsentationsstätte der Macula in *beiden* Hemisphären bestehen soll. *Lenz* modifizierte sie dahin, daß die Kreuzung gegabelter macularer Fasern nicht im Chiasma, sondern im mittleren Drittel des Parietallappens erfolgen soll, da ja bei weiter vorn gelegenen Läsionen die maculare Aussparung fehlt. Gegen diese Theorie spricht einmal die neuerdings wieder von *Hassler*[77] festgestellte Tatsache, daß keine Fasern der Sehstrahlung kreuzen, und dann der generelle Einwand *v. Monakows*[126] gegen die Doppelvertretung der Macula, daß dann ja das Auftreten hemianopischer Zentralskotome unmöglich wäre. *Foerster* erklärt deshalb die maculare Aussparung mit der besseren Blutversorgung des macularen Rindenfeldes, doch könnte diese Tatsache nur die Aussparung bei Gefäßprozessen nicht aber bei Traumen erklären. *v. Monakow* bestreitet im Rahmen seiner sonstigen hirnpathologischen Vorstellungen die Existenz eines scharfen, inselförmigen Projektionsfeldes der Macula im Cortex, sondern glaubt, daß die maculären Fasern in der ganzen Calcarina, vielleicht sogar noch in deren Umgebung endigen. Die maculare Aussparung wäre damit zwar erklärt, aber das Auftreten von Zentralskotomen auch nicht recht verständlich. Daher verfiel auch diese Theorie der allgemeinen Ablehnung und *Rönne*[149, 150] ging endlich von den rein anatomischen Erklärungsversuchen der macularen Aussparung ab und zu einer funktionellen Betrachtungsweise über. Er betont die starke funktionelle Überlegenheit des Macularbereiches gegenüber der Netzhautperipherie, die es verständlich macht, daß bei einer Schädigung des Gesamtgebietes am ehesten im Macularbereich noch ein Funktionsrest zu erwarten ist. Demnach wäre also eine Hemianopsie mit macularer Aussparung eigentlich als hochgradige Hemiamblyopie aufzufassen, bei der nur noch ein zentraler Funktionsrest nachzuweisen ist. Diese Theorie erklärt natürlich auch mühelos die macularen Reste bei doppelseitigen Hemianopsien, die immer wieder beobachtet werden.

Voraussetzung für ihre Richtigkeit ist aber, daß fließende Übergänge bestehen zwischen dem völligen Ausfall, der Hemianopsie, und der normalen Funktion über das Bindeglied der Amblyopie. Dieses Problem berührt unmittelbar auch die Frage nach der Funktionshöhe des Restgesichtsfeldes und des Grenzüberganges vom Defekt zum Restfeld, die eigentlich bisher nur von *Poppelreuter* genauer beachtet wurde. Im allgemeinen herrscht die Meinung, daß die Ausfälle absolut, die Funktion des Restgesichtsfeldes normal und die Grenzen scharf und konstant seien. Sorgfältige Untersucher konnten dies aber nicht bestätigen. So findet *Best*[17] eine genaue Gesichtsfeldprüfung bei Hirnverletzten deshalb schwierig, weil „trotz guten Willens und guter Fixation“ die Grenzen oft um 20 bis 30^0 schwanken. Eingehend wendet sich *Poppelreuter*[139] dieser Frage zu. Er findet einmal bei der Untersuchung der Defekte mit starken Reizen in diesen fast stets noch einen wenn auch minimalen Funktionsrest, und zum anderen das Restgesichtsfeld fast in seiner ganzen Ausdehnung mehr oder weniger stark unterwertig. Die sonst ausgezeichneten Untersuchungen *Poppelreuters* leiden nur daran, daß er in der Wahl seiner Reizobjekte ziemlich willkürlich vorging und deshalb zu einer genauen Funktionsanalyse jeder einzelnen Sehfeldstelle nicht kommen konnte. Dies ermöglicht aber die Methode der Lokaladaptation. Es handelt sich dabei um folgendes:

Wenn man eine umschriebene Sehfeldstelle konstant reizt, so erlischt allmählich die durch diesen Reiz ausgelöste Wahrnehmung. Dieses von *Hering* als lokale Adaptation bezeichnete Phänomen führt bei farbigen Objekten zunächst zum Verschwinden der Farbwahrnehmung und schließlich auch zum Verschwinden des Helligkeitseindrucks. Es tritt um so früher ein, je schwächer der Lichtreiz und je weiter er vom Fixierpunkt entfernt ist. Im Fixierpunkt selbst und in seiner unmittelbaren Umgebung läßt es sich bei stärkeren Reizen nicht beobachten. Allerdings ist die Verschwindezeit für die einzelnen Farben verschieden. Daher kommt es bei Verwendung beliebiger Farben gewöhnlich erst zu einem Farbumschlag, etwa von rot in gelb, ehe der Farbeindruck ganz erlischt und in grau übergeht, bis schließlich auch dieses im helleren oder dunkleren Untergrund verschwindet. Diese verschiedenen, bei der Untersuchung störenden Umschläge lassen sich vermeiden bei der Verwendung von reinen Urfarben, wie sie in den *Engelking-Eckstein*schen physiologischen Farbpapieren vorliegen[42]. Bei diesen geht der Farbeindruck unmittelbar in grau über und wenn man die Farbobjekte auf einem grauen Untergrund von gleicher Helligkeit darbietet, verschwinden sie mit Verlust ihrer Farbigkeit unmittelbar in diesem Grund. Dieser Zeitpunkt läßt sich ziemlich genau bestimmen. Nach der von *Cibis*[30, 31] ausgearbeiteten Methode verwenden wir Quadrate aus den *Engelking-Eckstein*schen physiologischen Farbpapieren von bestimmter Seitenlänge (1 bis 20 mm) auf einem helligkeitsgleichen grauen Quadrat doppelter Seitenlänge. Diese werden vor dem Bjerrumschirm an den einzelnen Stellen des Gesichtsfeldes exponiert. Bei ruhiger Fixation scheint die Farbe nach einiger Zeit zu verblassen und das Farbquadrat verschwindet dann

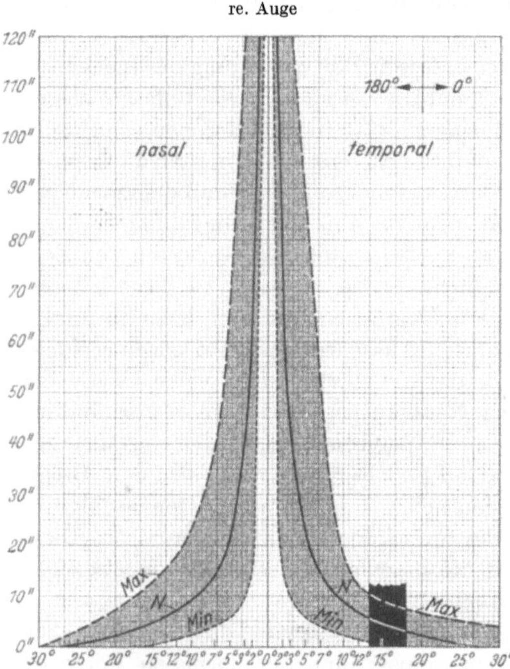

Abb. 15. Normale Verschwindezeiten für rote Objekte der Größe 20/1150. Auf der Abszisse die Abstände vom Fixierpunkt in Winkelgraden; auf der Ordinate die zugehörigen Verschwindezeiten in sec. Der untersuchte Meridian ist rechts oben durch einen Pfeil und die Gradzahl nach Tabo angezeigt.
Maximalwerte: – – – – Max – – – –
Minimalwerte: . . . . Min . . . .
Mittelnorm: ———— N ————

im grauen Grund. Die Zeit vom Beginn der Exposition bis zum Verschwinden des Objektes, das die Versuchsperson meldet, läßt sich mit der Stoppuhr bestimmen. Wir bezeichnen sie als Lokaladaptations- oder Verschwindezeit. In gleicher Weise läßt sich auch die Verschwindezeit eines grauen Quadrates auf schwarzem Grund bestimmen. Die Verschwindezeit hängt ab von Farbe, Größe und Beobachtungsentfernung des Objektes und von seiner Lage im Sehfeld. In der Peripherie ist sie sehr kurz, nach dem Fixierpunkt zu wird sie länger. Beim Normalen schwankt sie innerhalb gewisser Grenzen um einen für die betreffende Sehfeldstelle charakteristischen Mittelwert. In ihrer Gesamtheit geben die Verschwindezeiten ein Funktionsdiagramm für die Leistung des Sehorgans an seinen einzelnen Stellen. Abb. 15 gibt ein solches Funktionsdiagramm für ein rotes Objekt von 20 mm Seitenlänge in 1150 mm Abstand (beide Daten, die den Gesichtswinkel des Objektes charakterisieren, werden durch einen Bruch ausgedrückt, der im Zähler die Seitenlänge des Objektes, im Nenner den Beobachtungsabstand – beides in mm – enthält; hier also 20/1150) im horizontalen Meridian.

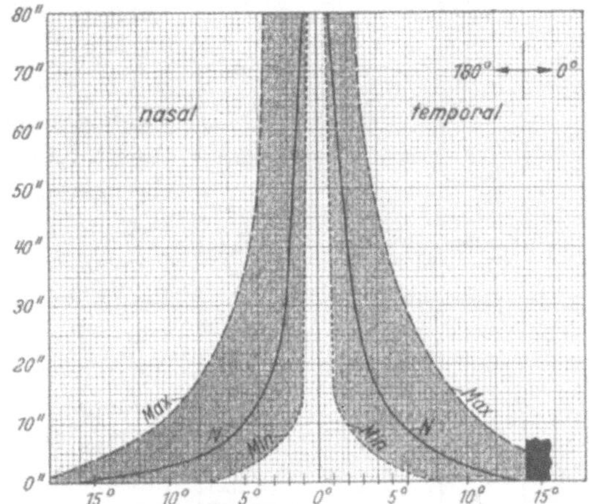

Abb. 16. Normale Verschwindezeiten für blaue Objekte der Größe 10/1150, Bezeichnungen wie Abb. 15.

Dabei sind Verschwindezeiten über 2 min nicht gemessen, da sich länger eine einwandfreie Fixation nicht aufrechterhalten läßt. Im temporalen Kurventeil findet sich bei 15° ein Einschnitt, der dem blinden Fleck entspricht. Außer den Mittelwerten von 35 normalen Versuchspersonen sind noch die Maximal- und Minimalwerte dieser Versuchsgruppe dargestellt (*Krause*[105]). Abb. 16 gibt in gleicher Weise die Verschwindezeit eines blauen Objektes 10/1150 (*Schuller*[160]). Hier reicht die Wahrnehmung nicht über den blinden Fleck hinaus und insgesamt sind die Verschwindezeiten kürzer als beim 20 mm-Objekt, die Kurven sind sich aber ähnlich. Auch für Objekte anderer Größe ergeben sich ähnliche, nur in der Höhenlage verschiedene Kurven. Ihr Schnittpunkt mit der Abszisse, d. h. der Ort, an dem die Wahrnehmungsdauer eben null wird, entspricht dabei der Außengrenze des Gesichtsfeldes für das betreffende Objekt. Hierdurch schließt sich die Untersuchung der Lokal-

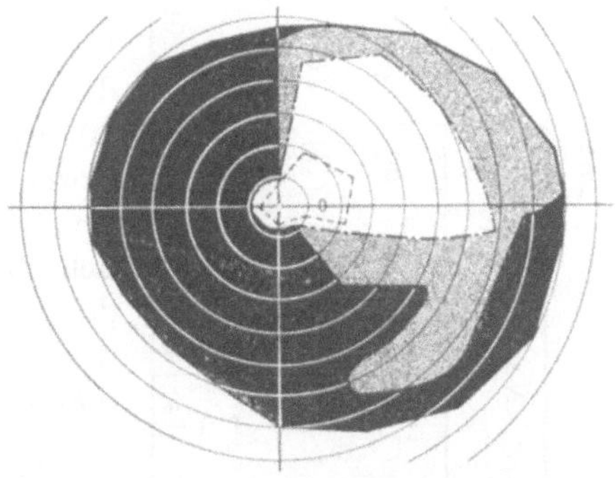

Abb. 17. *Bei.* Gesichtsfeld rechtes Auge. Die Kreise entsprechen jeweils einem Abstand von 10°.

Ausfall für Objekte 10/330	schwarz.
Ausfall für Objekte 5/330	grau.
Außengrenzen für Rot 10/330	- - - - - - - - -
Außengrenzen für Blau 10/330 (hier nicht bestimmt)	— — — —

Tabelle 7. *Bei. Verschwindezeiten (in sec) für rote Objekte 2—20/1150 im horizontalen Meridian (0°/180° Tabo). Normale Verschwindezeiten jeweils darunter in Klammern (× = nicht geprüft).*

Objektgröße	Nasal												Temporal										
	25°	20°	15°	12°	10°	7°	5°	4°	3°	2°	1°	0°	1°	2°	3°	4°	5°	7°	10°	12°	15°	20°	25°
2/1150	×	×	×	×	×	×	— (2)	— (3)	— (6)	— (9)	— (15)	28 (35)	5,5 (15)	3 (9)	2 (6)	— (3)	— (2)	×	×	×	Blinder Fleck	×	×
5/1150	×	×	×	×	×	— (4)	— (7)	— (8)	— (11)	— (17)	2 (33)	70 (>120)	50 (33)	15,5 (17)	8 (11)	×	4 (7)	— (4)	×	×		×	×
10/1150	×	×	— (1)	— (2)	— (4)	— (6,5)	— (10)	×	12 (21)	×	62 (77)	90 (>120)	72 (76)	×	20 (22)	×	6 (11)	3 (6,5)	<0,5 (4)	— (2)		×	×
20/1150	— (1)	— (2)	— (3,5)	— (6)	— (8,5)	— (14)	— (21)	1 (30)	15 (42)	49 (>120)	×	>120 (>120)	>120 (>120)	>120 (>120)	35 (42)	×	17 (22)	11 (14,5)	4 (8,5)	2 (5,5)		2 (2,5)	— (2)

adaptation an die quantitative Perimetrie an, bei der die Gesichtsfeldgrenzen für abgestufte Reizobjekte untersucht werden, und ergänzt diese für den erhaltenen Teil des Gesichtsfeldes. Auf die gesetzmäßigen Beziehungen zwischen beiden werden wir noch zurückkommen.

Die Verschwindezeit läßt sich wie für den horizontalen auch für alle übrigen Meridiane des Gesichtsfeldes bestimmen. Aus der Gesamtheit dieser Kurven ergäbe sich dann ein Körper, der die normale Funktionshöhe aller einzelnen Netzhautstellen darstellen würde. Da die Funktionskurven in allen Meridianen für den Zentralbereich bis 15^0 Fixierpunktabstand ungefähr gleich sind, wäre dieser etwa der Rotationskörper der abgebildeten Kurve um die Mittelachse, wobei nur an entsprechender Stelle der blinde Fleck ausgespart ist.

Das Phänomen der Lokaladaptation ist der Ausdruck eines normalen Funktionswandels im optischen System. Wenn bei einer Schädigung des optischen Systems ein pathologisch gesteigerter Funktionswandel auftritt, so wird die Lokaladaptation beschleunigt und die Verschwindezeit in dem geschädigten Bereich des Sehfeldes verkürzt. Die Differenz der Verschwindezeiten gegenüber den Normalwerten ergibt ein gewisses Maß für die Funktionseinbuße, die die betreffende Sehfeldstelle erlitten hat. Gegenüber der Perimetrie hat die Bestimmung der Lokaladaptation den Vorteil, daß dabei nicht nur Vorhandensein oder Ausfall einer bestimmten, ziemlich willkürlich gewählten Leistung (nämlich das Wahrnehmen bzw. Nichtwahrnehmen des betreffenden Objektes) festgestellt, sondern die Leistung bzw. Leistungsminderung größenmäßig bestimmt wird. Der Sehschärfenbestimmung ist sie insofern überlegen, als diese nur eine Funktionsprüfung für den Zentralbereich des Sehfeldes darstellt und außerdem den Funktionswandel nicht berücksichtigt. In welcher Weise die lokaladaptometrische Funktionsanalyse die durch Sehschärfenbestimmung und Perimetrie gewonnene ergänzt, läßt sich am besten an einem Fall darstellen:

Fall 9. M. Bay., geb. 11. 10. 1924, Schlosser. Wurde am 2. 6. 1943 durch einen Tangentialschuß am Hinterkopf verwundet. War sofort für 14 Tage bewußtlos. Als er wieder zu sich kam, konnte er nur hell und dunkel unterscheiden, doch besserte sich das Sehvermögen in den folgenden Wochen rasch. In unsere Beobachtung kam *Bei.* am 22. 9. 1943. Es bestand eine bald ausheilende Wunde in der Mitte des Hinterhaupts mit einem pulsierenden Knochendefekt. Diesem entspricht röntgenologisch eine handtellergroße Knochenlücke im Bereich des rechten Hinterhauptbeines mit einigen kleinen Knochensplittern im Defektbereich, also offenbar das Produkt einer operativen Wundversorgung, über die nichts Näheres bekannt ist. Außer der Sehstörung hat *Bei.* keine Klagen und keine neurologischen Ausfälle. An den Augen finden sich keine Regelwidrigkeiten, der Visus ist bei der üblichen guten Beleuchtung mit 5/4 beiderseits normal.

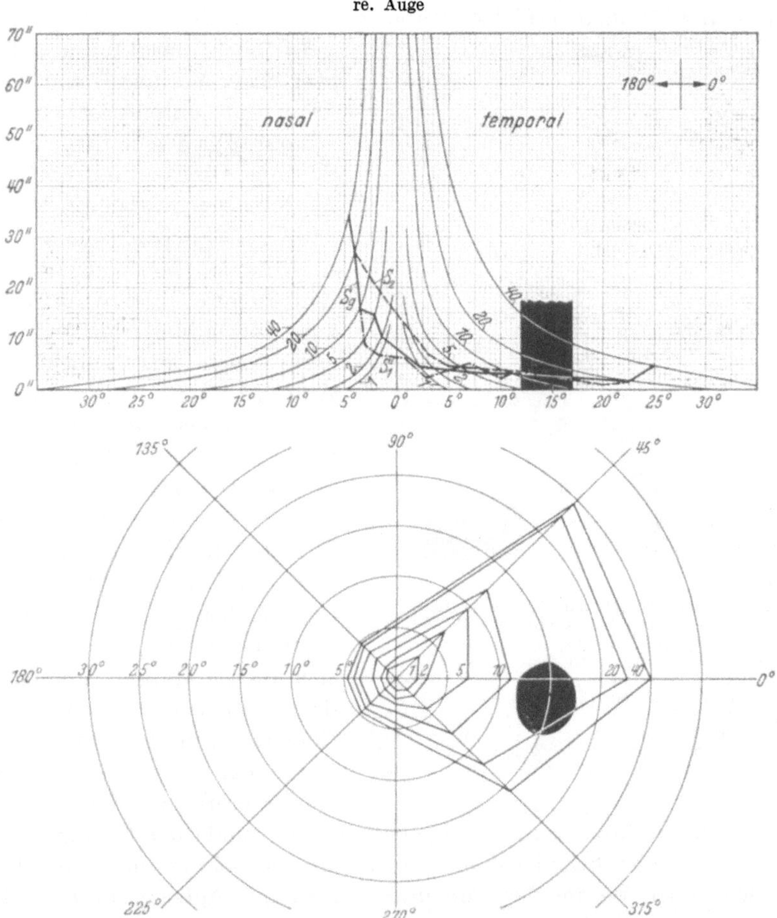

Abb. 18. *Bei.* Unten: Gesichtsfeldgrenzen für rote Objekte der Größen 1—40/1150. Die Kreise entsprechen jeweils 5^0 Abstand.
Oben: Schadenskurve aus den Gesichtsfeldgrenzen ——— Sg ———
Schadenskurve 10/1150 —.—.— S_1 —.—.—
Schadenskurve 20/1150 — — — S_2 — — —
Die Kurvenschar entspricht den Mittelnormkurven der Lokaladaptation für rote Objekte 1—40/1150.

Das Gesichtsfeld zeigt am Perimeter, Kampimeter und Haitz einen homonymen Ausfall der linken Gesichtsfeldhälfte und des rechten unteren Quadranten, so daß nur der rechte obere Quadrant erhalten ist. Um den Fixierpunkt besteht eine maculare Aussparung von 3^0.

Der weitere Heilverlauf war glatt, so daß *Bei.* am 8. 11. 1943 in ambulante Behandlung entlassen werden konnte. Der Gesichtsfeldbefund änderte sich in der Folgezeit bei wiederholten Kontrollen nicht, aber seit Frühjahr 1946 traten gelegentlich generalisierte, epileptische Krampfanfälle auf. Wegen dieser Anfälle wurde *Bei.* vom 26. 8. bis 13. 9. 1948 erneut wieder aufgenommen, da Verdacht auf einen Hirnabsceß bestand. Dieser bestätigte sich aber nicht, der neurologische Befund war auch jetzt regelrecht, der Liquorbefund normal, das Encephalogramm zeigte eine mächtige Ausweitung des rechten Hinterhorns. Der Visus war mit 5/4 beiderseits ebenso wie der übrige Augenbefund gegenüber 1943 unverändert und normal. Das Gesichtsfeld zeigte nur eine geringe und funktionell unterwertige Ausweitung im rechten unteren Quadranten (Abb. 17). Die genauere Funktionsprüfung, bei der wir uns auf das rechte Auge und rote Farbobjekte beschränken, ergab folgendes:

Bei der quantitativen Perimetrie ergeben sich Außengrenzen der Gesichtsfelder für rote Objekte (in den *Engelking-Ecksteinschen* physiologischen Farben) von 1 bis 40 mm Seitenlänge entsprechend Abb. 18. Die Lokaladaptationszeiten wurden in den 4 Meridianen $0^0/180^0$ Tabo (horizontaler Meridian), $45^0/225^0$ (temporal oben, nasal unten), $90^0/270^0$ (vertikaler Meridian), und $315^0/135^0$ (temporal unten/nasal oben) bestimmt. Die Werte für 2, 5, 10 und 20 mm Objekte im horizontalen Meridian zeigt Tabelle 7. In Abb. 19 ist dieses Funktionsdiagramm des horizontalen Meridians für die 10 und 20 mm Objekte im Vergleich zur Normalkurve dargestellt. Es ergibt sich aus Tabelle 7 und Abb. 19, daß die Leistungen im ganzen Gesichtsfeld unter der Norm liegen, nicht nur im hemianopischen Bezirk. Die Differenz zwischen den beim Patienten gefundenen Werten und den Normalwerten ergibt die Funktionseinbuße, den Schaden, den die betreffende Netzhautstelle erlitten hat. Dieser Schaden läßt sich auch graphisch darstellen, indem man den verbliebenen Funktionsrest von der entsprechenden Stelle der Normalkurve abzieht. Daraus ergibt sich dann eine „Schadenskurve“, die in Abb. 19 für die Objekte 10/1150 und 20/1150 dargestellt ist. Man kann aber eine Schadenskurve auch aus den bei der quantitativen Perimetrie gewonnenen Werten bestimmen, denn an den Außengrenzen der hierbei gefundenen Gesichtsfelder, an denen also die Verschwindezeit beim Patienten eben null wird, ist der Schaden offenbar ebenso groß wie die normale Verschwindezeit, die Schadenskurve schneidet also an dieser Stelle die dem verwendeten Objekt entsprechende Normalkurve. Dies ist in Abb. 18 dargestellt, gemeinsam mit den lokaladaptometrisch bestimmten Schadenskurven aus Abb. 19.

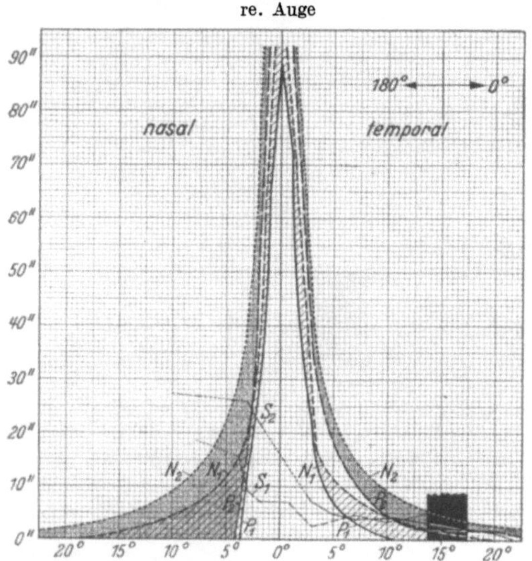

Abb. 19. *Bei.* Funktionsdiagramm für den horizontalen Meridian und die Objekte Rot 10/1150 und 20/1150.

Verschwindezeiten für Rot 10/1150 ——— P_1 ———
Verschwindezeiten für Rot 20/1150 – – – – P_2 – – – –
Mittelnormkurve Rot 10/1150 – – – – N_1 – – – –
Mittelnormkurve Rot 20/1150 . . . . N_2 . . . .
Schadenskurve 10/1150 – – – – S_1 – – – –
Schadenskurve 20/1150 ——— S_2 ———
Differenz zwischen normaler und pathologischer Kurve für die Werte 10/1150 schraffiert, für die Werte 20/1150 grau getönt.

Die in Abb. 18 dargestellten Beziehungen und Verhältnisse, die sich selbstverständlich für jeden beliebigen Gesichtsfeldmeridian und für jede der physiologischen Farben in gleicher Weise durchführen lassen, ergeben nun u. E. verschiedene, grundsätzlich wichtige Hinweise. Zunächst einmal ist hinsichtlich der von uns angewandten Methodik festzustellen, daß die „Schadenskurven“, d. h. die an jedem Netzhautort errechnete Funktionseinbuße, sowohl bei der lokaladaptometrischen Bestimmung mit verschiedenen Reizobjekten, als auch bei der quantitativ-perimetrischen Bestimmung innerhalb geringer Fehlergrenzen in ihrem Verlauf übereinstimmen; sie ergeben also ein sozusagen absolutes Maß für die Funktionsminderung, bzw. für die erhalten gebliebene Restfunktion der betreffenden Stelle. Der Ausdruck „absolutes Maß" bedarf hier selbstverständlich erheblicher Einschränkungen. Nicht nur differieren die Verschwindezeiten bei verschiedenen Untersuchungen um einen gewissen (allerdings geringen) Betrag, sondern die „Schadenskurven" liegen auch bei den verschiedenen Objekten verschieden hoch. Dies liegt hauptsächlich daran, daß sie aus Normalkurve und pathologischer Kurve durch einfache Subtraktion gebildet werden, während man vergleichbare Werte nur bei prozentualer Berechnung des Schadens erhält. Daß der prozentuale Funktionsausfall bei den verschiedenen Reizobjekten gut übereinstimmt, zeigt Tabelle 8 (S. 64)*. Für die graphische Darstellung erschien uns aber die Subtraktionsmethode geeigneter, da sie einen unmittelbaren anschaulichen Vergleich mit der Normalfunktion gibt. Dieser anschauliche Vergleich ist aber das Wesentliche und außerdem die Grenze dessen, was sich überhaupt durch Messungen im Bereich der Wahrnehmung erreichen läßt. Wenn wir also von der verschiedenen Höhenlage der einzelnen Schadenskurven absehen müssen, so besteht eine weitgehende Übereinstimmung in ihrem allgemeinen Verlauf und ihrer Form. Hieraus ergibt sich einmal die Feststellung, ob an den einzelnen Sehfeldstellen volle Funktionstüchtigkeit oder eine mehr oder minder schwere Funktionseinbuße besteht, und dann vor allem die Möglichkeit eines größenmäßigen Vergleichs der einzelnen Sehfeldstellen untereinander hinsichtlich der Schwere ihrer Funktionseinbuße. Diese Verhältnisse sind nun in der Tat bei allen Untersuchungsmethoden und bei wiederholten Untersuchungen gleich, und in diesem Sinne ist die festgestellte Schädigung eine absolute. Für die Bestimmung des Schadens ist es daher ausreichend, wenn er quantitativ-perimetrisch oder durch Messung der Verschwindezeiten für *ein* Reizobjekt ermittelt wird. Das Ergebnis der übrigen Funktionsprüfungen läßt sich dann geradezu aus den Normalkurven in Annäherung vorhersagen. Abb. 18 ist lediglich ein Beispiel für diese gesetzmäßigen Beziehungen.

Hinsichtlich der bei *Bei.* vorliegenden Störungen ergibt sich aus Abb. 18 und 19, daß eine Schädigung im gesamten Gesichtsfeld vorliegt. Nicht nur im Bereich des Defektes, sondern auch im ganzen Restgesichtsfeld ist die Funktion in der Weise beeinträchtigt, daß der Funktionswandel ein pathologisches Maß angenommen hat. Nimmt man noch den Verlauf der Schadenskurve in den anderen Gesichtsfeldmeridianen hinzu, die in Abb. 20 aus der quantitativ-perimetrischen Untersuchung mit roten Farbobjekten bestimmt ist, dann ergibt sich, analog dem „normalen Funktionskörper" aller Netzhautstellen (S. 50), ein „Schadenskörper". Seine Form läßt sich natürlich nur in dem Teil des Gesichtsfeldes genau bestimmen, in dem noch eine meßbare Restfunktion vorhanden ist. In den ausgefallenen Gesichtsfeldteilen läßt sich nur sagen, daß er den „normalen Funktionskörper" überragt. Aus seinem bestimmbaren Teil läßt er sich aber soweit rekonstruieren, daß er seinen Gipfel im linken unteren Gesichtsfeldquadranten

* Bei den kurzen Wahrnehmungszeiten von wenigen Sekunden Dauer ist natürlich die prozentuale Auswirkung der unvermeidlichen kleinen Beobachtungsfehler so groß, daß sich in ihrem Bereich eine solche Auswertung verbietet.

hat und von hier aus nach allen Seiten gleichmäßig erst sehr steil und dann immer langsamer abfällt, also etwa glockenförmig ist. Den tatsächlichen anatomischen Verhältnissen noch näher kommt vielleicht die Vorstellung, daß außer dem Hauptgipfel in der linken Gesichtsfeldhälfte sich noch ein kleinerer Höhepunkt des Schadenskörpers im rechten unteren Quadranten befindet. Abb. 21 ist der Versuch einer schematischen Darstellung des Schadenskörpers; die aus ihm emporragenden Teile des normalen Funktionskörpers bilden das Restgesichtsfeld. Die

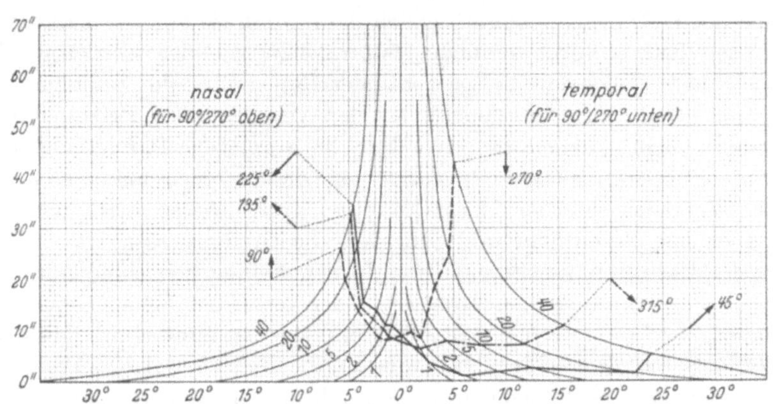

Abb. 20. *Bei.* Quantitativ-perimetrische Schadenskurven für die verschiedenen Gesichtsfeldmeridiane aus den Gesichtsfeldern Abb. 18 unten.

Annahme liegt nun nahe, daß dem Gipfel des Schadenskörpers der Ort der stärksten Gewalteinwirkung entspricht. Im vorliegenden Falle wäre also der Hauptherd in der rechten Area striata zu suchen mit einem kleineren Herd in der linken oberen Calcarinalippe, eine Lokalisation, die mit der Lage der Verletzung gut übereinstimmt.

Abgesehen von diesen Ausführungen, die zunächst nur den Wert einer Arbeitshypothese haben, deren allgemeine Gültigkeit noch zu beweisen wäre, erlauben unsere Untersuchungen aber auch noch einige konkrete Schlüsse. Die verbliebene Restfunktion in den erhaltenen Gesichtsfeldpartien, die sich in der Erhebung des „Normalkörpers“ über den „Schadenskörper“, bzw. in den einzelnen Meridianen in der Erhebung der Normalkurve über die Schadenskurve ausdrückt, ist in großen Teilen des Restgesichtsfeldes, insbesondere in der Peripherie, recht gering. Hieraus erklärt sich deren erhebliche funktionelle Unterwertigkeit, die schon *Poppelreuter* festgestellt hat. Besonders gering ist die Restfunktion am Rande des verbliebenen Gesichtsfeldes, so daß hier schon geringe Änderungen der Versuchsbedingungen wie Helligkeitsschwankungen, Ermüdung usw. zu den erheblichen Verschiebungen der Gesichtsfeldgrenzen führen, über die *Best* bei seinen Hirnverletzten berichtet. Außerdem handelt es sich bei dem „Schaden“, den wir lokaladaptometrisch feststellen, um eine pathologische Steigerung des Funktionswandels, um eine abnorme „Ermüdbarkeit“ des Sinnesfeldes, die nicht ohne Einfluß sein kann auf dessen Beitrag zu den gnostischen Leistungen des Sehorgans. Das durch die Untersuchung der Lokaladaptation gewonnene Funktionsdiagramm des Sehfeldes, bzw. die aus diesem ermittelte Schadenskurve geben daher einen besseren Einblick in die sinnesphysiologische Leistung des geschädigten Sehorgans als die einfache Gesichtsfeldaufnahme, bei der ausgedehnte Schäden verborgen bleiben können. Aus diesem Grund ist zu einer richtigen Beurteilung agnostischer Minderleistungen auch auf optischem Gebiet eine Berücksichtigung des Funktionswandels unerläßlich. Bei unseren eigenen, mit *Lauenstein*[13] durchgeführten Untersuchungen zur optischen Agnosie, über die im folgenden berichtet wird, nehmen daher die sinnesphysiologischen Untersuchungen unter Einschluß des Funktionswandels einen sehr viel breiteren Raum ein, als dies bisher der Fall war.

Im einzelnen wurden die Untersuchungen unter folgenden Bedingungen durchgeführt: Die äußeren Gesichtsfeldgrenzen für weiße und farbige Objekte wurden an dem grauen *Engelking*schen Perimeter bestimmt. Das Grau der Perimeterarme ist helligkeitsgleich mit den verwendeten *Engelking*schen physiologischen Farbobjekten, die sich infolgedessen jenseits der peripheren Grenze, an der sie eben noch farbig erscheinen, von dem Hintergrund überhaupt nicht abheben. Bei der Darstellung der Ergebnisse halten wir uns bezüglich der Gesichtsfeldmeridiane an das Tabo-Schema (Technischer Ausschuß für Brillenoptik) nach *Greeff*. Für beide Augen wird der Meridian waagrecht nach rechts (vom Patienten aus gesehen) mit 0° bezeichnet und die Zählung geht entgegen dem Uhrzeigersinn, so daß 90° oben, 180° waagrecht nach links und 270° die Richtung nach unten ist. Die Objekte hatten durchweg quadratische Form und ihre Größe wird durch einen Bruch angegeben, dessen Zähler die Kantenlänge, dessen Nenner die Beobachtungsentfernung, beides in Millimetern angibt. Durch Multiplikation dieses Bruches mit 58,5 erhält man den Gesichtswinkel in Graden, unter dem das Objekt erscheint. Einem Perimeterobjekt von 10/330 Größe entspricht also ein Gesichtswinkel von 1,24°. Während der Perimeteraufnahme wurde die Blickrichtung des Patienten auf die Weise kontrolliert, daß die Richtung festgestellt wurde, in der das Spiegelbild einer punktförmigen Lichtquelle auf dem Hornhautscheitel genau in der Mitte der Pupille erschien. Diese Vorsichtsmaßregel ist zur Feststellung etwaiger Zentralskotome und dadurch oder durch das Entstehen einer Pseudofovea (*Fuchs*[52]) bedingter Fixationsabweichungen unbedingt erforderlich. Die Verschwindezeiten wurden im allgemeinen an einem tuchschwarzen Kampimeter festgestellt, der zur Untersuchung eines zentralen Gesichtsfeldes von 30 Gesichtswinkelgrad Radius ausreichte. Der Beobachtungsabstand betrug hier 1150 mm, so daß einem Objekt der Größe 20/1150 der Gesichtswinkel 1° entsprach. Um verschiedene Gebiete des Gesichtsfelds in ihrer Funktion genau vergleichen zu können, wurden 2 Objekte der gleichen Größe und Farbe in gleichen Abständen vom Fixierpunkt zugleich exponiert. Eine relative Unterwertigkeit einer Stelle mußte sich dann dadurch bemerkbar machen, daß hier das Objekt oder die Farbe eher verschwand. Das Verschwinden eines Objektes oder einer Farbe wurde von der Versuchsperson durch eine leichte Fingerbewegung angezeigt, so daß dabei keine Änderung oder Störung der Kopfhaltung eintrat und die Fixation möglichst ruhig erhalten blieb. Mit der Methode der Lokaladaptation wurde das Funktionsdiagramm bzw. die Schadenskurve für den jeweils charateristischsten Meridian des Gesichtsfeldes, im Bedarfsfalle auch für mehrere bestimmt.

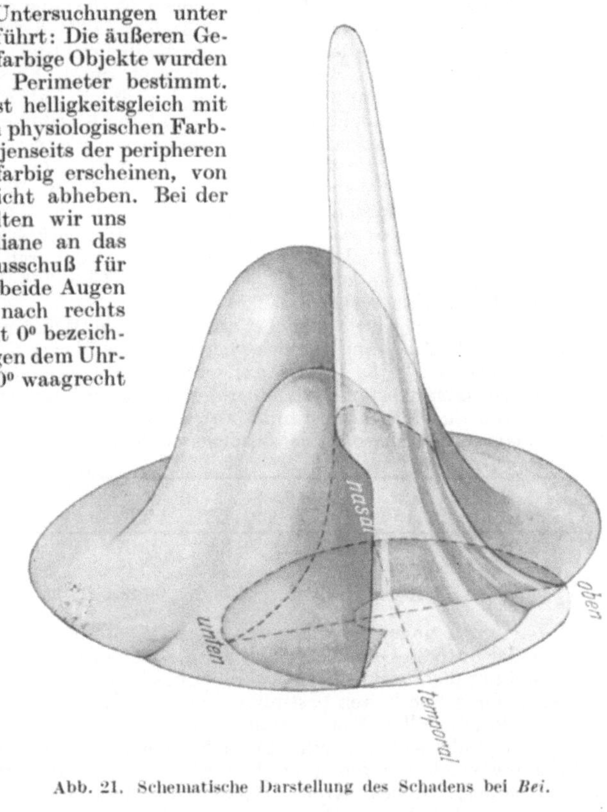

Abb. 21. Schematische Darstellung des Schadens bei *Bei*.

Die Wahrnehmungszeiten wurden für die gleichen Objekte durch tachistoskopische Darbietung festgestellt. Abweichend von dem Verfahren *Altenburgers*[1] stellen wir zu diesem Zweck vor dem Kampimeter einen mattschwarzen Holzschirm auf, der in Augenhöhe unmittelbar vor dem Gesicht des Patienten einen Kompurverschluß enthielt. Dieser gab bei voller Öffnung ein Gesichtsfeld von etwa 60° Durchmesser frei. Der Patient beobachtete mit einem Auge durch den Compurverschluß hindurch. Zur Festlegung der Blickrichtung wurde jeweils das andere Auge benutzt. Vor diesem war, in einem Winkel von 45° gegen die Holzwand geneigt, ein kleiner, schwarz hinterlegter Objektträger als Spiegel angebracht, der das Bild einer kleinen kreisförmigen Lichtquelle in das Auge reflektierte. Vor Beginn des Versuches wurde diese Lichtquelle so eingestellt, daß ihr Bild in dem einen Auge und das in dem anderen Auge entstehende Bild des durch den geöffneten Compurverschluß gesehenen Kampimeter-Fixierpunktes an derselben Stelle und in der gleichen Entfernung erschienen. Wurde nun der Verschluß geschlossen, so sah der Patient noch immer das Bild der Lichtquelle und konnte seinen Blick danach richten. Dadurch war auch die Sehrichtung des beobachtenden Auges hinreichend genau festgelegt, wenn natürlich auch durch Konvergenzschwankungen kleinere Abweichungen vorkommen können. Diese Anordnung hatte den Vorteil, daß die Versuchsergebnisse unmittelbar mit Ergebnissen der anderen Kampimeter-Versuche verglichen werden können. Angenehmer für den Patienten ist die von *Poppelreuter*[139] angegebene Anordnung, bei der der Patient frei eine bis auf den schwarzen Fixierpunkt homogene Mattglasfläche (bei uns straff gespanntes Transparentpapier) beobachtet, auf die die Objekte von hinten tachistoskopisch projiziert werden. Wir haben mit dieser Anordnung nur einige Parallelversuche durchgeführt. Sie erwies sich als sehr handlich für praktische Zwecke. Die Gesichtsfeldstelle der projizierten Objekte wurden sehr bequem dadurch festgelegt, daß von hinten ein Brett vorgeklappt werden konnte, das die genaue Gradeinteilung der Exzentrizität und der Meridiane erhielt. Näheres siehe bei *Poppelreuter.*

Der zentrale Visus wurde zunächst auf die übliche Weise mit den *Snellen*schen Sehzeichen bestimmt. Zur Bestimmung der Sehschärfe für das übrige Gesichtsfeld benutzten wir weiße Doppelquadrate der Größe 10/1150 auf schwarzem Kampimetergrund. Die beiden Quadrate hatten verschiedene Abstände voneinander, so daß die Grenzen für die Sehschärfen 1/1150, 2/1150, 4/1150 und 8/1150 bestimmt werden konnten. Wir geben die Sehschärfe-Grenzen für den waagrechten Meridian bei 3 normalen Kontrollpersonen wieder:

	nasal				temporal			
Sehschärfe:	8/1150	4/1150	2/1150	1/1150	1/1150	2/1150	4/1150	8/1150
Vp. A:	11°	9°	8°	6°	9°	11°	12°	13°
Vp. B:	17°	14°	13°	11°	12°	12°	19°	23°
Vp. C:	20°	19°	17°	14°	12°	20°	24°	< 30°

(Vp. C. hat einen ungewöhnlich guten zentralen Visus von 7/4. Bei Vp. A. liegt die Sehschärfe an der unteren Grenze des Normalen). Auch für die Sehschärfe prüften wir den Funktionswandel auf die gleiche Weise wie oben beschrieben. Es wurden für verschiedene Stellen des Gesichtsfeldes die Zeiten bestimmt, in denen die Doppelquadrate zu einem einheitlichen (meist formlosen) hellen Fleck zusammenflossen. Für normale Kontrollpersonen tritt dies im Fixationspunkt selbst überhaupt nicht, peripheriewärts bei immer kürzeren Zeiten ein. Als Parallelversuch wurden auch Untersuchungen mit einfachen geometrischen Figuren (Quadrat, Kreis, Dreieck, Kreuz, Balken) durchgeführt, um das Formerkennen direkt zu prüfen. Es wurden die peripheren Grenzen festgestellt, an denen die Form zuerst erkannt wurde, sowie die Verschwindezeit bei Dauerdarbietung.

Zur groben Orientierung über die Farbwahrnehmung bedienten wir uns der *Holmgreen*schen Wollproben, des weiteren der Pseudoisochromatischen Tafeln von *Stilling.* Genauere Untersuchungen, die allerdings nur die zentrale Farbwahrnehmung erfassen, wurden am Anomaloskop durchgeführt. Bei dem benutzten Apparat erscheint dem farbentüchtigen Normalen ein Lithium-Thallium-Gemisch der Maßzahl 63,5 als gleichfarbig mit dem Natriumlicht. Gleiche Helligkeit ist bei dieser Mischung erreicht, wenn das Natriumlicht auf die Helligkeit der Maßzahl 23 eingestellt ist. Die Normalgleichung wird dementsprechend in folgender Form geschrieben: L 63,5 = R 23. Die absolute Einstellungsbreite beträgt für das Farbgemisch höchstens 2 Teilstriche. Die Farbschwellen wurden für die *Engelking*schen Farben auf peripheriewertgleichem Graugrund nach der Minimalfeldmethode festgestellt: Die Vp. nähert sich aus großer Entfernung dem Objekt so lange, bis sie die Farbe erkennen kann. Aus dem Verhältnis dieser Entfernung zu der bei einer gleichzeitig geprüften normalen Kontrollperson läßt sich ersehen, ob die Farbschwelle erhöht ist oder nicht. Der Funktionswandel im Bereich der Farbwahrnehmung ließ sich nicht nur durch die Bestimmung der Verschwindezeiten (Methode der Lokaladaptation) untersuchen, sondern auch durch die Bestimmung der Einstellungsbreite am Anomaloskop, innerhalb deren bei Dauerbetrachtung eine Farbangleichung ursprünglich als verschieden erlebter Farbfelder eintrat. Beim Normalen ist dieser Bereich verschwindend klein. Dehnt er sich über eine größere Anzahl von Teilstrichen an der Li-Tl-Trommel aus, so liegt nach *Engelking* eine Farbasthenopie vor. Bei der Feststellung der Wahrnehmungszeiten für Farben, die mittels tachistoskopischer Betrachtung durch Compurverschluß vorgenommen wurden, boten wir nicht nur die ziemlich ungesättigten *Engelking*schen Farben dar, sondern auch einige ausgesuchte *Holmgreen*sche Wollproben, und zwar in den möglichst gesättigten Farben, *rot, grün, blau, gelb* und in den ungesättigten Farben *braun, rosa, hellblau,* sowie *weiß,* alles auf schwarzem Hintergrund.

Außer dem Funktionswandel wurden bei der sinnesphysiologischen Untersuchung auch die Adaptationsgeschwindigkeit und das Ausmaß der Dunkelanpassung untersucht. Hierzu wurden das Nyktometer nach *Comberg* und das Adaptometer nach *Engelking-Hartung* benützt. Bei dem Nyktometer wird nach 2 min Helladaptation im schwach beleuchteten Raum die Veränderung der Sehschärfe im Verlauf eines gewissen Zeitraumes durch immer wiederholte Prüfungen verfolgt. Das Adaptometer mißt dagegen die sogenannte absolute Helligkeitsschwelle nach verschieden langer Dauer der Dunkeladaptation. Minderleistungen können sich beim Nyktometer darin ausdrücken, daß der Sofortwert der Sehschärfe unmittelbar nach dem Übergang von der Helladaptation zur Beobachtung im Dunkeln herabgesetzt ist, sowie darin, daß bei länger dauernder Adaptation an den schwach beleuchteten Raum nicht eine der Norm entsprechende Sehschärfe erreicht wird. Von Bedeutung für etwaige objektagnostische Störungen kann endlich auch die Güte der binokularen Tiefenwahrnehmung sein, die mit den üblichen Methoden untersucht wurde.

Neben der sorgfältigen sinnesphysiologischen Untersuchung ergab sich für die Analyse der optischen Störungen die Notwendigkeit einer besonders eingehenden Erhebung des allgemeinen psychischen Befundes. Diese stützt sich auf die Beobachtung während der meist langdauernden klinischen Behandlung einschließlich Arbeitstherapie, auf ausgedehnte Explorationen und auf spezielle psychologische Prüfungen. Es wurde immer großes Gewicht darauf gelegt, einen guten persönlichen Kontakt zwischen Pat. und Versuchsleiter herzustellen. In einigen Fällen trat die Abhängigkeit der Leistungen und der Reichhaltigkeit der Aussagen des Pat. von diesem Kontakt deutlich zu Tage. Der Versuchsleiter hatte deshalb für jeden Kranken unbeschränkt viel Zeit und begann mit dem eigentlichen Versuch immer erst dann, wenn er sich in einem längeren Gespräch mit dem Pat. über seine Verwundung, seine Beschwerden, seine Pläne, Aussichten und Wünsche davon überzeugt hatte, daß dieser den gewünschten Grad von Aufgeschlossenheit erreicht hatte. Dies gilt auch für die speziellen optischen Untersuchungen. Für eine allgemeine Orientierung über die geistige Leistungsfähigkeit benützten wir u. a. einen „Intelligenzfragebogen", der mit geringen Abänderungen dem von *Lange* entspricht und im wesentlichen das intellektuelle Niveau erfaßt, sowie einen Fragebogen([10]) der neben Aufgaben mit linear fortschreitenden Lösung auch solche enthält, die eine selbständige Zergliederung der Aufgabe, eine Verteilung der Aufmerksamkeit, sowie Willenseinsatz und Ausdauer bei der Ausführung erforderlich machen. Dieser Fragebogen hat sich uns für die Untersuchung des traumatischen Hirnschadens gut bewährt. Bei der Auswertung kam es nicht nur auf den Leistungserfolg, sondern auch auf das von dem Versuchsleiter bei der Durchführung beobachtete Gesamtverhalten des Pat. an. Bei allen Kranken ergab sich übereinstimmend, daß gröbere hirntraumatische Veränderungen fehlten. Es fand sich aber stets eine leichte Verlangsamung und ein gewisses Haften an einmal eingenommenen Einstellungen, so daß die Umstellung auf neue seelische Inhalte oder Verhaltensweisen erschwert ist. Diese, den allgemeinen psychischen Symptomen des traumatischen Hirnschadens zuzurechnende Störung (*Bay*[4]) zeigte sich im Bereich des Optischen besonders deutlich an solchen Figuren, bei denen eine Umzentrierung (*M. Wertheimer*) entweder normalerweise leicht spontan eintritt (sog. Kippfiguren) oder absichtlich herbeigeführt werden soll (Vexierfiguren).

Als Kippfigur verwendeten wir die *Schröder*sche Treppe. In normaler Lage ist bei dieser Zeichnung die Fassung bevorzugt, bei der der untere Teil vorn ist, die Figur also als Treppe gesehen wird. Bietet man die Zeichnung aber so dar, daß die durch die Ecken der Treppenstufen gelegte Diagonale senkrecht steht, so sind die beiden Fassungen „Treppe" und „überhängendes Mauerstück" gleichwertig, und der Umschlag erfolgt spontan besonders leicht. Läßt man die Figur längere Zeit betrachten mit der Instruktion, sich völlig passiv und ruhig zu verhalten und nur die von selbst eintretenden Umschläge zu melden, so bleiben normalerweise die durchschnittlichen Umschlagzeiten unter 5 sec. Man muß den Versuch allerdings genügend lange (mehrere Minuten) ausdehnen, da die ersten Umschlagzeiten erheblich länger sind und sich erst im Verlaufe des Versuchs die gewünschte gleichmäßige und passive Einstellung herstellt. Bei unseren schwerer geschädigten hirnverletzten Pat. fanden wir eine deutliche Verlängerung der Umschlagszeiten. Zwei Pat. erlebten überhaupt keinen Umschlag, obgleich man ihnen durch Drehung der Zeichnung das Erlebnis des Umschlages wohl vorführen konnte. Vexierfiguren verwendeten wir in verschiedener Form, sowohl solche, in denen durch Zusätze und figurale Einbettungen in andere Zusammenhänge die zu suchende

Figur versteckt ist, wie auch ein von *Ehrenstein*[40] angegebenes Bild (Abb. 22), das als Ente oder als Hase gesehen werden kann und das einen Übergang zu den reinen Kippfiguren bildet. Das Vorgehen war bei allen diesen Figuren so, daß das Bild zunächst nur mit allgemeiner Suchinstruktion vorgelegt wurde und dann nach längerer Betrachtung (1 bis 3 min) Hinweise gegeben wurden, die zum Finden der versteckten Figur oder der nicht spontan auftretenden Fassung führen mußten. Die hirnverletzten Pat. sperren sich meist gegen die in den Hinweisen liegende Suggestion und finden auch danach die geforderte Fassung erst mit großer Verzögerung. Oft erkennen sie die zweite Fassung überhaupt nicht als ganz richtig an. Dieser vermehrten Tenazität entspricht andererseits eine geringe Ablenkbarkeit im Gesamtverhalten und damit eine sehr gute Einstellung auf alle Untersuchungen mit gut übereinstimmenden Ergebnissen bei Wiederholung. Dieses Verhalten, das wir auch schon bei den Hirnverletzten mit taktiler Agnosie festgestellt haben, steht im Gegensatz zu der scheinbar schlechten Untersuchbarkeit der meisten Agnosiefälle der Literatur mit den oft stark wechselnden Leistungen zu verschiedenen Zeiten.

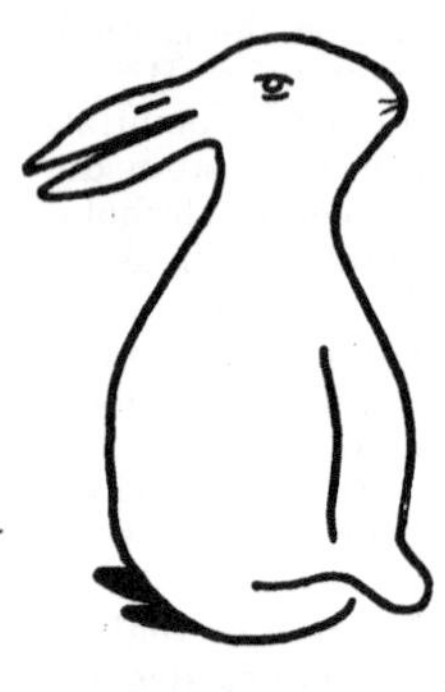

Abb. 22.

Das Kernstück unserer Untersuchung stellt natürlich das Fahnden nach Symptomen optischer Objekt- oder Simultanagnosie dar. Die Kranken, die einfache Gegenstände bei normaler Betrachtung nicht erkannten, erwiesen sich als in ihrer ganzen optischen Wahrnehmung derart stark gestört, daß von einer hinreichend erhaltenen Perzeption nicht die Rede sein kann. Auch bei den weniger stark geschädigten Kranken traten aber Hinweise auf optische Objektagnosie dann auf, wenn wir Gegenstände tachistoskopisch darboten. Wir ließen zu diesem Zweck den Pat. durch den S. 56 beschriebenen Compurverschluß sehen. Da der Pat. nur mit einem Auge durch den Verschluß sehen konnte, wurde in den Fällen, wo die augenärztliche Untersuchung eine verschiedene Sehtüchtigkeit beider Augen ergeben hatte, immer das bessere Auge benutzt. Die Objekte wurden auf einem senkrecht gestellten schwarzen Hintergrund befestigt, der sich 115 cm vom Auge des Betrachters entfernt befand. Teils wurden mehrere Objekte zusammen, teils nur eines auf einmal dargeboten. Die Darbietungen jeder Konstellation wurden so lange, mit wachsenden Expositionszeiten, wiederholt, bis das Gebotene erkannt war. Als Objekte fanden u. a. Verwendung: eine Stoppuhr, ein Medizinfläschchen, ein Stück Kreide, ein Zollstock, eine große Scheuerbürste, eine rote und silbergraue Zinntube und ein Schwamm. Normale Versuchspersonen benötigen $^1/_{100}$ bis $^1/_{10}$ sec zum Erkennen der Gegenstände. Bei den hirnverletzten Pat. sind diese Zeiten stets merklich und zum Teil erheblich verlängert. Für die theoretische Diskussion entscheidend sind aber die Vorstufen, die dem genauen Erkennen vorausgehen, und die Gründe, die das richtige Erkennen bei kurzen Expositionszeiten verhindern. Sie ließen sich durch Befragen der Pat. häufig eindeutig feststellen. Dem gleichen Ziel wie die beschriebenen diente eine andere Anordnung, bei der Farbfotos und Zeichnungen einfacher Gegenstände projiziert wurden. Der Pat. konnte hierbei frei mit beiden Augen beobachten, der Compurverschluß war vor dem Objektiv des Projektionsapparates angebracht. Um die Rolle der Überschaubarkeit der Bilder zu prüfen, wurde der Pat. in verschiedenen Abständen vor die Projektionswand gesetzt (6 m, 3 m und 1,50 m). Die Netzhaut-Bildgrößen verändern sich dabei etwa im Verhältnis 1 : 2 : 4 (die Bilder befinden sich ganz innerhalb eines Sehwinkels von $7{,}5^0 : 15^0 : 30^0$). Es ist bekannt, daß die Überschaubarkeit nicht genau mit dem Sehwinkel parallel geht, sondern auch durch die anschauliche Größe beeinflußt wird, die bei denselben Objekten in verschiedenen Beobachtungsentfernungen nicht so sehr variiert. Es wäre deshalb besser gewesen, nicht die Beobachtungsentfernung, sondern die Entfernung des Projektionsapparates und damit die Bildgröße unmittelbar zu verändern. (Dieses Verfahren wird von *Poppelreuter* empfohlen.) Dem standen aber technische Schwierigkeiten entgegen. Vor allem hätte bei einer Annäherung des Projektionsapparates die Helligkeit des Bildes im umgekehrten Quadrat der Entfernung zugenommen, und die Versuchsergebnisse wären unvergleichbar geworden, wenn man nicht zu dem schwierig anzuwendenden Mittel des Helligkeitsausgleichs durch Graufilter oder durch sehr schnell laufende Episkotister gegriffen hätte. Die normalsehenden Kontrollpersonen erkennen bei dieser Anordnung alle von uns verwendeten Farbfotos in 6 m Entfernung bei Expositionszeiten unter 2 sec, in 3 m alle unter $^1/_{10}$ sec und in 1,50 m alle unter $^1/_{50}$ sec. Für sie nimmt also bei Annäherung die Überschaubarkeit nicht so sehr ab, daß sie den viel stärkeren Einfluß der besseren Erkennbarkeit der Einzelheiten in der Nähe überdecken könnte. Die von den Occipitalhirnverletzten zum Erkennen der Bilder benötigten Zeiten gehen ohne scharfe Grenze in den Bereich der Norm über, sind im allgemeinen aber deutlich verlängert. Dabei ist der Leistungsunterschied im allgemeinen bei der kleinsten Beobachtungsentfernung weitaus am größten, was sicher auf die schwerere Überschaubarkeit zurückzuführen ist.

Als „klassischer“ Test für die Simultanagnosie haben sich seit *Wolpert* die bekannten Bilder aus dem *Binetarium* (Intelligenzprüfungssammlung nach *Binet-Bobertag*) eingebürgert. Wir haben deshalb diese Bilder („Schneeball“, „Blindekuh“ und „Fensterpromenade“) unseren Kranken mit der Frage vorgelegt, was sie darstellen. Da das Symptom der Simultanagnosie, nämlich das Nichterfassen der darauf dargestellten Handlung offenbar ganz verschiedene Ursachen haben kann (mangelnde Intelligenz, aphasische oder optische Störungen) haben wir uns nicht darauf beschränkt, die Aussagen der Kranken zu protokollieren, sondern

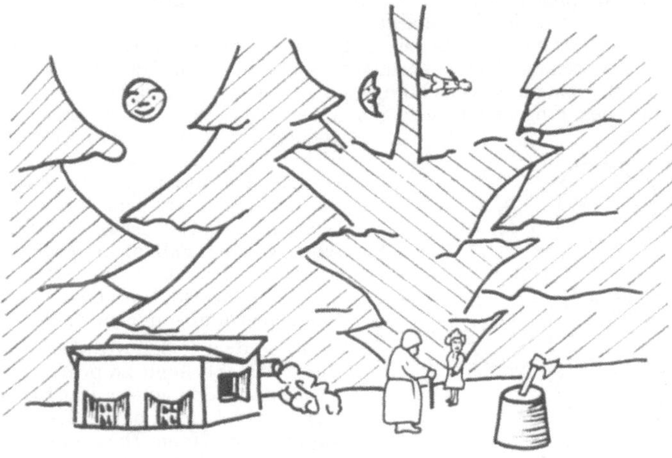

Abb. 23.

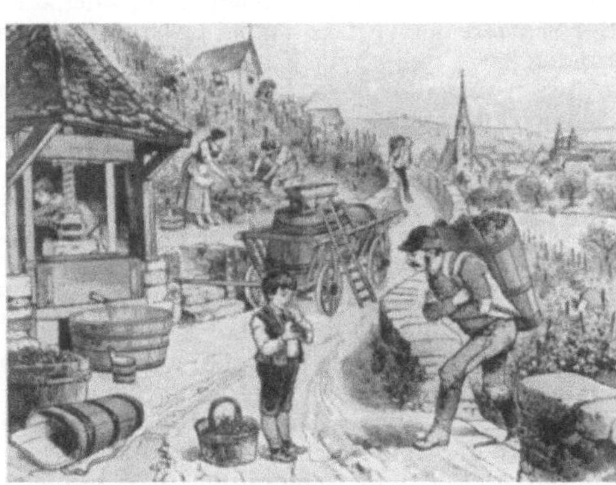

Abb. 24.

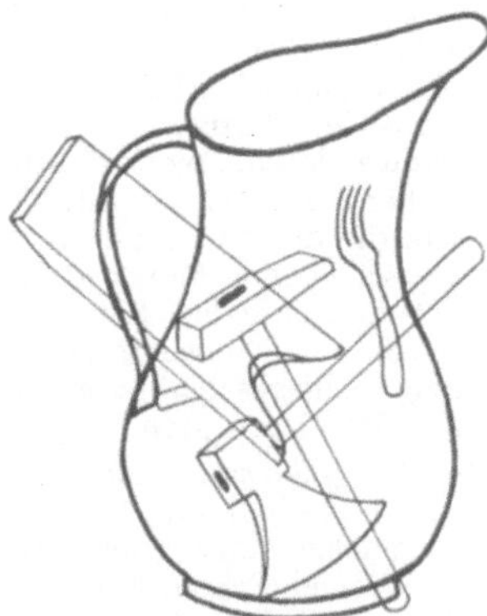

Abb. 25.

versucht, die Ursache eines etwaigen Versagens im Einzelfall durch genauere Exploration zu eruieren. (In den mitgeteilten Protokollen sind die Zwischenbemerkungen des Versuchsleiters jeweils abgekürzt in eckigen Klammern aufgeführt). Die *Binet*-Bilder weisen aber verschiedene Nachteile auf; die grobe Schraffierung ist der klaren optischen Auffassung hinderlich, und die altmodische Tracht der dargestellten Personen verleitet vor allem die undifferenzierten Versuchspersonen zu Mißdeutungen; einige Einzelheiten sind sogar ausgesprochen schlecht gezeichnet. So ist die Haltung des liegenden Kindes auf dem Bild „Fensterpromenade“ ganz unnatürlich. Da diese Bilder infolgedessen an das Verständnis schon höhere Anforderungen stellen und auch Normalen Schwierigkeiten bereiten, wurden auch einfache kräftig-bunte Postkarten benutzt, von denen wir die am häufigsten verwendete in Abb. 77a S. 154 wiedergeben. An einem anderen Bilde prüften wir das Simultanverständnis indirekt unter Verzicht auf eine Beschreibung (bei der ja auch Wortgewandtheit und eine etwaige aphasische Störung eine Rolle spielen können). Es handelt sich um eine freie Nachzeichnung (unter Verzicht auf die übermäßige Schraffierung) des in den Kleinkinder-Tests von *Bühler* und *Hetzer*[27] enthaltenen Bildes mit den Verkehrtheiten (Abb. 23). Die Versuchsperson hatte hier nur anzugeben, was auf dem Bilde nicht ganz richtig sei.

Zur Prüfung des Erkennens von Bildern bei tachistoskopischer Darbietung verwendeten wir ein buntfarbiges Bild, eine Weinlese darstellend, aus *Schreibers* Bildern zum Anschauungsunterricht, das in der Abb. 24 wiedergegeben ist. Das Bild wurde in der S. 56 beschriebenen Anordnung durch einen Compurverschluß betrachtet und in einer Entfernung von 115 cm dargeboten. Da es eine Ausdehnung von 36 × 27 cm hat, befand es sich in dieser Entfernung ganz innerhalb eines Sehwinkels von 18°.

Beim Vorliegen einer agnostischen Störung wären an sich auch Schwierigkeiten bei der optischen Analyse komplizierterer Zeichnungen zu erwarten gewesen. Wir boten deshalb eine Zeichnung dar, die eine leichte Modifikation der 5 durcheinander gezeichneten Gegenstände von *Poppelreuter*[139] dargestellt. Die Gegenstände, Wasserkrug, Beil, Hammer, Stiefelknecht und Gabel, mußten den Pat. sehr geläufig sein (Abb. 25). Dem gleichen Zweck diente die Zeichnung von 4 ineinander verschlungenen Linien nach *Rupp*[151], die mit den Augen, ohne Zuhilfenahme des Fingers zu verfolgen waren (Abb. 26). Es sei gleich hier vorweggenommen, daß wir als wichtigstes Ergebnis dieser Versuche feststellen konnten, daß die Occipitalhirnverletzung die Fähigkeit zu optischer Analyse in dem von *Rupp* definierten Sinne nicht nachweisbar beeinträchtigt, abgesehen von den Fällen, in denen die Sehschärfe so gelitten hat, daß eine gute Lösung nicht mehr möglich ist. Wir gehen deshalb auf diese Versuche im allgemeinen nicht weiter ein.

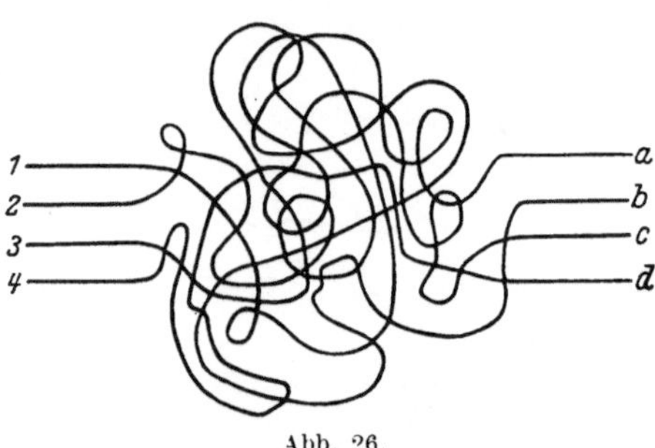

Abb. 26.

Außerdem ließen wir die Pat., um ihre Zeichengeschicklichkeit zu prüfen, einige einfache Gegenstände zeichnen: Ein Bienenwabenmuster (nach *Rupp*), einen Tisch, eine Kaffeekanne, einen Mann. Die räumliche Vorstellung wurde dadurch geprüft, daß wir einige Gegenstände in ungewöhnlicher Ansicht zeichnen ließen: eine Flasche genau von oben gesehen, einen Schemel senkrecht von unten. Wie zu erwarten, variiert die Zeichengeschicklichkeit sehr stark, und zwar ziemlich unabhängig von der Schwere der Verletzung bei unseren Pat. Andere Prüfungen der optischen Vorstellungen bestanden darin, daß wir die Einrichtung eines bekannten Raumes aus dem Gedächtnis beschreiben ließen und den bekannten Test der *Heilbronner*-Bilder[83] anwendeten. Weitere Aufgaben, die sich hinsichtlich der optischen Vorstellungen auswerten ließen, enthielt der Intelligenzfragebogen nach *Lange,* die Aufgaben alle roten Dinge zu nennen, die der Vp. einfielen, und die Aufgabe, verschiedene Baumarten zu nennen und dann unterscheidende Merkmale für die einzelnen Arten anzugeben. Recht hohe Ansprüche stellt die Würfelaufgabe. Sie wird auch von normalen Versuchspersonen häufig nicht gelöst. Wird sie von einem unserer Pat. bestanden, so kann man sicher sein, daß seine räumliche Vorstellung nicht geschädigt ist. Wir geben, um das Verständnis der Aufgabe zu erleichtern das Protokoll* einer guten Lösung bei einer normalen Kontrollperson wieder:

[Ich gebe Ihnen jetzt eine etwas schwierige Aufgabe. Wenn Sie dabei überlegen müssen, denken Sie bitte laut und teilen Sie mir nach Möglichkeit Ihre Überlegungen mit: Stellen Sie sich zunächst einen großen Holzwürfel vor. Der Würfel ist außen mit roter Farbe gestrichen. Wieviel Ecken, Seiten und Kanten hat der Würfel?]

„8 Ecken, 6 Seiten, 4 Kanten oben, 4 unten, an der Seite noch einmal 4, zusammen also 12 Kanten.“

[Nun teile ich den Würfel durch 2 parallele senkrechte Schnitte. Was erhalte ich da?]

„3 Scheiben.“

[Und wenn ich diese Scheiben wieder zusammensetze und durch 2 zu den ersten senkrechten Schnitten noch einmal teile, was erhalte ich dann?]

„9 Stifte.“

[Und nun teile ich das Ganze noch einmal durch 2 waagrechte Schnitte.]

„Das ergibt 27 kleine Würfel.“

[Nun passen Sie gut auf: Der Würfel war doch außen rot gestrichen. An den Schnittstellen kommt aber natürlich das rohe Holz zu Tage. Wieviel von den 27 kleinen Würfeln haben 3 rote Seiten?]

„Das sind an den Ecken 8 Stück.“

[Wieviele haben 2 rote Seiten?]

„An jeder Kante einer in der Mitte, also 12 Stück.“

[Wieviele haben eine rote Seite?]

* In sämtlichen Protokollen sind die Zwischenbemerkungen des Versuchsleiter in eckigen Klammern wiedergegeben.

„Auf jeder Seite geht der ganze Rand ab, bleibt also ein Würfel in der Mitte übrig. Ein Würfel auf jeder Seite. Im ganzen also 6 Stück."

[Wieviele Würfel haben gar keine rote Seite?]

„Das ist ganz im Inneren des Würfels. Einer genau in der Mitte."

(Zeit: 190 sec.)

Außer den vorgenannten wurden noch eine Anzahl weiterer Versuche durchgeführt, auf die wir aber nicht näher einzugehen brauchen, da sie keine für das Thema der Agnosie relevanten Resultate lieferten. U. a. wurde natürlich auch Lesen und Schreiben unter Standardbedingungen geprüft. Recht wenig ergiebig erwies sich der Versuch mit der Suchtafel nach *Poppelreuter*[139]. Ferner haben wir an unserem Material auch die Angabe von *Gelb* nachgeprüft, wonach bei Hemianopsie eine Verzerrung der Gesichtsfeldkoordinaten eintritt, so daß die Objekte schmäler und höher aussehen als normal (Dysmorphopsie). Unter allen geprüften Fällen fand sich keine einzige Dysmorphopsie von so starkem Grad, wie es *Gelb* beschreibt. Untersuchungen über das Bewegungssehen waren ebenfalls vorgesehen, konnten aber aus äußeren Gründen nicht durchgeführt werden; subjektive Klagen über Störungen des Bewegungssehens äußerte keiner unserer Kranken.

2. Eigene Fälle.

Mit den vorstehend geschilderten Methoden wurde eine große Anzahl von Hirnverletzten mit optischen Störungen untersucht. Bei den meisten von ihnen bestanden, ähnlich wie bei den Fällen *Poppelreuter*s neben den sinnesphysiologischen Ausfällen agnostische Minderleistungen von mehr oder weniger schwerem Ausmaß; ein Fall mit so schweren agnostischen Störungen wie bei den bekannten, auf Gefäßprozessen beruhenden Fällen der Literatur fand sich nicht unter ihnen. Dafür waren aber sämtliche Patienten völlig bewußtseinsklar und die optischen Ausfälle nicht durch irgendwelche anderen störenden Symptome kom-

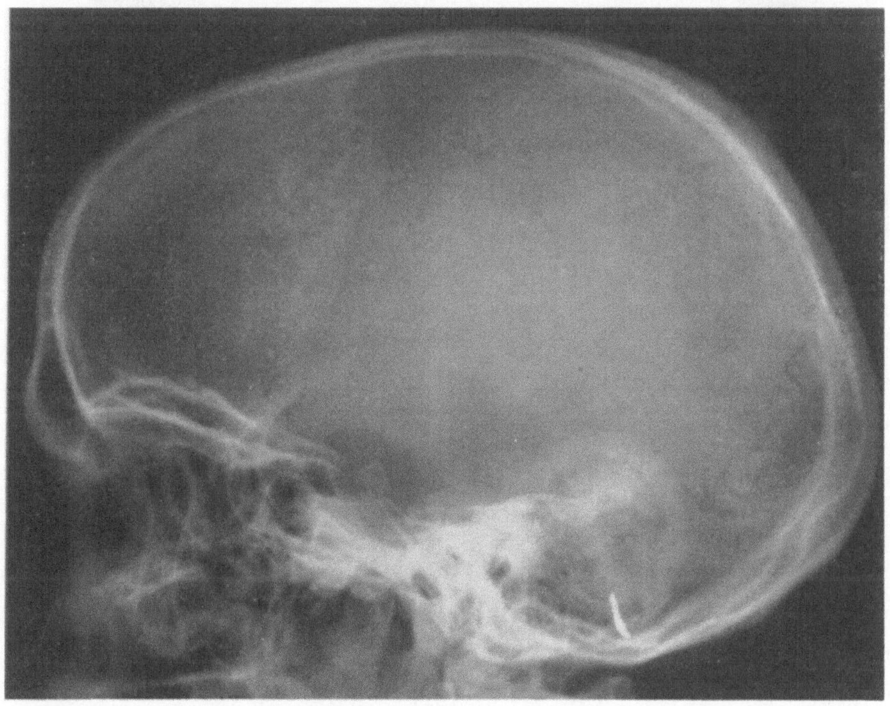

Abb. 27. *Hil.* Seitliches Schädelbild.

pliziert. Deshalb war ihre Untersuchbarkeit und Mitarbeit bei der Untersuchung vorzüglich, so daß insbesondere alle wünschenswerten Aussagen über Wahrnehmungen, Vorstellungen usw. ohne Schwierigkeiten zu erlangen waren. Aus diesem Material teilen wir im folgenden 10 Fälle mit, von denen die ersten vorwiegend wegen der für die Funktionsweise des optischen Systems charakteristischen sinnesphysiologischen Ausfälle, die letzten wegen der agnostischen Fehlleistungen ausgewählt wurden.

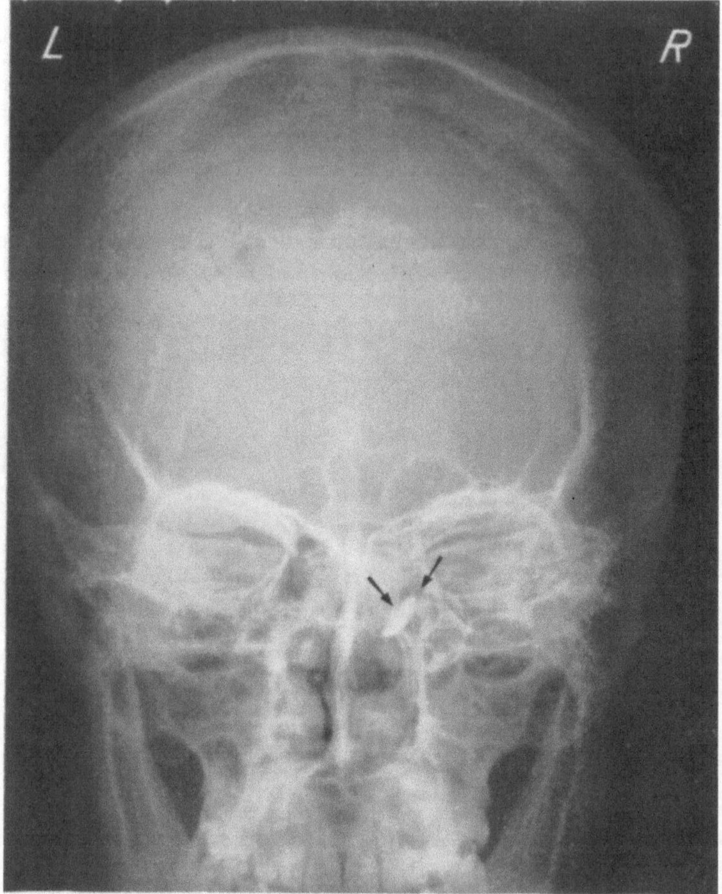

Abb. 28. *Hil.* Frontales Schädelbild. Splitter durch Pfeile markiert.

Bei dem ersten Kranken, *Hil.*, besteht eine Hemianopsie nach links. Die Funktion des Restgesichtsfeldes ist so gut, daß sich nur geringe agnostische Minderleistungen feststellen lassen in Form eines vermehrten Zeitbedarfs für das Erkennen im tachistoskopischen Versuch. Wir bringen den Fall hauptsächlich deshalb, weil bei ihm die lokaladaptometrische Untersuchung vollständiger durchgeführt werden konnte als bei der Mehrzahl der übrigen Patienten, die unter Kriegsverhältnissen untersucht wurden.

Fall 10. A. Hil., geb. 4. 11. 1920. Mineur. Wurde am 12. 8. 1942 durch Granatsplitter am Hinterhaupt verwundet. Aus den noch vorhandenen Unterlagen geht nur hervor, daß die

Wunde operativ versorgt wurde, der Liquor anfangs xanthochrom war und dann noch eine Meningitis auftrat. Nach seinen eigenen Angaben war er nach der Verwundung sofort für 14 Tage bewußtlos. Er erinnert sich noch, daß er in einem Gefecht auf einen Panzer schoß, dann bricht die Erinnerung ab und er kam erst nach 14 Tagen im Lazarett wieder zu sich. Er sah anfangs sehr schlecht, erkannte nur die weißen Mäntel der Ärzte aber keine Gesichter und auch nicht einen General, der in Uniform das Lazarett besuchte. Allmählich besserte sich das Sehen, er konnte aber noch nicht lesen, so daß ihm Briefe vorgelesen werden mußten. Etwa von Anfang Dezember 1942 ab konnte er wieder lesen und auch wieder Gesichter erkennen, Anfang 1943 hatte sich dann das Sehvermögen bis auf den jetzigen Stand gebessert. Er sieht jetzt nach links hin nichts, läuft hier auch oft gegen Hindernisse an; nach rechts ist das Sehvermögen wieder so wie früher. Er arbeitet jetzt als Büroangestellter, klagt neben der Sehstörung hauptsächlich noch über Vergeßlichkeit und leichte Ermüdbarkeit, so daß er jetzt im Gegensatz zu früher keine nebenberuflichen Interessen mehr hat. Beobachtung hier von 29. 3. bis 5. 4. 1949.

Körperlicher Befund: Reizlose, auf der Unterlage verschiebliche Narbe am Hinterhaupt links neben der Mittellinie. Röntgenologisch (Abb. 27, 28) ist kein sicherer Knochendefekt festzustellen, aber ein intrakranieller Stecksplitter rechts neben der Mittellinie hinter dem Foramen magnum. Visus beiderseits 5/4. Die Gesichtsfelder zeigen ein großes linksseitiges Parazentralskotom und eine linksseitige Hemiachromatopsie.

Sonst ist außer einer doppelseitigen aromatischen Anosmie kein krankhafter neurologischer Befund zu erheben.

Psychischer Befund: Hil. ist klar orientiert und geordnet. In seinem spontanen Verhalten ist er still und zurückgezogen. Er zeigt wenig eigenen Antrieb, ist auf Station meist für sich allein und beteiligt sich kaum an der allgemeinen Unterhaltung. Auf Fragen antwortet er aber bereitwillig und gibt erschöpfende Auskunft, ist jedoch in seinen Denkabläufen merklich verlangsamt. Die intellektuellen Leistungen sind gut und in keiner Weise beeinträchtigt. Den Untersuchungen unterzieht er sich willig und mit guter Anteilnahme und Aufmerksamkeit, selbst dann noch, wenn bei längerer Beanspruchung unter deutlichem Nachlassen der Leistungen Kopfschmerzen und erhebliches Ermüdungsgefühl auftreten. Affektiv wirkt er eher stumpf.

Optische Untersuchungen: Gegenstände, Abbildungen und Strichzeichnungen von Gegenständen erkennt *Hil.* bei freier Betrachtung prompt und ohne Schwierigkeiten, während er bei der tachistoskopischen Darbietung geringgradig verlängerte Zeiten bis $\frac{1}{2}$ sec benötigt.

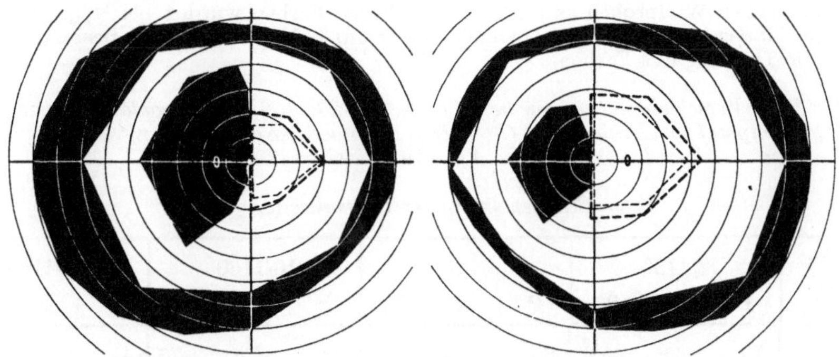

Abb. 29. *Hil.* Gesichtsfeld. (Bezeichnungen wie Abb. 17. (S. 49).

Kompliziertere Darstellungen szenischer Art erfaßt er in Anbetracht seiner allgemeinen Verlangsamung ziemlich prompt und richtig, wenn er nicht infolge seines Gesichtsfelddefektes wesentliche Einzelheiten übersieht, wie z. B. auf dem Schneeballbild den links unten versteckten Täter. Dagegen sind bei der tachistoskopischen Darbietung der „Weinlese" (Abb. 24 S. 59) die Zeiten deutlich verlängert. Die ersten Einzelheiten werden bei $^1/_{25}$ sec erkannt, doch erfaßt er in zahlreichen Expositionen bis zu 1 sec nur einzelne Details, die je nach der Blickrichtung wechseln, ohne daß er sie in einen sinnvollen Zusammenhang bringen kann. Deshalb wird der Sinn des Bildes erst bei Dauerexposition richtig erfaßt.

Optische Vorstellungen sind nicht gestört. Rote Gegenstände zählt er entsprechend seiner allgemeinen Verlangsamung nur spärlich auf, so daß er in 3 min nur auf 9 Objekte kommt. Aber selbst die schwierige Würfelaufgabe löst er mit einiger Nachhilfe richtig. Von den Heilbronner-Bildern erkennt er die Kirche beim ersten, den Fisch beim dritten Bild nach der ebenfalls guten Lösung „Bombe". Nur bei der Windmühle hat er wie viele Süddeutsche Schwierigkeiten, da sie ihm nicht geläufig ist; er erkennt sie erst beim siebenten Bild.

Sinnesphysiologische Untersuchung: Am grauen Perimeter sind die Außengrenzen für das weiße 10-mm-Objekt allseits wenig konzentrisch eingeengt (Abb. 29). Außerdem besteht in den linken Gesichtsfeldhälften ein großes parazentrales Skotom, das sich links etwas größer darstellt als rechts. Physiologische Farben 10/330 sind in den linken Gesichtsfeldhälften bis auf eine unbestimmte Wahrnehmung peripher vom Skotom ausgefallen, rechts konzentrisch eingeengt.

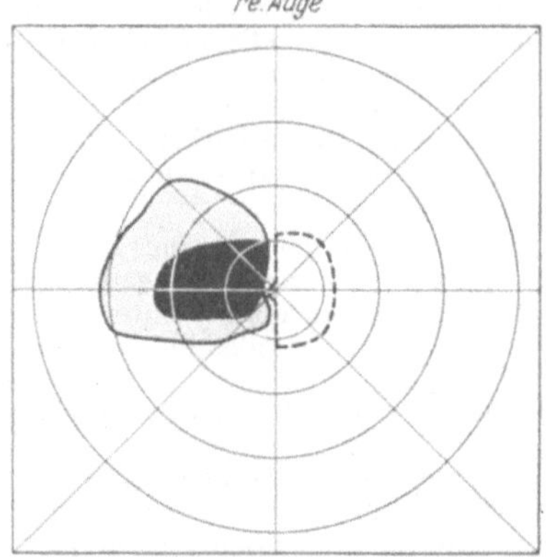

Abb. 30. *Hil.* Kampimetergesichtsfeld.
Schwarz — Skotom für weißes Objekt 60/1150.
Grau — Skotom für weißes Objekt 40/1150.
– – – – Außengrenzen für Rot 20/1150.
Die Kreise entsprechen jeweils 10° Abstand.

Am Kampimeter fallen Farben in der linken Gesichtshälfte vollkommen aus, rechts sind sie konzentrisch eingeengt (Abb. 30). Auch graue Objekte werden links nicht wahrgenommen. Für weiße Objekte 40/1150 besteht rechts ein Skotom von 3 bis 30°, für weiß 60/1150 ein Skotom von 3 bis 20°. Die Verschwindezeiten für rote Objekte 2 bis 20/1150 im horizontalen Meridian der rechten Gesichtsfeldhälfte (Tabo 0°) sind in Tabelle 8 zusammengestellt und daneben der prozentuale Funktionsausfall im Verhältnis zu den entsprechenden Normalwerten. Diese Werte zeigen, daß die prozentuale Verkürzung der Lokaladaptationszeiten bei allen Objektgrößen ungefähr gleich ist, abgesehen von den ganz kurzen Zeiten, bei denen sich geringfügige Messungsfehler verhältnismäßig stark auswirken. Die in der üblichen Weise durch Subtraktion von den Normalwerten errechneten Schadenskurven sind für die einzelnen Objekte in Abb. 31 zusammengestellt. Bei Exposition 1° links vom Fixierpunkt wird vom roten 10/1150 und 20/1150-Objekt jeweils nur die äußerste rechte Ecke für 4 bis 5 sec wahrgenommen ohne Unterschied zwischen den beiden Größen.

Im waagrechten Meridian der linken Gesichtsfeldhälfte (Tabo 180°) wurden die Verschwindezeiten für das weiße 60/1150-Objekt außerhalb des Skotoms bestimmt. Sie betrugen bei 25° 3 sec und bei 35° 5 sec. Die Wahrnehmungszeit für Farben wurde tachistoskopisch mit *Holmgreen*schen Wollproben geprüft. Die kräftigen Farben wurden bei $^1/_{100}$ bis $^1/_{50}$ sec erkannt, die blassen (rosa, hellblau, hellgelb, hellgrün) bei ½ sec. Sonst bestanden keine Störungen im Umgang mit Farben.

Tabelle 8. *Hil., Verschwindezeiten für rote Objekte 2—20/1150 im horizontalen Meridian des rechten Auges temporal vom Fixierpunkt (0° Tabo). Nasal werden die Objekte nicht wahrgenommen*
P = gemessene Verschwindezeiten in Sekunden.
N = Normalwerte.
% = Schaden in % der Normalwerte.

Fixierpunkt-abstand	2/1150			5/1150			10/1150			20/1150		
	P	N	%	P	N	%	P	N	%	P	N	%
0°	19	35	45,6	25	>120	>80	28	>120	>77	47	>120	—
1°	5	15	66⅓	10	35	71,5	20	78,2	74	38	>120	> 70
2°	6,7	9	25,6	6,5	20	67,5	9,8	37,8	74	17	69,7	76
3°	3,8	6	36,7	7,9	11	28	9,5	21,9	57	15	41,5	64
5°	1	2	(50)	1,8	6	(70)	7,6	10,4	30	14,6	22	34
7°	—	—	—	±	3	(100)	6	6,4	6	13	14	7
10°	—	—	—	—	—	—	6	4	0	8,8	8,7	0
12°	—	—	—	—	—	—	1,8	2	(10)	4,9	5,7	(12)
15°	—	—	—	—	—	—	—	—	—	—	—	—

Epikrise: Nach dem Resultat von Perimetrie und zentralem Visus scheint bei *Hil.* ein nicht ganz vollständiger Ausfall der linken Gesichtsfeldhälfte bei ungestörter Funktion der rechten zu bestehen. Die lokaladaptometrische Untersuchung enthüllt aber in der rechten Sehfeldhälfte einen pathologischen Funktionswandel, der eine Schädigung auch dieses Bezirks beweist. Wenn wir die Verkürzung der Verschwindezeiten als Maß dieser Schädigung ansehen, dann ist der Schaden in der Gesichtsfeldperipherie gering und nimmt im Zentralbereich nach dem Fixierpunkt hin sehr rasch zu. Diese Zunahme drückt sich in einem steilen Anstieg der ,,Schadenskurve" aus. Wie wir gemeinsam mit *Cibis*[32] zeigen konnten, entspricht einem solchen Verlauf der Schadenskurve eine verhältnismäßig umschriebene Schädigung der Area striata am Occipitalpol, der vermutlichen Repräsentationsstelle der Macula. Diese Annahme deckt sich auch bei *Hil.* mit der Verletzungsart, bei der es sich nach allem, was wir darüber wissen, um eine sehr umschriebene Verletzung durch den kleinen Stecksplitter am Occipitalpol gehandelt hat. Für die schwerer geschädigte linke Gesichtsfeldhälfte, bzw. rechten Area striata können wir diese Feststellung nicht mit der gleichen Sicherheit treffen, da die Schwere der Funktionsstörung eine genaue Funktionsprüfung unmöglich macht. Immerhin stellten wir in der linken Feldhälfte bei der Untersuchung mit hinreichend starken Reizen ein parazentrales bis 3⁰ an den Fixierpunkt reichendes Skotom fest, das sich bei Untersuchung mit stärkeren Reizen von der Peripherie her, nicht aber vom Fixierpunkt her einengen läßt. Dies beweist, daß die Schädigung in seinem zentralen Teil viel massiver ist als in seinem peripheren. Und wenn wir endlich noch die Verschwindezeit des weißen 60/1150-Objektes peripher vom Skotom hinzunehmen, so ist diese peripher bei 35⁰ mit 5 sec länger als zentralwärts bei 25⁰ mit 3 sec. Da sich die Normalwerte umgekehrt verhalten, ist der Schaden bei 25⁰ größer als bei 35⁰. Dies alles spricht dafür, daß die Schadenskurve in der linken Gesichtsfeldhälfte in gleicher Form verläuft wie in der rechten, nur in einem höheren Niveau, so daß die Funktion hier bis auf die geringen Reste vernichtet ist. Diese Verlaufsform der Schadenskurve repräsentiert das typische Bild, wie es bei verhältnismäßig umschriebenen Verletzungen der Sehsphäre am Occipitalpol auftritt: Infolge der eng benachbarten, aber durch die Falx getrennten Lage der beiden Areae striatae an der medialen Fläche der Occipitallappen kommt es zu symmetrischen, aber verschieden schweren Schädigungen der beiden Sehregionen.

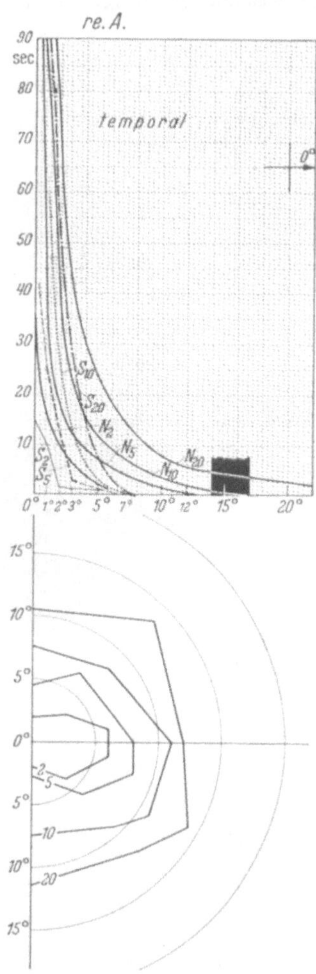

Abb. 31. *Hil.* Unten: Gesichtsfeldgrenzen für rote Objekte der Größen 2 bis 20/1150. Die Kreise entsprechen jeweils 5⁰ Abstand. Oben: Schadenskurven aus den Lokaladaptationszeiten der roten Objekte 2 bis 20/1150 (vgl. Tab. 8). Die Kurvenschar entspricht den Mittelnormkurven der Lokaladaptation für rote Objekte 2 bis 20/1150.

An agnostischen Störungen findet sich bei *Hil.* nur eine geringe Verlängerugn der Zeiten im tachistoskopischen Versuch als Ausdruck der sinnesphysiologischen Minderleistung im zentralen Bereich auch der rechten Gesichtsfeldhälfte. Im Ganzen ist diese aber noch ausreichend funktionstüchtig, so daß gröbere agnostische Störungen nicht auftreten.

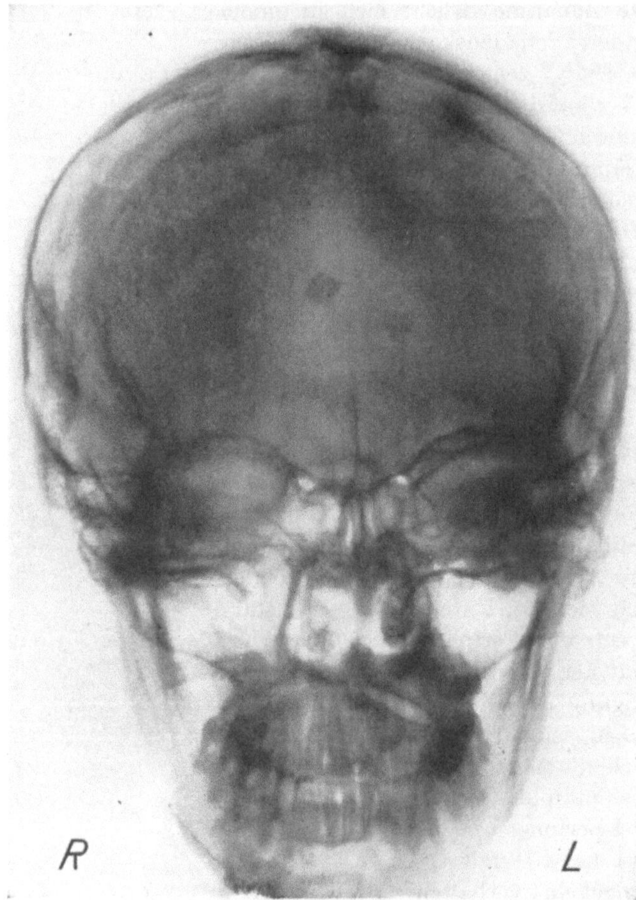

Abb. 32. *Schä.* Frontale Schädelaufnahme.

Beim nächsten Fall *Schä.* liegen die Verhältnisse im Groben so wie bei *Hil.* Es besteht eine homonyme Hemianopsie mit einem pathologischen Funktionswandel im Restgesichtsfeld, der noch ausgesprochener ist als bei *Hil.* Dementsprechend benötigt er auch im tachistoskopischen Versuch eher noch längere Zeiten, bietet aber sonst keinerlei agnostische Zeichen. Wir bringen auch ihn hauptsächlich wegen der Art der sinnesphysiologischen Störungen.

Fall 11: H. Schä., geb. 21. 3. 1924, Postbeamter. Wurde am 4. 1. 1943 an der linken Schläfenseite durch Granatsplitter verwundet. Über die unmittelbaren Folgen der Verwundung sind keine Unterlagen mehr vorhanden. *Schä.* war bis 19. 3. 1943 in verschiedenen Lazaretten in Behandlung, dann zunächst beim Ersatztruppenteil, ab Juli 1943 wieder an der Front. Hier traten Krampfanfälle auf, wegen der er am 14. 9. 1943 erneut ins Lazarett kam. Beobachtung bei uns von 20. 12. 1943 bis 2. 2. 1944.

Schä. klagte bei der Aufnahme noch über eine Sehstörung: Er kann nach rechts hin nichts sehen und im ganzen ist das Sehen auf dem rechten Auge schlechter als auf dem linken. Öfters treten Schwindelanfälle auf, die bisweilen zu Bewußtlosigkeit und Krampfanfällen führen. Zeitweilig Kopfschmerzen; ist vergeßlich geworden.

Körperlicher Befund: Erbsengroße Narbe über dem hinteren Drittel des linken Jochbeins (in Abb. 33 durch einen Ring markiert). Röntgenologisch (Abb. 32, 33) Impressionsfraktur im Bereich der linken Schläfenschuppe mit einigen oberflächlichen Knochensplittern; erbsen-

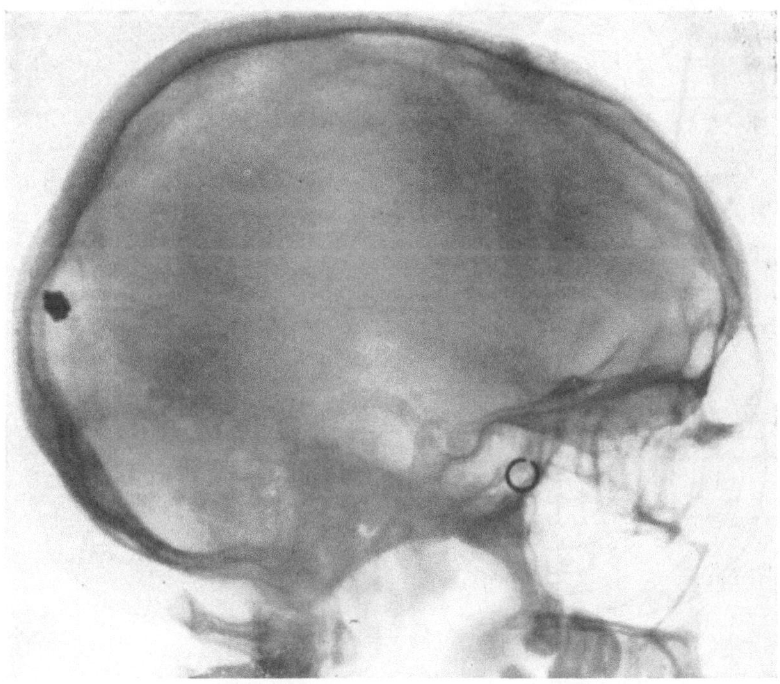

Abb. 33. *Schä.* Seitliche Schädelaufnahme. Einschußnarbe durch Ring markiert.

großer Granatsplitter am Hinterhauptspol unmittelbar rechts von der Mittellinie, der Innenfläche des Schädels fast anliegend (bei einer späteren Entfernung des Splitters fand sich dieser 2 mm unter der Hirnoberfläche). Visus nach Korr rechts 5/10, links 5/5. Homonyme Hemianopsie nach rechts. Sonst neurologisch kein krankhafter Befund.

Psychischer Befund: Schä. ist klar, orientiert und geordnet. Er ist in seinen Denkabläufen deutlich verlangsamt. Unanschauliche Gedankengänge faßt er nur schwer und langsam und hat auch gelegentlich in der Wortfindung leichte Schwierigkeiten. Außerdem ist er bei längerer psychischer Beanspruchung leicht ermüdbar, kann sich dann nur schlecht konzentrieren und weicht vor weiteren Aufgaben aus. Affektiv wirkt er eher stumpf.

Optische Untersuchungen: Bei freier Betrachtung treten im Erkennen von Gegenständen und Bildern keinerlei Schwierigkeiten auf. Tachistoskopisch wird ein Bleistift bei $^1/_{50}$ sec, eine Uhr bei $^1/_{10}$ sec erkannt. Auch zum Erkennen von tachistoskopisch projizierten farbigen Bilder benötigt *Schä.* $^1/_{10}$ bis $^1/_2$ sec.

Die optischen Vorstellungen sind ganz ungestört. Rote Gegenstände und Bäume zählt er langsam aber ziemlich reichlich auf. Durcheinandergezeichnete Gegenstände erkennt er ohne Schwierigkeiten, auch die Sinnwidrigkeiten in Abb. 23 erfaßt er prompt. Bei den Kippfiguren zeigt sich ein vermehrtes Haften an der ersten Einstellung; die zweite Fassung findet er erst mit Nachhilfe. Zeichnen langsam aber ziemlich gut, auch eine ungewöhnliche Einstellung (Flasche von oben) gewinnt er sehr prompt. Die Würfelaufgabe löst er mit leichter Nachhilfe richtig.

Sinnesphysiologische Untersuchungen: Die Gesichtsfelduntersuchung mit Objekten 10/330 am grauen Perimeter ergibt bei Untersuchung an verschiedenen Tagen und durch verschiedene Untersucher sehr wechselnde Gesichtsfeldbefunde (Abb. 34a bis c). Diese zeigen teils das Bild einer konzentrischen Einengung, teils eine unvollständige rechtsseitige Hemianopsie, teils eine komplette rechtsseitige Hemianopsie mit erheblicher konzentrischer Einengung der linken Gesichtsfeldhälfte. Diese letztere Form ergibt sich konstant bei der kampimetrischen Untersuchung. Bei der lokaladaptometrischen Funktionsanalyse des besseren linken Auges mit roten Objekten 20/1150 (Abb. 35) fällt die rechte Gesichtsfeldhälfte bis auf die 10 sec dauernde Wahrnehmung des unmittelbar neben dem Fixierpunkt gelegenen Objektes

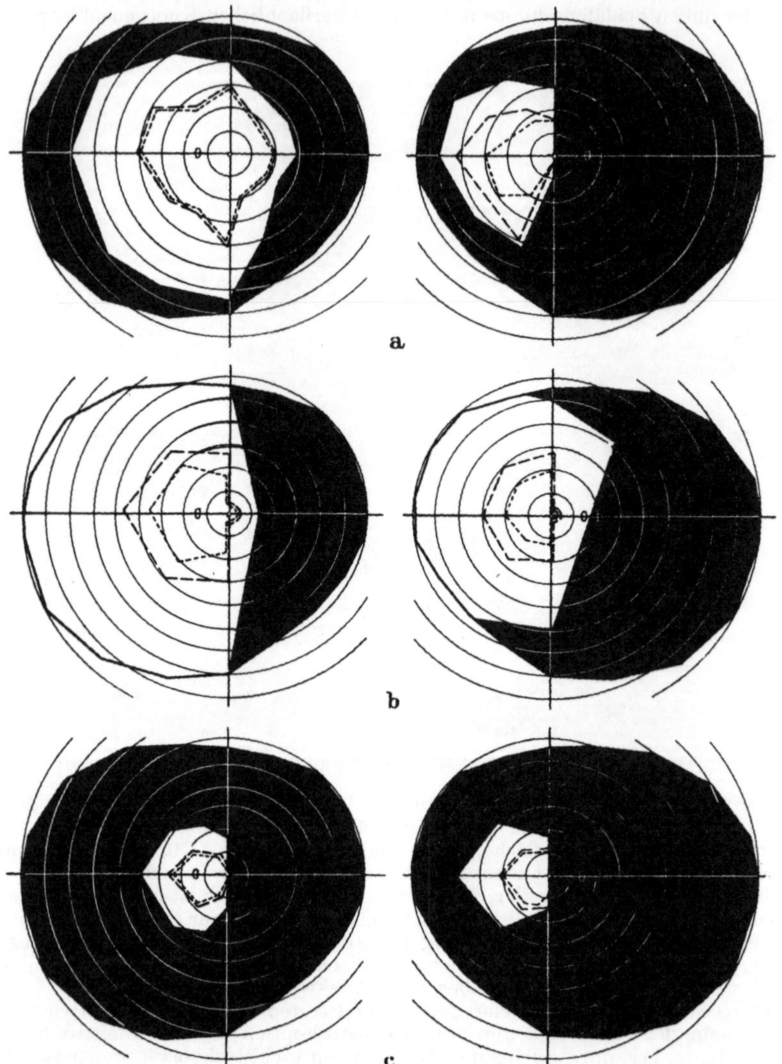

Abb. 34. *Schä.* Verschiedene Gesichtsfeldbefunde. [Bezeichnungen wie Abb. 17 (S. 49).

vollständig aus. Die linke Gesichtsfeldhälfte ist peripher erheblich eingeengt und das erhaltene Restgesichtsfeld in der Funktion schwer beeinträchtigt. Selbst im Fixierpunkt beträgt die Verschwindezeit nur 18 sec gegenüber einem Normalwert von weit über 2 min. Einer besonderen Betrachtung bedarf noch das Verhalten der Verschwindezeiten im und unmittelbar am Fixierpunkt. Am deutlichsten wird dies am rechten Auge bei der Untersuchung mit roten Objekten 10/1150. Hier findet sich bei Exposition des Objektes im Fixierpunkt, d. h. wenn der Pat. die Mitte des Objektes fixiert (Stellung a in Abb. 36), eine Verschwindezeit von 13 sec. Werden 2 Objekte unmittelbar neben dem Fixierpunkt geboten (Stellung b und c in Abb. 36), d. h. bei einem Abstand des Objektmittelpunktes vom Fixierpunkt von 0,35°, so verschwindet das temporal gelegene nach 1,7 sec, das nasal gelegene nach 17 sec, also etwas später als im Fixierpunkt selbst. Auf die Bedeutung dieses Versuchs wird in der Epikrise noch besonders einzugehen sein.

Bei Prüfung des Sehschärfegesichtsfelds mit *Snellen*schen Zahlen verschiedener Größe findet sich eine ähnliche Minderleistung des ganzen Gesichtsfeldes. In den rechten Gesichtsfeldhälften werden bei diesem Versuch überhaupt keine Formen wahrgenommen. Im waagrechten Meridian der linken Feldhälfte (Tabo 180°) werden die Sehzeichen von 30° ab als formlose Helligkeit wahrgenommen, aber auf dem linken Auge die *Snellen*-Größe 20 erst von 13° ab, die *Snellen*-Größe 5 von 7° ab erkannt. Auf dem rechten Auge werden beide erst im Fixierpunkt sicher erkannt.

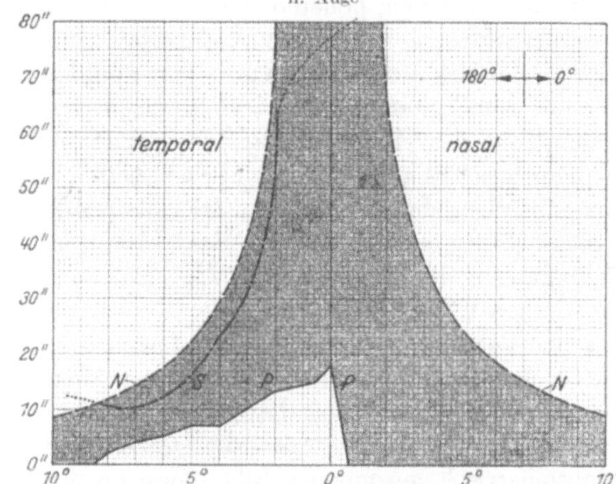

Abb. 35. *Schä.* Funktionsdiagramm für Rot 20/1150. Bezeichnungen wie Abb. 19 (S. 52).

Der Farbsinn, geprüft mit den *Homgreen*schen Wollproben, ist nicht gestört; vorgezeigte Farben werden rasch, sicher und richtig benannt, Farbreihen werden ausgesucht und sofort nach ihrem Helligkeitsgrad geordnet. Nur im tachistoskopischen Versuch macht sich ein erhöhter Zeitbedarf für das Erkennen von Farben bemerkbar. Es werden zwar kräftige Farben der *Homgreen*schen Wollproben bis $^1/_{300}$ sec erkannt, aber dunkle bei $^1/_{10}$ sec und sehr blasse bei 1 sec. Die *Stilling*schen Tafeln werden abgesehen von einem Fehler (Tafel 10) rasch und fehlerfrei gelesen.

Epikrise: Die agnostischen Störungen beschränken sich wie bei den vorhergehenden Fällen auf einen vermehrten Zeitbedarf bei allen tachistoskopischen Untersuchungen. Dagegen sind die sinnesphysiologischen Ausfälle in verschiedener Hinsicht aufschlußreich für die Funktionsweise des optischen Systems. Bei wenigstens links normalem zentralem Visus besteht im groben eine rechtsseitige homonyme Hemianopsie, die bei verschiedenen Untersuchungen in ihrem Ausmaß wechselt. Zeitweilig ist rechts noch ein Funktionsrest nachzuweisen, allerdings nur bei der Untersuchung mit 10/330-Objekten, und auch dann nicht konstant. In den linken Gesichtsfeldhälften sind die Außengrenzen ebenfalls inkonstant und schwanken zwischen etwa normalen Werten und einer beträchtlichen konzentrischen Einengung. Wenn wir lokaladaptometrisch ein Funktionsdiagramm des Restgesichtsfeldes aufnehmen, so finden wir im gesamten Gesichtsfeld einen pathologischen Funktionswandel von so erheblichem Ausmaß, daß die Verschwindezeiten für das 20/1150-Objekt überall unter 20 sec bleiben. Soweit wir die Schadenskurve bestimmen können (in der linken Gesichtsfeldhälfte) verläuft sie also ganz in der Nähe der Normalkurve. Dieses Ausmaß des Schadens, der nur einen geringen Funktionsrest übrig läßt, erklärt die erheblichen Schwankungen der Gesichtsfeldgrenzen bei der Perimetrie. Denn bei der geringen funktionellen Höhe gerade der Außenbezirke des Sehfeldes müssen schon geringe Veränderungen der Untersuchungsbedingungen (Helligkeitsschwankungen, allgemeine und spezielle Ermüdung des Sehorgans usw.) zu beträchtlichen Schwankungen der Gesichtsfeldgrenzen führen. In der rechten Gesichts-

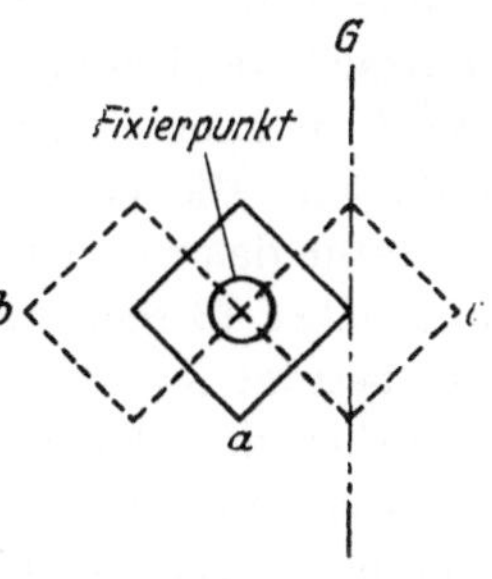

Abb. 36.

feldhälfte läßt sich die Schadenskurve mit den von uns benützten Objekten nicht bestimmen, da sie gar nicht wahrgenommen werden. Aber die sehr wechselnden Außengrenzen für die 10/330-Objekte auch in der rechten Feldhälfte zeigen, daß hier die Schadenskurve so wie links in unmittelbarer Nähe der Normalkurve verläuft, nur auf einem höheren Niveau, so daß das 20/1150-Objekt gar nicht, wohl aber der stärkere Reiz der 10/330-Objekte gelegentlich zu einer Wahrnehmung führt. Die Verhältnisse liegen also ganz analog wie beim vorhergehenden Fall *Hil.*, nur mit dem Unterschied, daß sich bei diesem die Schädigung mehr auf die zentralen Teile des Gesichtsfeldes konzentriert und die Peripherie verhältnismäßig weniger geschädigt ist, während sich bei *Schä.* der Schaden gleichmäßiger auf das ganze Gesichtsfeld verteilt. Hieraus resultiert bei *Hil.* unter entsprechenden Untersuchungsbedingungen ein Zentralskotom, während bei *Schä.* unter gleichen Bedingungen die physiologische Überlegenheit des Zentralbereichs zu einer konzentrischen Einengung führt. Diese Funktionsanalyse fügt sich gut in die anatomischen Verhältnisse ein. Nach der Lage des Einschusses in der linken Temporalregion und des Splitters rechts von der Mittellinie am Hinterhauptspol dürfte dieser den linken Occipitallappen durchschlagen, den rechten aber nur noch leicht lädiert haben. Auch die übrigen Befunde entsprechen dem lokaladaptometrisch gewonnenen Bild. Zwar erreicht *Schä.* bei der Sehschärfeprüfung wenigstens auf dem besseren Auge noch einen zentralen Visus von 5/5, aber nach der Peripherie hin nimmt die Sehschärfe sehr rasch ab und die Minderleistung auch des zentralen Bereichs tritt deutlich hervor unter den erschwerenden Bedingungen des tachistoskopischen Versuchs. Besonders eindrucksvoll ist die Grenze der Leistungsfähigkeit des Sehorgans bei der tachistoskopischen Untersuchung der Farbwahrnehmung: Während kräftige Farben noch bei der normalen Zeit von $^1/_{300}$ sec erkannt werden, benötigt *Schä.* zum Erkennen blasser Farben eine volle sec (normal $^1/_{50}$—$^1/_{100}$ sec). Es erscheint uns bemerkenswert, wie wenig die Minderleistung des ganzen Sehorgans in der üblichen Prüfung von Sehschärfe und Gesichtsfeld zum Ausdruck kommt.

Noch in einer anderen Hinsicht sind die bei *Schä.* erhobenen Befunde aufschlußreich. Die Verschwindezeiten im Bereich des Fixierpunktes verhalten sich so, daß für das rote Objekt der Größe 10/1150 die Verschwindezeiten im Fixierpunkt selbst 13 sec, unmittelbar rechts davon 1,7 sec, unmittelbar links davon 17 sec beträgt (S. 68). Es ist also hinsichtlich des Funktionswandels und damit hinsichtlich der Dauerleistung der linke paramaculäre Bereich besser gestellt als der Fixierpunkt selbst. *Fuchs*[52] hat über Verlagerungserscheinungen bei Hemianopischen berichtet, derart, daß sich der Fixierpunkt, der ja normalerweise mit der Macula zusammenfällt, von dieser weg und nach dem Zentrum des Restgesichtsfeldes hin, d. h. anatomisch ausgedrückt nach der Netzhautperipherie hin, verlagert. *Fuchs* spricht in diesem Zusammenhang von der Entstehung einer funktionellen oder psychischen, *Gelb*[55] von einer vikariierenden Fovea centralis. Es scheint und durchaus denkbar, daß dieses Phänomen, das *Fuchs* und *Gelb* auf psychologische Gestaltfaktoren beziehen, durch eine physiologische Überlegenheit des paramacularen Bezirks über die Macula bedingt ist. Wir finden dieses Verhalten nicht regelmäßig, aber doch bei einem Teil der Hemianopischen in gleicher Weise wie bei *Schä.* Teleologisch gesprochen würde dann der Patient also bei der Wahl seines Fixierpunktes auf die in der Macula vorhandene größere Sehschärfe verzichten zugunsten einer größeren Stabilität der optischen Eindrücke in der „vikariierenden Fovea“. Diese Vermutung wird noch bestärkt durch die Beobachtung von *Fuchs*, daß solche Patienten bei Fixation Zitterbewegungen der Augen zeigen, die er auf einen Wettstreit zwischen der anatomischen und der funktionellen Fovea bezieht. Solche Zitterbewegungen sind aber ein häufiger Kompensationsmechanismus zur Ausschaltung einer pathologisch gesteigerten Lokaladaptation wie z. B. auch der Pendelnystagmus bei angeborener Schwachsichtigkeit.

Die zentralen Verschwindezeiten bei *Schä.* werfen aber noch ein anderes Problem auf. Wie sich aus Abb. 36 ergibt, überschneiden sich bei der gewählten Versuchsanordnung die einzelnen Objekte, d. h. die verschiedenen Reize treffen teilweise identische Netzhautstellen. Unter der Voraussetzung einer reinen Punkt-zu-Punkt-Projektion der Netzhaut auf die Hirnrinde und einer scharfen, etwa durch die Linie G in Abb. 36 dargestellten Grenze des Defektes müßte man erwarten, daß das Objekt c von Anfang an nur halb gesehen wird, daß aber die Verschwindezeit dieses halben Objektes der des Objektes a entspricht. Aber auch wenn wir nicht von der irrigen Annahme einer scharfen Defektgrenze ausgehen, sondern einen stetigen Übergang vom Restgesichtsfeld zum Defekt voraussetzen, müßte sich die Veränderung der Verschwindezeit im fraglichen Bereich bei einem reinen „Abklatsch“ der sinnesphysiologischen Erregungsvorgänge in den „elementaren Sinnesempfindungen“ dahin auswirken, daß das Objekt nicht simultan, sondern allmählich von rechts her verschwindet, entsprechend der Zunahme des Funktionswandels nach dem Defekt hin. Dieses Verhalten findet sich manchmal (z. B. bei *Ste.*, S. 96) aber keineswegs immer. In einem Teil der Fälle wird das Objekt stets ganz wahrgenommen und verschwindet auch als Ganzes. Dies entspricht den bekannten, besonders von *Fuchs*[52] genauer untersuchten Phänomen der „totalisierenden Gestaltauffassung“, wonach die in einen hemianopischen Defekt fallenden Teile einer markanten Gestalt ergänzt werden, so daß in der Wahrnehmung die unversehrte Gesamtgestalt auftaucht. Es gibt also hier zwei verschiedene Arten der Wahrnehmung: die totalisierende oder integrierende Ergänzung zur vollendeten Gestalt und den dissoziierten Gestaltzerfall. Welche Faktoren die eine oder die andere Form der Wahrnehmung bedingen, vermögen wir nicht anzugeben.

Das Phänomen der totalisierenden Gestaltauffassung ist das Produkt einer integrativen Verarbeitung des peripheren Reizes durch das Nervensystem. Bemerkenswert ist in diesem Zusammenhang aber, daß die Verschwindezeiten mit wachsender Entfernung vom Defekt ständig zunehmen — mit anderen Worten: je größer der Teil des Objektes, der aus dem Defekt herausfällt, desto länger ist die Wahrnehmungsdauer. Die „Empfindungsdauer“ ist also nicht eine für jede Sehfeldstelle konstante Größe, sondern sie hängt ab von dem funktionellen Zusammenhang, in dem die betreffende Netzhautstelle den jeweils objektiv gleichen Reiz aufnimmt. Dies heißt aber, daß schon bei der so elementar erscheinenden Farb-„Empfindung“ (für Helligkeiten würde dasselbe gelten) der periphere Reiz einer integrativen Verarbeitung durch das Nervensystem unterliegt. Im vorliegenden Fall führt die integrative Verarbeitung des Reizes zu einer aufzeigbaren Veränderung zeitlicher Verhältnisse durch räumliche Faktoren, zu einer raumzeitlichen Transformation. Diese Feststellung zeigt, daß auch der durch die

Lokaladaptometrie bestimmte Funktionswandel kein absolutes Maß des Schadens liefert, den jedes einzelne Element des optischen Systems erlitten hat, wenn er auch ein besseres Bild von den veränderten funktionellen Abläufen im geschädigten System gibt, als die bisher gebräuchliche „statische Bestandaufnahme“ von Gesichtsfelddefekt und Sehschärfe, in die der Funktionswandel notwendigerweise als Fehlerquelle eingehen muß. Für unsere Vorstellungen von der Funktionsweise des Nervensystems sind diese Dinge von grundlegender Bedeutung.

Auch den folgenden Fall *Schmi.* bringen wir vorwiegend wegen seiner sinnesphysiologischen Befunde, obwohl er im tachistoskopischen Versuch auch agnostische Minderleistungen zeigt, die in ihrem Ausmaß scheinbar über den sinnesphysiologischen Ausfall hinausgehen, da sich der letztere unter den gewöhnlichen Untersuchungsbedingungen nur in einem kleinen Parazentralskotom für Farben im rechten unteren Quadranten bei normalen Gesichtsfeldaußengrenzen und normalem Visus ausdrückt.

Fall 12: O. Schmi., geb. 30. 1. 1912, Student. *Schmi.*, der als Beobachter bei der Luftwaffe einen völlig normalen Augenbefund bei sehr guten Sehleistungen aufzuweisen hatte, wurde am 6. 2. 1944 durch ein Infanteriegeschoß am Hinterkopf verwundet. Kam wenige Stunden später in leicht benommenem Zustand ins Lazarett, klagte über verschwommenes Sehen; Lähmungen bestanden nicht. Bei der sofort angeschlossenen Wundversorgung wurde eine daumennagelgroße Impression an der Protub. occipit. entfernt; die Dura war stellenweise abgeschürft, aber von normaler Farbe und Pulsation, so daß sie nicht eröffnet und die Wunde primär verschlossen wurde. Beim Abtransport mußte er am 16. 2. aus dem Lazarettzug ausgeladen werden, weil er durch die Erschütterung starke Kopfschmerzen bekam. Er klagte auch jetzt noch über verschwommenes Sehen; ein krankhafter neurologischer Befund bestand nicht. Die Kopfschmerzen hatten sich bis zum 26. 2. wieder verloren. Am 15. 3. wurde *Schm.* von uns konsiliarisch untersucht. Es bestand lediglich Nystagmus beim Seitwärtsblick und allgemein lebhafte Reflexerregbarkeit bei starker vegetativer Labilität, so daß die Diagnose auf eine unkomplizierte Gehirnerschütterung gestellt wurde. Am 13. 6. 1944 wurde er bei uns aufgenommen.

Eigene Angaben: Von der Verwundung hat er selbst nichts bemerkt. Er war ganz kurze Zeit bewußtlos und noch einen Tag stark benommen, hat an diese Zeit nur eine lückenhafte Erinnerung. Als er wieder klarer war, sah er alles wie durch einen grauen Nebel, konnte nicht lesen. In der Folgezeit wurde der Nebel lichter und löste sich schließlich in einzelne Flecke auf; nach 3 Wochen konnte er wieder selbst lesen und schreiben, bei längerem Lesen „fielen aber die Buchstaben durcheinander“. Die Besserung schritt fort bis 8 Wochen vor der Aufnahme, seither ist ein Stillstand eingetreten. Jetzt ist die Sehschärfe noch herabgemindert, außerdem hat er rechts unten im Gesichtsfeld einige dunkle Flecken, in deren Bereich er nichts sieht; nachts sieht er noch den Nebel wie in der ersten Zeit nach der Verwundung. In der ganzen rechten Körperhälfte ist das Gefühl noch etwas schwächer als links.

Körperlicher Befund: In Hinterhauptsmitte findet sich unter einer reizlosen Narbe eine 3 cm lange, senkrecht verlaufende, tief eingezogene Knochenrille ohne Pulsation. Röntgenologisch handelt es sich um einen schmalen, glattrandigen Knochendefekt im oberen Teil der Hinterhauptsschuppe, etwas links von der Mittellinie. Beim Seitwärtsblick tritt ein Nystagmus in der Blickrichtung auf, nach rechts stärker als nach links. Geringe subjektive Hypästhesie auf der ganzen rechten Körperhälfte ohne faßbare Ausfälle bei der Untersuchung. Visus nach Korr rechts 5/5, links 5/4. Im Gesichtsfeld homonymes Skotom für Farben im rechten unteren Quadranten, vom Fixierpunkt bis 10^0 in die Peripherie reichend. Sonst kein krankhafter neurologischer Befund.

Psychischer Befund: Schmi. ist völlig klar, orientiert und geordnet. Er zeigt guten eigenen Antrieb, interessiert sich für seine Umgebung, findet sich in neuen Situationen rasch zurecht. In der Unterhaltung ist er attent, führt sie auch von sich aus weiter und kann sich bei Themawechsel ohne Schwierigkeiten umstellen. Er ist sicher von überdurchschnittlicher Intelligenz, erklärt abstrakte Begriffe, Unterschiede usw. klar und prägnant, Vorstellungen stehen ihm reichlich zur Verfügung; dabei hat er die spontane Tendenz, seine Vorstellungen nach bestimmten Gesichtspunkten zu ordnen; so ordnet er beispielsweise bei der Aufzählung der Raubtiere diese systematisch nach Katzen, Bären, kleinen Raubtieren, Raubvögeln, -fischen usw. Bei der psychologischen Prüfung ebenso wie bei den optischen Untersuchungen ist *Schmi.* ausgesprochen ehrgeizig und versucht beste Leistungen zu zeigen.

Optische Untersuchungen: Bei der freien Betrachtung von Gegenständen und Abbildungen bestehen keinerlei Schwierigkeiten. Bei der tachistoskopischen Darbietung werden die meisten Gegenstände bei $^1/_{50}$ bis $^1/_{25}$ sec erkannt, nur für die Zinntube benötigt er $^1/_5$ sec. Dabei fällt auf, daß *Schmi.* alle Gegenstände zunächst flächenhaft sieht und daß es verhältnismäßig langer Expositionszeiten bedarf, bis er einen plastischen Eindruck gewinnt; so erscheint ihm z. B. die Tube noch bei $^1/_{10}$ sec als „flacher Gegenstand mit Farbreflex".

Den Sinn bildlich dargestellter Szenen erfaßt er bei freier Betrachtung prompt, äußert ihn beim Schneeball- und Blindekuh-Bild auch sofort ohne vorher auf Einzelheiten einzugehen. Nur bei der Fensterpromenade irritiert ihn zunächst die schlechte zeichnerische Ausführung des Bildes:

„Kann mir nicht denken, warum da jemand liegt ... Also ein Herr in Biedermeier zieht vor 2 Damen im Fenster freundlich zum Gruß den Hut. Am Fenster ein Rosenstock. Von rechts kommt eine Mutter mit einem Kind auf dem Arm. Der vor den Füßen des Herrn liegende Junge ist anscheinend ausgeglitten und die Mutter will sich anscheinend dafür entschuldigen. Anders kann ich's nicht erklären ... Nein es kann auch anders sein: Der grüßende Herr hat ihn nicht gesehen und hat ihn umgeworfen; das sieht man am besorgten Gesicht der Mutter." (Alles spontan.) [Weshalb vorher anders?] „Konnte mir erst nicht denken, daß der Junge gegen den Mann geprallt ist, der liegt so komisch da. Aber man sieht es an den Gesichtszügen der Mutter."

Größere Schwierigkeiten hat *Schmi.*, wenn er im tachistoskopischen Versuch eine größere bildliche Darstellung erfassen soll. Hierbei fällt zunächst eine starke Vernachlässigung der rechten Bildhälfte auf. Aber darüber hinaus macht er im Erfassen der einzelnen Details so viele Fehler, daß er beim Versuch, diese fehlerhaften Details zu einer Gesamtkonzeption zu vereinigen, zu agnostisch anmutenden Fehldeutungen kommt. Nachfolgend das Protokoll von der tachistoskopischen Darbietung des Bildes „Weinlese" (Abb. 24 S. 59):

1. $^1/_{100}$ sec „Außen weißer Rand. Innen schattig mit verschiedenen Farben."
2. $^1/_{50}$ sec „Links steht ein Haus, am oberen Rand wolkenloser Himmel."
3. $^1/_{50}$ sec „Oben Beschriftung. Bild schmal schwarz umrandet. Sonst keine Einzelheiten."
4. $^1/_{50}$ sec Hat jetzt den Eindruck von 2 nebeneinander liegenden Bildern.
5. $^1/_{25}$ sec „Wieder *ein* Bild. Links steht ein Haus, ich glaube ein Baum davor."
6. $^1/_{25}$ sec „Wieder 2 Bilder, durch einen weißen Rand getrennt. Links ein Haus mit Baum."
7. $^1/_{10}$ sec „Auf dem linken Bild in der oberen Ecke ein kleines Haus außer dem großen. Im Vordergrund ein Platz."
8. $^1/_{10}$ sec „Das große Haus hat ein braunes Ziegeldach, ist mit einer Veranda umgeben, die mit überdacht ist. An den Ecken schmale Säulen."
   [Achten Sie mehr auf das rechte Bild!]
9. $^1/_{10}$ sec „Auf dem rechten Bild eine Dorfstraße, auf der jemand entlangläuft."
10. $^1/_{10}$ sec „Es scheint noch mehr auf dem Bild zu sein, aber es war zu kurz."
11. $^1/_{10}$ sec „Auf dem linken Bild sind noch mehr Häuser, auf der rechten Seite führt eine Straße nach hinten. In der rechten unteren Ecke (des linken Bildes) steht jemand mit dem Gesicht zum Beschauer."
12. $^1/_{10}$ sec „Die Person jetzt deutlicher gesehen mit dem Blick zum Beschauer."
13. $^1/_5$ sec „Auf dem linken Bild im Mittelgrund 2 Personen, es sieht so aus, als ob sie in höherem Gras stünden."
14. $^1/_5$ sec „Im Mittelgrund ein Weinberg" (an den Stöcken erkannt).
15. $^1/_5$ sec „Eine Frau mit langem, rosa Kleid im Mittelgrund."
16. $^1/_2$ sec „Die beiden Personen stehen nicht im Feld, sondern vor dem Weinberg und hantieren in gebückter Stellung. Das kleine Haus erscheint jetzt wie auf einem Berg."
17. $^1/_2$ sec „Weinernte. In der linken unteren Ecke vor dem großen Haus liegen mehrere braune Fässer."

Die optischen Vorstellungen erweisen sich als völlig ungestört und entsprechen durchaus den übrigen guten Leistungen bei der psychologischen Prüfung. Alle Heilbronner-Reihen werden bereits beim ersten Bild erkannt. Auf Befragen gibt *Schmi.* nur an, daß er sich in neuer Umgebung nicht mehr so rasch zurechtfindet wie vor der Verwundung, weil ihm markante Orientierungspunkte, z. B. ein auffälliges Gebäude, nicht mehr so auffallen wie früher. Dagegen könne er sich Gesichtszüge noch sehr gut merken; erkennt auch nach einigem Überlegen Ref. spontan wieder nach einer einmaligen Untersuchung vor 3 Monaten.

Sinnesphysiologische Untersuchung: Visus nach Korr. rechts 5/5, links 5/4. Bei der Gesichtsfelduntersuchung mit Objekten 10/330 (Abb. 37) ergeben sich normale Außengrenzen für weiß und Farben, aber ein Skotom für Farben im rechten unteren Quadranten vom Fixierpunkt 10° in die Peripherie reichend, rechts unter Einbeziehung des blinden Flecks. Bei der kampimetrischen Untersuchung mit grauen Objekten 5/1150 (Abb. 38) ist der ganze periphere Teil des rechten unteren Quadranten ausgefallen; dieser Defekt ist durch einen funktionstüchtigen

Streifen zwischen 10^0 und 20^0 von dem zentralen Skotom getrennt. Für graue Objekte der Größe 1/1150 ist auch dieser Streifen ausgefallen, so daß nun ein vollständiger Ausfall des rechten unteren Quadranten besteht. Im Gegensatz zu dem eng begrenzten Funktionsausfall bei der Perimetrie sind die Verschwindezeiten fast im ganzen Gesichtsfeldbereich pathologisch. Im Meridian $135^0/315^0$, der durch das Skotom geht (Abb. 39), findet sich für Farbobjekte 20/1150 im rechten unteren Quadranten ein völliger parazentraler Ausfall, der dem Skotom entspricht, während peripher von 6^0 bis 15^0 wieder ein Funktionsrest erhalten ist (die Grenzen entsprechen nicht genau dem darunter wiedergegebenen Gesichtsfeld, da dieses vom grauen Objekt 5/1150 stammt, das Funktionsdiagramm aber vom roten Farbobjekt 20/1150).

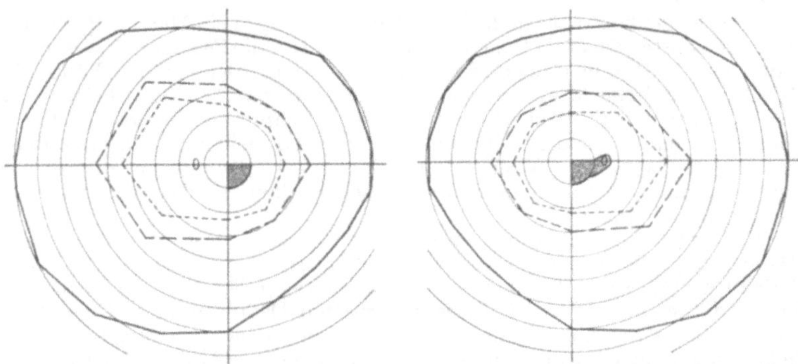

Abb. 37. *Schm.* Gesichtsfeld. Bezeichnungen wie Abb. 17 (S. 49). Grau — Skotom für Farben 10/330.

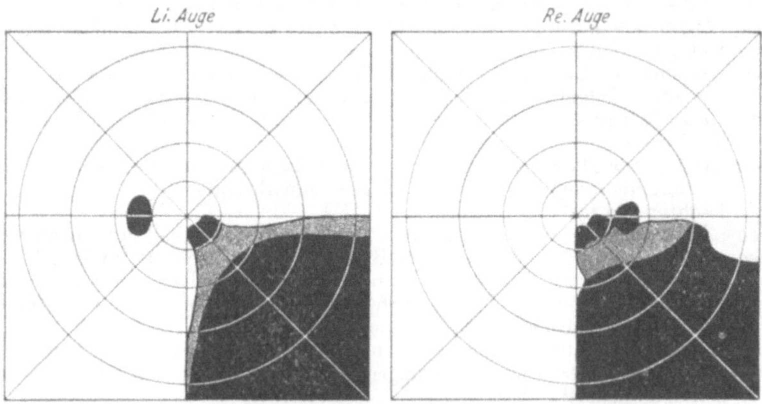

Abb. 38. *Schm.* Kampimetergesichtsfeld.
Schwarz — Ausfall für graues Objekt 5/1150.
Grau — Ausfall für graues Objekt 1/1150.
Die Kreise entsprechen jeweils 10^0 Abstand.

Die Wahrnehmungszeit der Farben beträgt im tachistoskopischen Versuch für die 20/1150-Objekte $^1/_{25}$ bis $^1/_5$ sec, für die 10/1150-Objekte $^1/_{10}$ bis 1 sec. Am Anomaloskop wird eine normale Rayleighgleichung eingestellt, bei längerer Betrachtung verschwinden aber die anfänglich wahrgenommenen Unterschiede ungleicher Farbeinstellungen (Farbenasthenopie nach *Engelking*). Anfangs sind dabei längere Betrachtungszeiten von 40 bis 50 sec auch für relativ geringfügige Farbunterschiede (50 Li-Tl-Gemisch/42 Na) erforderlich, aber bei längerer Versuchsdauer sinken sie immer mehr ab, so daß schließlich die Einstellung 10 der Li-Tl-Trommel, also fast rein grünes Licht, schon nach 4 sec als farbgleich mit dem gelben Na-Licht (Einstellung 80) angesehen wird. Von den *Stilling*schen Tafeln wird nur Nr. 18 nicht erkannt.

Die Dunkeladaptation ist nicht beeinträchtigt. An den Pulfrichtafeln benötigt *Schmi.*, der vor der Verwundung als Flieger ein sehr gutes räumliches Sehen gehabt hatte, stets 6—10 sec gespannter Konzentration, ehe er räumlich sieht (vgl. hierzu das späte Auftreten des räumlichen Eindrucks im tachistoskopischen Versuch. S. 73).

Epikrise: Wenn wir uns zunächst dem sinnesphysiologischen Ausfall zuwenden, so beschränkt sich dieser bei den üblichen Untersuchungsmethoden auf ein kleines parazentrales Quadrantenskotom für Farben bei normalen Gesichtsfeldaußengrenzen und normalem Visus. Er scheint also von eng begrenzter Lokalisation zu sein und die Leistungsfähigkeit des Gesamtorgans in keiner Weise zu beeinträchtigen. Ein ganz anderes Bild ergibt die Untersuchung des Funktionswandels mit der Lokaladaptation. Diese zeigt, daß keine Stelle des Sehfeldes normale Funktionen aufweist*, sondern in allen ein Funktionswandel pathologischen Ausmaßes besteht. Wenn wir zu den gemessenen Verschwindezeiten die Schadenskurve konstruieren (Abb. 39), so zeigt diese zwei Hälften von Glockenform, die an der Mittelachse (entsprechend dem Fixierpunkt) eine Höhenverschiebung aufweisen, sonst aber etwa symmetrisch sind. Diese Höhendifferenz entspricht anatomisch wieder dem Übergang von einer Area striata zur andern und der verschieden schweren Schädigung der beiden Hirnhälften. Die Schadenskurve unterscheidet sich von denen der vorhergehenden Fälle *Hil.* (Abb. 31, S. 65) und *Schä.* (Abb. 35, S. 69) durch ihre geringe Höhe und durch ihren steilen Anstieg in einem bestimmten Bereich ihres Verlaufs. Hierdurch liegt sie in diesem Bereich — und nur in diesem — über der normalen Funktionskurve, d. h. der Schaden vernichtet hier die normale Funktion vollständig — es entsteht ein Skotom. Im anderen in Abb. 39 dargestellten Quadranten liegt die Schadenskurve niedriger, sie erreicht die normale Funktionskurve nicht, so daß überall eine Restfunktion erhalten bleibt. Ihr spezifischer Verlauf äußert sich nur darin, daß an entsprechender Stelle die Restfunktion besonders gering ist, so daß man von einem relativen Skotom sprechen könnte. Dieser Umstand tritt bei der gewöhnlichen

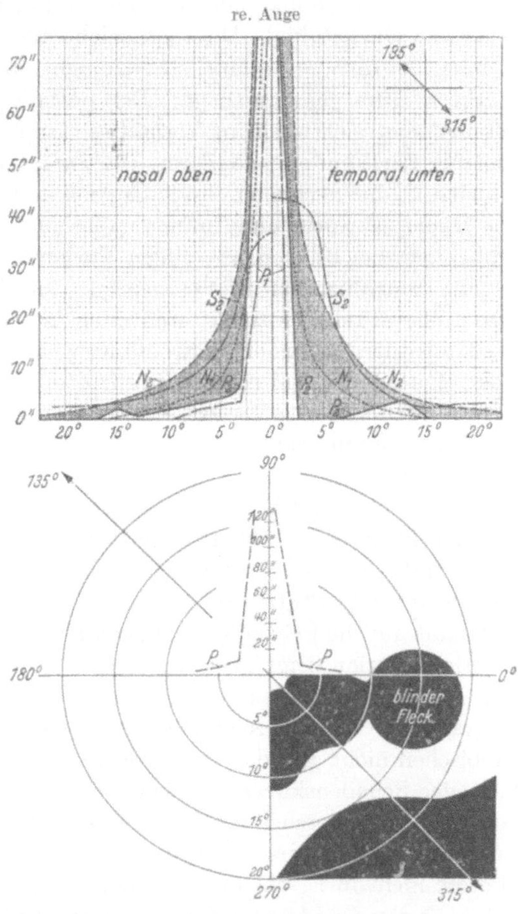

Abb. 39. *Schm.* Oben: Funktionsdiagramm.
Verschwindezeit für Rot 20/1150 ——— P_2 ———
Verschwindezeit für Rot 10/1150 – – – – P_1 – – – –
Mittelnormkurve für Rot 20/1150 – – – – N_2 – – – –
Mittelnormkurve für Rot 10/1150 .... N_1 ....
Schadenskurve für Rot 20/1150 –.–.–. S_2 –.–.–
Unten: Zentrales Gesichtsfeld. Schwarz – Ausfall für Grau 5/1150. Über dem horizontalen Meridian sind die Verschwindezeiten für Rot 10/1150 in diesem Meridian für 1½—7° Fixierpunktabstand eingetragen.

* Die „normalen" Verschwindezeiten von über 2 min im Fixierpunkt besagen lediglich, daß sie außerhalb des Meßbereichs der angewandten Objektgröße liegen. Hier wären zur Untersuchung 1 oder 2-mm-Objekte erforderlich, die auch im Zentralbereich meßbare Werte ergeben.

Perimetrie mit ihren stark überschwelligen Reizen nicht in Erscheinung, er würde sich nur bei der quantitativen Perimetrie ermitteln lassen.

Das Maximum des Schadens, wie es sich aus der Schadenskurve ergibt, liegt wieder im Fixierpunkt oder in seiner unmittelbaren Nähe, d. h. anatomisch gesehen am Occipitalpol. Dies entspricht auch bei *Schmi.* dem Verletzungsmechanismus, bei dem es vermutlich zu einem oberflächlichen Quetschherd unter der intakten Dura gekommen ist. Der pathologische Funktionswandel im Zentralbereich zeigt sich auch im Verhalten *Schmi.*s am Anomaloskop, an dem ja der zentrale Farbsinn geprüft wird. Die anfänglich normale Leistung des Farbsinns, die sich in der normalen Rayleighgleichung ausdrückt, verschlechtert sich unter der Dauerbeanspruchung immer mehr und in immer rapiderem Verlauf, so daß schließlich das Bild einer völligen Farbenblindheit entsteht. Die Tatsache, daß wir im Zentralbereich bei Verwendung der 10 und 20 mm-Objekte Verschwindezeiten über 2 min messen, obwohl hier das Maximum des Schadens liegt, beweist die Länge der normalen Wahrnehmungsdauer in diesem Gebiet. Sie ist offenbar so groß, daß auch bei einer nicht allzu schweren Verkürzung die Zeiten noch über 2 min liegen. Dies zeigt, wie schwer die lokale Schädigung bei Fällen wie *Schä.* sein muß, wenn wir mit denselben Objekten zentrale Verschwindezeiten von wenigen sec messen.

Die bei *Schmi.* erhobenen Befunde sind in verschiedener Hinsicht von prinzipieller Bedeutung. Die Parazentralskotome wurden bisher als Ausdruck eines ganz lokalisierten Schadens an umschriebener Sehfeldstelle aufgefaßt und bildeten die stärkste Stütze für die Theorie von der Punkt-zu-Punkt-Projektion der Netzhaut auf die Sehrinde. Die genauere sinnesphysiologische Untersuchung der Lokaladaptation zeigt aber, daß diese Annahme — zumindest im vorliegenden Fall — irrig ist. Bei *Schmi.* besteht eine Beeinträchtigung der optischen Leistungen im gesamten Sehfeldbereich und die Sehstörung unterscheidet sich von den hemianopischen nicht grundsätzlich, sondern nur durch die spezielle Form, Höhe und Lage der Schadenskurve. Außerdem ist die Feststellung des Skotoms abhängig von den zur Untersuchung angewandten Reizen. Wenn wir den Reiz, d. h. das zur Gesichtsfelduntersuchung benutzte Objekt genügend groß wählen, wird das Skotom nicht in Erscheinung treten, so wie dies bei dem „relativen Skotom" im linken oberen Quadranten für die Reize 10/1150 und 20/1150 oder bei dem folgenden Patienten *Hen.* der Fall ist. Mit den üblichen Perimeterobjekten 10/330 erhalten wir bei *Schmi.* den Befund eines reinen Parazentralskotoms. Bei noch schwächeren Reizen (Farben 20/1150 oder grau 5/1150) tritt zum Skotom noch eine periphere Einengung des Gesichtsfeldes hinzu und endlich bei den schwächsten Reizen (Farben 10/1150 oder grau 1/1150) fällt auch noch das Gebiet zwischen Skotom und peripherer Einengung aus, so daß nunmehr eine Quadrantenhemianopsie besteht. Damit ist auch im Gesichtsfeldbild der Übergang vom zentralen Skotom zum hemianopischen Ausfall vollzogen, der sich aus der Schadenskurve ohne weiteres ergibt. Diese Tatsachen zeigen, daß der Schaden durch eine einfache Gesichtsfeldbestimmung keineswegs ausreichend charakterisiert ist und daß der zufällige Befund eines Skotoms nicht eine besonders umschriebene Läsion der Sehregion bedeutet.

Noch ein anderer interessanter Zusammenhang ergibt sich aus dem vorliegenden Fall. Bei *Schmi.* beschränkt sich der Schaden hauptsächlich auf einen Quadranten und überschreitet dessen Grenzen wie die Verschwindezeiten für den linken oberen Quadranten und den horizontalen Meridian in Abb. 39 zeigen, nur in sehr verringertem Ausmaß. Wenn wir nun diesen Quadranten für sich betrachten, so läßt sich das Parazentralskotom auch auffassen als Teil eines Ringskotoms. Oder mit anderen Worten, wenn wir uns vorstellen, daß der Schaden sich in der gleichen Weise auf alle 4 Quadranten erstreckt, so entsteht ein Ringskotom. Natürlich nur unter den speziellen Untersuchungsbedingungen, unter denen bei *Schmi.* das Parazentralskotom entsteht. In Abb. 40 ist ein solcher Fall schematisch dargestellt. Aus dieser Abbildung ergibt sich, daß hier für Objekte der Reizstärke II ein Ringskotom, für Reizstärke I aber kein Ausfall und für Reizstärke III eine hochgradige konzentrische Einengung resultieren muß. Damit findet das bisher so schwer verständliche Ringskotom eine einfache Erklärung. Es erweist sich als das Produkt eines bestimmten Schadenstypus unter bestimmten Untersuchungsbedingungen.

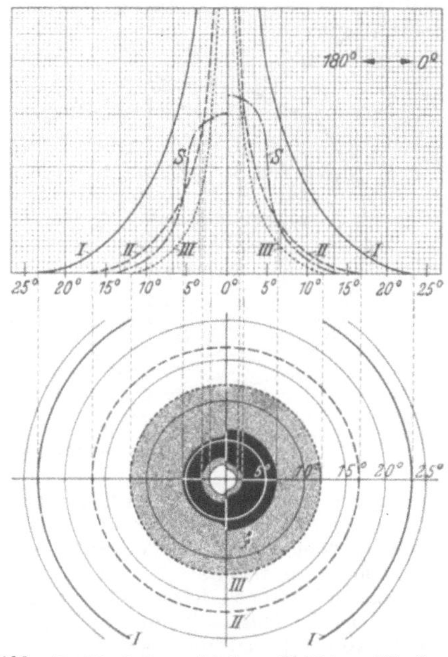

Abb. 40. Einfluß verschiedener Objekte auf die Gesichtsfeldform. Schematische Darstellung. Oben Funktionsdiagramm, unten Gesichtsfeldaußengrenzen für 3 Objekte verschiedener Reizstärke: ——— I ———
– – – – II – – – –
. . . . III . . . .
–.–.– S –.–.–
Schwarz — Ringskotom für Reizstärke II.
Grau — Konzentrische Einengung für Reizstärke III.
Für Reizstärke I kein Gesichtsfeldausfall.

Agnostische Störungen zeigen sich auch bei *Schmi.* nur unter den erschwerenden Bedingungen des tachistoskopischen Versuchs und hier besonders beim Überschauen eines größeren reichgegliederten Objektes, wie es das Weinlesebild darstellt, das in unserer Versuchsanordnung unter einem Sehwinkel von 18° erscheint. Außer der Vernachlässigung der rechten Bildhälfte, die bei dem Gesichtsfeldausfall verständlich ist, erfaßt er hierbei Details erst spät, oft falsch und vor allem macht er beim Zusammenfassen der Details zu einem Gesamtbild erhebliche, agnostisch anmutende Fehler; so wenn er glaubt, zwei Bilder vor sich zu haben und mehrere Häuser, eine Veranda mit Säulen oder Menschen im hohen Gras sieht. Von der Annahme eines isolierten Skotoms bei sonst ungeschädigtem Sehorgan ausgehend, könnte man in diesen Fehlleistungen in der Tat den Ausdruck einer spezifischen agnostischen Störung sehen. Wenn man sie aber dem in Wirklichkeit vorhandenen pathologischen Funktionswandel im ganzen Sehorgan gegenüberstellt und der durch ihn bedingten Verlängerung aller Wahrnehmungszeiten (auch der Farbobjekte), so ist die Minderleistung des Erkennens hierdurch erklärt, und die Fehldeutungen sind Versuche des intelligenten und ehrgeizigen Patienten, trotz unzureichenden sinnesphysiologischen „Rohmaterials" zu einem gestalteten Eindruck zu kommen. Dort wo die sinnesphysiologischen Minderleistungen keine Rolle spielen, bei freier Betrachtung der Objekte und in den optischen Vorstellungen, zeigt sich auch nicht die Spur einer agnostischen Störung.

Als letzten der vorwiegend sinnesphysiologisch interessanten Fälle bringen wir den folgenden Kranken, den wir nur ambulant untersucht haben und bei dem eine systematische Untersuchung der höheren optischen Leistungen fehlt. Trotz dieser Mängel ist er deshalb wichtig, weil er besonders deutlich zeigt, wie unvollständig der sinnesphysiologische Zustand des Sehorgans durch die Prüfung von zentralem Visus und Gesichtsfeld charakterisiert ist. Diese Untersuchungen ergeben bei dem Patienten einen völlig normalen Befund, obwohl ein schwerer Schaden vorliegt, der die Leistungsfähigkeit des Gesamtorgans merklich beeinträchtigt.

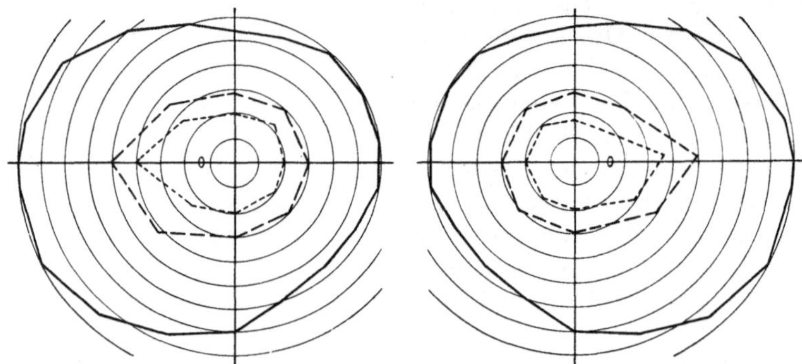

Abb. 41. *Hen.* Gesichtsfeld. Bezeichnungen wie Abb. 17 (S. 49).

Fall 13: E. Hen., geb. 23. 3. 1924, Schüler. Wurde am 1. 9. 1943 durch Granatsplitter am Hinterkopf verwundet, etwas rechts von der Mittellinie. Es bestand lediglich eine Knochenverletzung, keine intrakraniellen Splitter. Bewußtlos war *Hen.* bei der Verwundung nicht. Untersuchung bei uns am 12. 5. 1944.

Befund: Visus nach Korr. beiderseits 5/4, feinste Druckschrift (Nieden I) wird normal gelesen. Der Gesichtsfeldbefund am Perimeter ist bei Untersuchung mit 10-mm²-Objekten normal (Abb. 41). Da die lokaladaptometrische Untersuchung stark pathologische Werte ergibt (s. u.), wird kampimetrisch untersucht. Hier findet sich bei Untersuchung mit Farbobjekten 10/1150 ein rechtsseitiges homonymes Parazentralskotom (Abb. 42 unten), das für die Objekte 20/1150 nicht besteht. Für diese sind aber im gesamten Zentralbereich innerhalb von 15° die Verschwindezeiten hochgradig verkürzt (Abb. 42 oben). Die längste Verschwindezeit ist 1° links vom Fixierpunkt mit 42 sec, während sie im Fixierpunkt selbst nur 32 sec und 1° rechts 15 sec beträgt. Auch die übrigen pathologischen Werte liegen rechts wesentlich tiefer als links. Die Schadenskurve ist ähnlich der von *Schmi.*, nur ist ihr Gipfel höher und ihre Basis schmäler: Der Schaden beschränkt sich auf den Mittelteil des Gesichtsfeldes, ist hier aber viel massiver. Demzufolge besteht keine periphere Einengung, aber eine stärkere Beeinträchtigung der zentralen Sehleistungen. Das Parazentralskotom für Objekte 10/1150 drückt sich im Funktionsdiagramm darin aus, daß in seinem Bereich die Schadenskurve (bestimmt mit Objekten 20/1150) hoch über der Mittelnormkurve für 10/1150-Objekte liegt, während sie sonst etwa mit dieser zusammenfällt.

Entsprechend der stärkeren Beeinträchtigung der zentralen Gesichtsfeldbereiche sind auch die Leistungsausfälle des Gesamtorgans schwerer. Zwar verfügen wir bei *Hen.* leider nicht über tachistoskopische Untersuchungen, aber es zeigt schon die Dunkeladaptation, geprüft am Nyktometer nach *Comberg*, pathologische Werte. Das stereoskopische Sehen ist fast aufgehoben. Am Anomaloskop wird eine normale *Rayleigh*gleichung eingestellt, aber bei Dauerbetrachtung schon nach 5 bis 10 sec jede Li-Tl-Mischung vom reinen Rot bis zum reinen Grün als farbgleich mit dem gelben Na-Licht angenommen. Von den *Stilling*schen Tafeln liest *Hen.* garnicht die Tafeln 2—11, 14—16, 18, 32, 33, 35 und falsch die Tafeln 12, 17, 31; dabei können die Farben der einzelnen Plättchen richtig bezeichnet werden.

Epikrise: Der Fall *Hen.* bestätigt die schon bei *Schmi.* gefundene Tatsache, daß trotz des scheinbar umschriebenen Gesichtsfeldausfalles in Form eines Parazentralskotoms in Wirklichkeit weite Teile des Sehfeldes in ihrer Funktion beeinträchtigt sind, daß die Schadenskurve grundsätzlich denen der übrigen Fälle gleicht und daß das Maximum des Schadens auch bei *Hen.* in unmittelbarer Nähe des Fixierpunktes liegt. Dies stimmt hier, wo es sich nur um eine ganz oberflächliche Verletzung am Occipitalpol gehandelt hat, besonders deutlich mit den anatomischen Gegebenheiten überein. Darüber hinaus ist der Fall aber deshalb noch von besonderem Interesse, weil hier bei der Beschränkung auf die übliche Untersuchung von zentralem Visus und Perimetergesichtsfeld überhaupt kein Ausfall zu finden ist. Erst die lokaladaptometrische Untersuchung hat bei ihm eine Leistungsminderung ergeben, die auch in den Verschwindezeiten für die Perimeterobjekte 10/330 deutlich zum Ausdruck kommt (im Anschluß an die Gesichtsfeldaufnahme fanden sich hier zentrale Verschwindezeiten von 7—8 sec!). Die schwere Leistungsminderung des Gesamtorgans infolge des starken pathologischen Funktionswandels gerade in den zentralen Gesichtsfeldpartien zeigt sich in der raschen Farbangleichung am Anomaloskop (in 5—10 sec) gegenüber dem zentral weniger schwer geschädigten *Schmi.*, der hierfür wesentlich längere Zeiten (40—50 sec) benötigt (S. 74). Auch gegenüber den *Stilling*schen Tafeln versagt *Hen.* wesentlich stärker als *Schmi.*, der nur eine Tafel nicht liest. Leider wurden keine tachistoskopischen Untersuchungen vorgenommen, aber es steht außer Zweifel, daß diese stark pathologische Resultate ergeben hätten. Die Annahme hätte dann nahegelegen, diese bei normalem Visus und Gesichtsfeld auf eine agnostische Störung zu beziehen, während sie in Wirklichkeit doch ganz eindeutig durch die schweren sinnesphysiologischen Minderleistungen im ganzen zentralen Sehbereich bedingt sind.

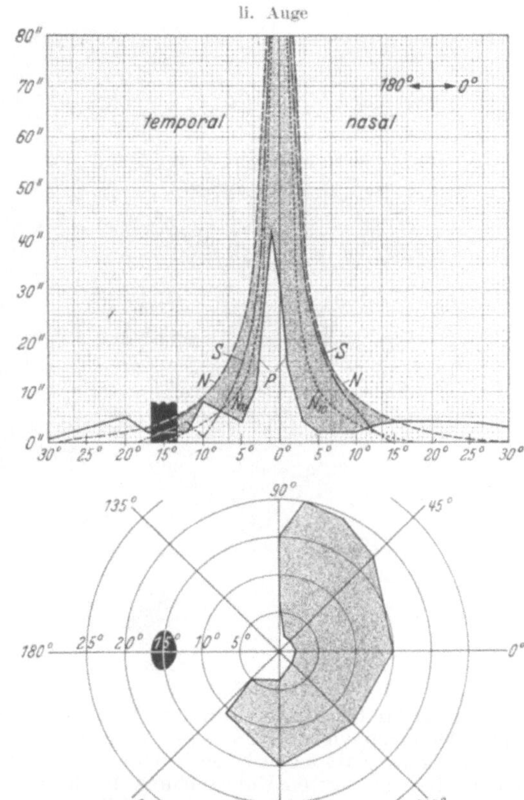

Abb. 42. *Hen.* Oben: Funktionsdiagramm für Rot 20/1150. Bezeichnungen wie Abb. 19 (S. 52). .... N_{10} .... Mittelnormkurve für Rot 10/1150. Unten: Zentrales Gesichtsfeld. Grau — Skotom für Rot 10/1150.

Beim nächsten Kranken *Bru.* besteht eine Hemianopsie nach rechts. Die Funktion des Restgesichtsfeldes ist so strukturiert, daß noch recht gute optische Leistungen möglich sind. Dementsprechend sind auch die agnostischen Störungen gering. Sie zeigen sich vorwiegend in einer Verlängerung der im tachistoskopischen Experiment benötigten Zeiten und in einem erhöhten Zeitbedarf bei der Auffassung komplizierter Vorgänge, während im übrigen die optischen Ausfälle durch gute Intelligenz kompensiert werden. Außer der Sehstörung bestehen noch die Reste einer Aphasie, die aber ohne Bedeutung für die optischen Leistungen ist.

Fall 14: Hauptm. *H. Bru.* geb. 28. 7. 1918, Berufsoffizier. Wurde am 25. 12. 1943 durch Granatsplitter verwundet. Am 29. 12. 1943 in benommenem Zustand in ein Feldlazarett aufgenommen. Es bestand ein bohnengroßer Einschuß am Hinterhauptshöcker. Am nächsten Tag keine Nackensteifigkeit, Kernig angedeutet. Visus im allgemeinen schlecht, darüber hinaus rechtsseitige homonyme Hemianopsie. Blickwendungen zögernd, ungenügend, das linke Auge geht beim Blick nach außen nicht mit, trotzdem keine Doppelbilder (infolge schlechten Visus?). Rechts-Links-Störung, hochgradige Störung des Körperschemas. Wortfindungsstörungen mit erheblichen Paraphasien, Sprachverständnis erhalten. Rechnen unmöglich auch für einfachste Aufgaben (3 × 5, 4 × 2). Bei der am gleichen Tag vorgenommenen Operation fand sich eine Impressionsfraktur mit einer darunter liegenden Hirntrümmerhöhle, die ausgeräumt wurde. Eine Sinusblutung wurde durch Naht zum Stehen gebracht,

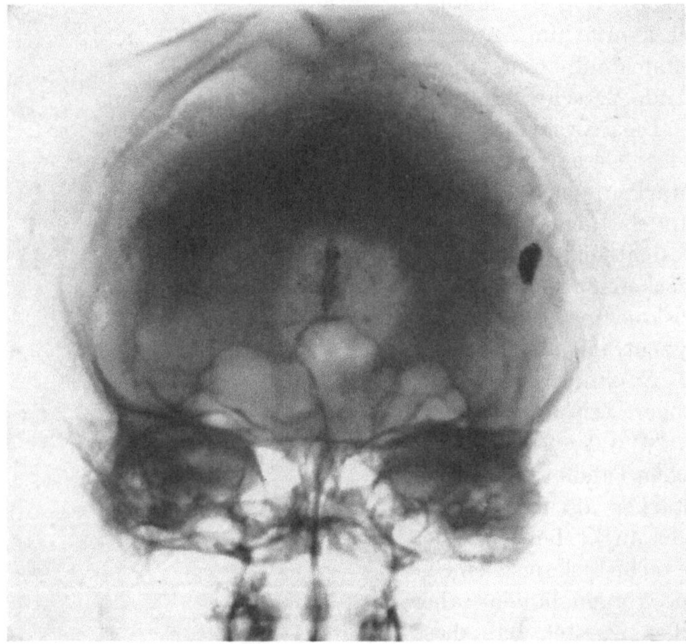

Abb. 43. *Bru.* Schädel frontal.

der Splitter fand sich nicht. Primäre Naht, glatte Wundheilung. Am 24. 1. 1944 bestanden außer der homonymen Hemianopsie immer noch Wortfindungsstörungen; am 2. 2. war die Verständigung glatt möglich, doch fiel es *Bru.* noch schwer, einzelne schwierige Wörter zu finden. Bei einer ersten Untersuchung durch uns am 16. 3. war *Bru.* völlig klar, außer der Sehstörung bestand noch eine erschwerte Wortfindung mit verbalen und literalen Paraphasien bei ungestörtem Sprachverständnis. Sonst keine hirnpathologischen Ausfälle (Körperschemastörung usw.), keine motorischen oder sensiblen Halbseitensymptome. Seither steht *Bru.* in unserer laufenden Kontrolle.

Eigene Angaben: Bei der Verwundung verspürte Pat. einen heftigen Schlag auf den Hinterkopf, stürzte nach vorn. Er war nicht bewußtlos, konnte aber nichts sehen und nur unartikulierte Laute herausbringen. Er ging mit Unterstützung selbst zurück, erinnert sich an die ganze Zeit nach der Verwundung. Beim Versuch zu sprechen, konnte er die Worte nicht finden und hatte deshalb die Befürchtung, man könnte ihn für geistig nicht normal halten. Bis zur Operation konnte er gar nichts sehen, „als ob es Nacht wäre", dann wurde es allmählich „als ob es dämmert". Er sah Umrisse, und zwar nicht verschwommen, sondern nur undeutlich. Ganz flüchtig trat auch eine geringe Lähmung des rechten Beines auf, die nach einer Punktion wieder verschwand. Das Sehvermögen besserte sich in der Folgezeit immer mehr, die Besserung hält noch an. Rotsehen hatte er zu keinem Zeitpunkt.

Die Sprachstörung besserte sich auch zusehends. Jetzt kann er ganz gut sprechen, „wenn er nicht daran denkt". Wenn ihm der Sprachfehler zu Bewußtsein kommt, werden die Leistungen gleich viel schlechter. Auch mit Fremdwörtern hat er noch Schwierigkeiten. Sonst klagt er nur bei Witterungswechsel über Kopfschmerzen. Er studiert jetzt an der Universität, muß sich noch anstrengen um bei den Vorlesungen folgen zu können.

Körperlicher Befund: Reizlose, eingezogene Narbe über dem Hinterhauptspol, darunter zehnpfennigstückgroßer, pulsierender Knochendefekt. Betasten der Narbe wird als unangenehm empfunden, sonst am Schädel kein Klopf- oder Druckschmerz. Röntgenologisch gut taubeneigroßer Defekt in Hinterhauptsmitte. Im Defektbereich mehrere kleine Knochensplitter. Bohnengroßer Granatsplitter in der Tiefe der linken Parietalregion (Abb. 43, 44). Es besteht eine komplette homonyme Quadrantenhemianopsie nach rechts unten und ein kleines linksseitiges Parazentralskotom. Visus nach Korr. $^5/_4$ beiderseits. Papillen beiderseits leicht verwaschen, zarte Netzhautfalten links (abgeklungene Stauungspapille ?). Die BDR sind beiderseits gut auszulösen, aber rechts rascher erschöpflich als links. PSR und ASR beiderseits lebhaft, rechts noch mehr als links mit einigen klonischen Schlägen. Keine pathologischen Reflexe. Sonst ist der neurologische Befund regelrecht, insbesondere bestehen keinerlei Störungen der Motilität oder Sensibilität.

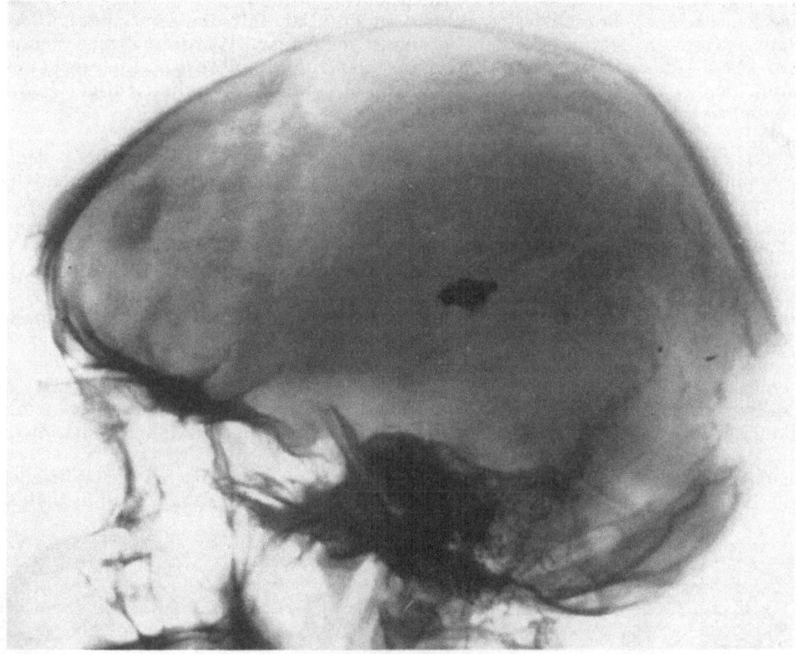

Abb. 44. *Bru.* Schädel seitlich.

Psychischer Befund: Die Sprache ist anfangs etwas stockend; die Worte werden einzeln, schwerfällig, schlecht moduliert gesprochen. Es treten häufiger literale, seltener verbale Paraphasien auf, die stets korrigiert werden. Im Laufe der Unterhaltung gehen mit der anfänglichen Befangenheit auch die Sprachstörungen zurück; *Bru.* spricht dann viel flüssiger nur selten stockend und kaum mehr mit paraphasischen Entgleisungen. Die Wortfindung ist in der Spontansprache und beim Benennen von Objekten nur gelegentlich etwas verzögert und von Paraphasien begleitet. Das Sprachverständnis ist ungestört, abgesehen von deutlichen Schwierigkeiten im Erfassen eines versteckten und mehrdeutigen Sinnes, etwa einer ironischen Bemerkung oder eines Witzes.

Das Bewußtsein ist klar und ungetrübt; *Bru.* ist in jeder Hinsicht voll orientiert. Abgesehen von den sprachlichen Schwierigkeiten besteht keine sichere Verlangsamung der psychischen Abläufe, aber ein deutliches Haften an einmal gefaßten Vorstellungen. Die intellektuellen Leistungen sind durchweg gut, *Bru.* ist überdurchschnittlich begabt. Bei der experimentellen Prüfung wie auch in seinem sonstigen Verhalten fällt ein starker Ehrgeiz auf. Bei jeder ungenügenden Leistung, z. B. bei den gelegentlichen paraphasischen Entgleisungen, ist er sofort peinlich berührt und ausgesprochen selbstunsicher. Er bringt dann jedesmal ausführliche Entschuldigungen vor oder gerät in eine gereizte Verstimmung und muß durch ermunternden Zuspruch beruhigt werden. Das dabei bestehende Insuffizienzgefühl wird nach außen kompensiert durch eine starke Betonung äußerer Formen, wobei er besonders auf die Beachtung seines Dienstgrades einen übersteigerten Wert legt. Sonst ist er in ausgeglichener Stimmungslage und affektiv in adäquater Weise ansprechbar. Das leicht verletzliche Selbstgefühl mit der pathologisch gesteigerten Empfindlichkeit, die wohl als Reaktion eines ehrgeizigen Menschen auf die aphasischen Störungen mit ihrer Beeinträchtigung höchster menschlicher Qualitäten aufzufassen ist, macht den Umgang mit *Bru.* etwas schwierig. Im übrigen beteiligt er sich aber an allen Untersuchungen willig und außerordentlich eifrig und aufmerksam.

Optische Untersuchungen: Gegenstände und Strichzeichnungen einzelner Gegenstände werden bei freier Betrachtung prompt, ohne Schwierigkeiten erkannt. Bei tachistoskopischer Darbietung benötigt Pat. deutlich längere Zeiten zum Erkennen als normal. Werden mehrere Gegenstände auf einmal dargeboten, so gibt er noch bei $\frac{1}{2}$ sec Expositionszeit an, daß er zwar sehe, daß es Dinge seien, aber was, könne er nicht erkennen. Bei 1 sec Expositionszeit werden die meisten Gegenstände erkannt. (Eine gleichzeitig geprüfte Kontrollperson erkannte die meisten Gegenstände bereits bei $^1/_{10}$ sec.) Abgesehen von dieser geringfügigen Verlangsamung zeigt Pat. nicht einmal eine Andeutung von Objektagnosie.

Bei der Beschreibung komplizierter Bilder beginnt Pat. mit den Einzelheiten. Der Zusammenhang ist ihm zu Beginn offensichtlich meist nicht klar. Würde man den Versuch abbrechen, so käme jedesmal ein Protokoll heraus, das für Simultanagnosie sprechen würde. Bei längerem Suchen wird dann aber eine Einzelheit gefunden, die die richtige Gesamtdeutung ermöglicht.

Beispiele:

(Binetbild: Schneeball) „Anscheinend ein Wirt, der Schürze nach zu urteilen. Ein Junge mit einer Schiefertafel. Ein Fenster ist kaputt; dahinter eine Frau. Anscheinend hat der Junge das kaputt geschlagen, jedenfalls packt er ihn beim Schopf. Dann ist einer versteckt, der macht eine lange Nase ... Nein, er hat einen Schneeball.“

[Wer Fensterscheibe kaputt geschlagen?]

„Wahrscheinlich der mit dem Schneeball, der andere scheint unschuldig zu sein; das beweist die Tafel mit dem Buch unter dem Arm.“

(Bärenpostkarte Abb. 77a, S. 154) „Ich sehe das nicht, was das ist. Sind das Hunde oder was? Ich sehe alles darauf, aber ich kann nicht erkennen was es ist.“

[Was geht vor?]

„Der eine hat eine Fensterscheibe auf dem Kopf, die ist kaputt gegangen. Der andere hat ihn wahrscheinlich angestoßen (Pat. deutet darauf hin, daß sich die Bären mit dem Hinterteil zu berühren scheinen), sperrt die Schnauze auf und hält in den Händen die andere Scheibe.“

Optische Vorstellungen sind nicht gestört, doch fällt es dem Pat. bei der Würfelaufgabe schwer, die Vorstellung des zerteilten Würfels längere Zeit festzuhalten und zugleich die

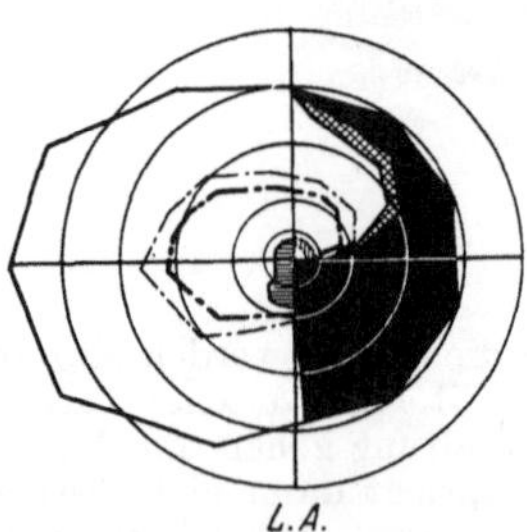

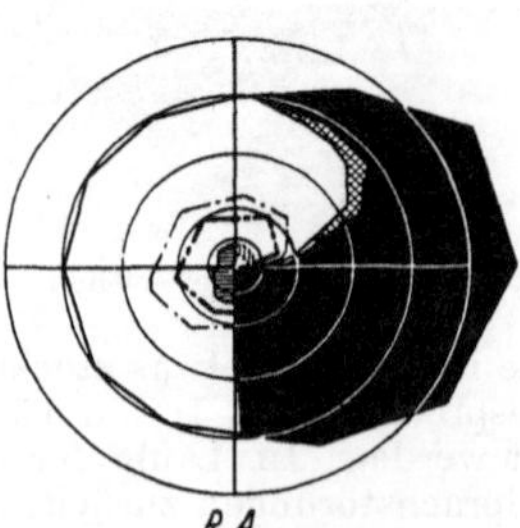

Abb. 45. *Bru.* Gesichtsfeld.
Die Kreise entsprechen innen 10°, sonst je 20° Abstand vom Fixierpunkt, der äußerste also 80°.
Ausfall für Objekte 10/330 schwarz,
5/330 kariert,
5/1150 wagrecht schraffiert,
1/1150 senkrecht schraffiert.
Farbgrenzen für Objekte der Größe 10/330:
Blau: — — — — Gelb: . . . . Rot: — - — - — Grün: . . . . .

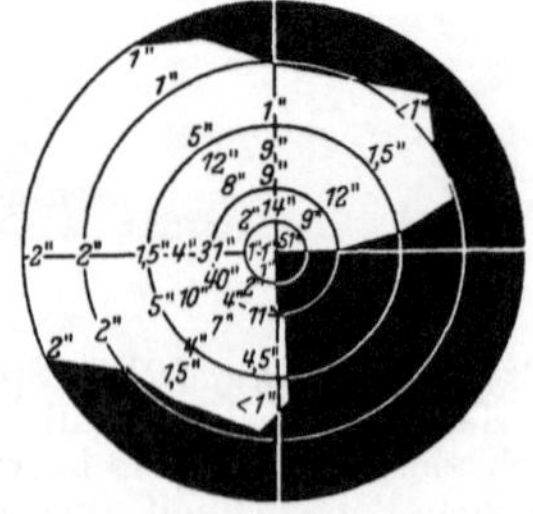

Abb. 46. *Bru.*
Verschwindezeit für weiße Objekte 10/330 auf grauem Grund: Es ist die an der jeweiligen Stelle des Gesichtsfeldes bis zum Verschwinden des Objektes erforderliche Expositionszeit eingetragen.

Würfel auszuzählen. Die Aufgabe wird bei einem ersten Versuch nicht, bei einem zweiten auf Wunsch des Pat. wiederholten Versuch dann glatt gelöst. Auch das Abzählen einer größeren Anzahl von vorgezeichneten Punkten macht vom Optischen her Schwierigkeiten. Von den Heilbronner-Bildern werden Kirche und Fisch beim ersten Bild erkannt. Bei der Windmühle tritt schon beim ersten Bild die Vermutung „Mühle“ auf, die beim zweiten von der ebenfalls recht adäquaten Vermutung „Kaffeekanne“ abgelöst wird. Beim fünften Bild wird die Windmühle endgültig erkannt.

Sinnesphysiologische Untersuchung: Bei Prüfung mit einem weißen Objekt der Größe 10/330 am grauen Perimeter ergibt sich eine rechtseitige absolute Quadrantenhemianopsie nach unten, kombiniert mit einer peripheren defekten Zone im homonymen oberen Quadranten sowie einem zentralen linksseitigen hemianopischen Defekt. (Abb. 45) Dieser hat sich in seiner Ausdehnung erst am schwarzen Kampimeter mit weißen Objekten 5/1150 und 1/1150 bestimmen lassen.

Bei Dauerdarbietung eines weißen Objektes an derselben Stelle und fester Blickfixation verschwindet das Objekt auch in den erhaltenen Teilen des Gesichtsfeldes eher als normal. Abb. 46 gibt die Verschwindezeiten für ein weißes Objekt der Größe 10/330 auf grauem Perimetergrund wieder. Sie liegen entsprechend der Größe des Objektes ziemlich hoch, sind aber gegenüber den Normalzeiten deutlich herabgesetzt. Bei diesem Versuch traten bedeutende Störungen auf, wenn der Hintergrund des Perimeters nicht durch die grau gestrichene Wand des Zimmers, sondern durch ein weißes Tuch, z. B. den Mantel des untersuchenden Arztes gebildet war. Die Störung hatte den Erfolg, daß die Verschwindezeiten an dieser Stelle kürzer wurden und ging zuweilen so weit, daß Pat. das weiße Objekt auf grauem Perimetergrund an peripheren Stellen des erhaltenen Gesichtsfeldes überhaupt nicht wahrnahm, an denen ohne diese Störung die Verschwindezeiten 10 bis 12 sec betrugen. In Übereinstimmung mit dem so festgestellten pathologischen Funktionswandel bei Helladaptation erwies sich auch die Empfindlichkeitskurve der Stäbchenfunktion bei der Prüfung mit dem Adaptometer nach *Engelking-Hartung* gegenüber der normalen Kontrollperson bezüglich des Sofortwertes (8 statt 35) und des Endwertes nach 30 min (7000 statt 35000) als deutlich herabgesetzt.

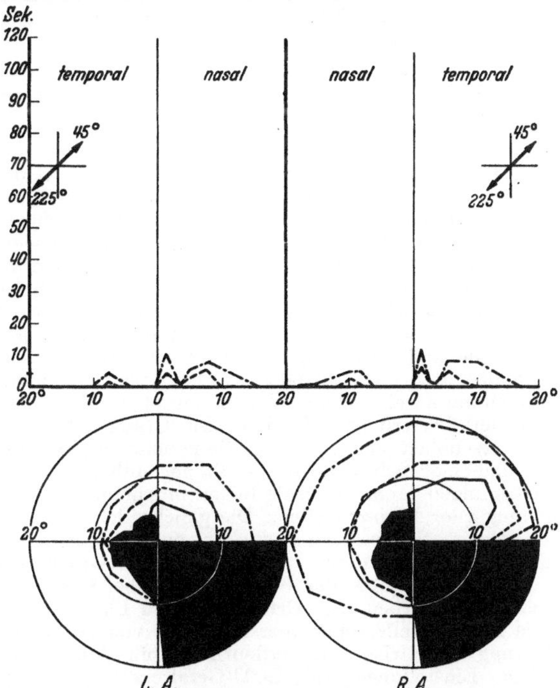

Abb. 47. *Bru.* Oben: Verschwindezeit für die getrennte Wahrnehmung von Doppelquadraten.
Unten: Sehschärfe-Gesichtsfeld (geprüft mit Doppelquadraten). Abstand der Doppelquadrate: 8/1150: — . — .— 4/1150: — — — — 2/1150: ————

Eine entsprechende Wandelbarkeit fand sich bei darauf gerichteter Untersuchung auch für die Sehschärfe. Die zentrale Sehschärfe beträgt bei Vollicht beiderseits $^5/_4$, am rechten Auge nach Korrektur. Zur Helladaptation auf den Visus 1,0 benötigt Pat. aber 40 sec, während nach 30 sec die Sehschärfe erst 0,7 betrug. Bei Beleuchtung 1 am Nyktometer nach *Comberg* wurde nach 30 sec Dunkelanpassung nicht einmal eine Sehschärfe von 0,1 erzielt. Der Endwert nach 30 min Dunkelanpassung bei Beleuchtung 2 betrug 0,4, bei Beleuchtung 3 nur 0,5. Deutlich ist auch hier das Absinken der Leistung bei direkter Blendung, das der Störung durch den weißen Hintergrund am Perimeter entspricht. Dies gilt für die zentrale Sehschärfe. Die Sehschärfeverteilung im übrigen Gesichtsfeld wurde bei Vollicht durch die Bestimmung des Auflösungsvermögen für Doppelquadrate untersucht (S. 56). Die gefundenen Grenzen sind in Abb. 47 wiedergegeben. Sie verlaufen in dem rechten oberen Quadranten völlig normal. Für den Meridian nach rechts oben (45°) wurde daraufhin auch der Sehschärfe-Funktionswandel untersucht. Es zeigt sich, daß die Sehschärfe bei Blickfixation schneller abnimmt, d. h. die Quadrate eher zu einem ungetrennten Fleck verschwimmen als normal (Normalkurven stehen uns hierfür nicht zur Verfügung, doch entsprechen diese in ihrem Verlauf den übrigen Normalkurven der Lokaladaptation (Abb. 15 S. 48, Abb. 16, S. 49). Dies trifft für die Fovea centralis in noch stärkerem Maße zu als für den parafovealen Bezirk des erhaltenen Sektors, und in diesem ist wieder ein schmaler Sporn, entsprechend einem relativen Ringskotom, stärker geschädigt als alle übrigen Areale. Dieses Ergebnis hat sich bei mehreren Untersuchungen an verschiedenen Tagen immer wieder bestätigt.

Der Wandelbarkeit der Sehschärfe entspricht natürlich auch eine gleichlaufende Wandelbarkeit der Wahrnehmung einfacher geometrischer Formen wie Dreieck, Quadrat, Kreuz. Wir boten diese Formen in einer Flächengröße von 1 cm^2 weiß auf schwarzem Grund auf dem Kampimeter dar. Bei Dauerdarbietung und Blickfixation erschien das Objekt jedesmal nach wenigen Sekunden als „amorphe graue Scheibe" und kurz darauf trat bereits durch „Verschwinden des ganzen Objektes" die temporäre Blindheit der gereizten Sehfeldstelle für den konstanten Reiz ein. In Tabelle 9 sind für den Meridian nach rechts oben (45°) die Zeiten angegeben, in denen das Objekt 1/1150 seine Form verliert, und (in Klammern) in denen es völlig verschwindet.

Tabelle 9.

Exzentrizität:	0°	1,5°	3°	5°	7°	10°
Dreieck:	2 sec (3 sec)	×	1 sec (1 sec)	3 sec	0 sec (2 sec)	0 sec (1 sec)
Quadrat:	2 sec (3 sec)	×	1 sec (1 sec)	×	2 sec (4 sec)	0 sec (1 sec)
Kreuz:	3 sec (7 sec)	×	1 sec (1 sec)	6 sec (×)	3 sec (7 sec)	1 sec (1 sec)

× An diesen Stellen war der genaue Zeitwert nicht festzustellen, da der „Fixierknopf vor der Figur verschwindet."

Bei der Untersuchung der Farbwahrnehmung trat der Funktionswandel fast noch deutlicher zutage. Eine eigentliche grobe Farbsinnstörung besteht nicht, doch zeigt sich eine erhebliche Erhöhung aller Schwellen; es liegt eine Farbenasthenopie nach *Engelking* vor. Von den *Stilling*schen Farbtafeln werden einige mit Schwierigkeiten, andere gar nicht gelesen. Trotzdem kann die Farbe der einzelnen Farbfleckchen immer richtig angegeben werden und bei den Punktproben der Tafeln 23 bis 28, sowie den Kontrastprüfungen auf Tafel 29 und 30 zeigt sich normales Verhalten. Am Anomaloskop ergab sich als absolute Einstellungsbreite L 64—66 = R 22—20. Die Einstellungsbreite ist normal, die dem Na-Licht gleich erscheinende Li-Tl-Mischung ein wenig nach rot verschoben.

Die absoluten Farbschwellen wurden nach der Minimalfeld-Methode und am Farbkreisel in Anlehnung an eine von *v. Hess* beschriebene Versuchsanordnung bestimmt und in beiden Fällen merklich erhöht gefunden. Die Graugleichungen sind bei der Kreisel-Methode ein wenig verschoben und zwar im Sinne einer Schwäche des Rot- gegenüber dem Grün-Eindruck und einer Schwäche des Gelb- gegenüber dem Blau-Eindruck. Doch wird man diesen Verschiebungen kaum eine reale Bedeutung beimessen können angesichts der viel auffälligeren Erhöhung aller Farbschwellen. Die gleiche Schwellenerhöhung macht sich schließlich auch bei der tachistoskopischen Darbietung von *Engelking*schen Farben auf peripheriewertgleichem grauen Grunde bemerkbar. (Farbobjekte der Größe 20/1150 wurden erst bei $\frac{1}{2}$ sec Expositionszeit, Farbobjekte der Größe 10/1150 bei $^2/_3$ sec Expositionszeit richtig erkannt.) Die verschiedenen Farben Rot, Grün, Gelb und Blau verhielten sich dabei jeweils gleich.

Die Farbschwellen sind aber nicht nur von vornherein erhöht, sie sind auch bei Dauerdarbietung der Farben außerordentlich labil. Am Anomaloskop wurde festgestellt, daß für sämtliche Einstellungen des Li-Tl-Gemisches bei genügend langer Betrachtungszeit und passender Helligkeit des Na-Lichtes schließlich ein Gleichheitseindruck eintrat. Dabei wurden an 3 verschiedenen Tagen folgende Zeiten festgestellt:

Li-Tl-Gemisch	Helligkeitsgleiches Na-Licht	Am 28. 3.	30. 3.	22. 4.
		stellt sich Farbgleichheit ein nach:		
75	14	30 sec	6 sec	7 sec
70	15	10 sec	4 sec	6 sec
65	21	0	0 sec	0 sec
60	24	12 sec	5 sec	6 sec
50	30	12 sec		
40	42	5 sec	6 sec	6 sec
30	47	4 sec		
20	55	4 sec	5 sec	5 sec
10	60	4 sec		
0	70	4 sec	5 sec	5 sec

Die Zeiten sind an verschiedenen Tagen nicht die gleichen. Immer aber findet sich eine relativ sehr rasche Angleichung zwischen dem Na-Licht und jedem beliebigen helligkeitsgleichen Mischungsverhältnis von Li- und Tl-Licht.

Epikrise: Es finden sich an agnostischen Störungen nur eine geringe Spur einer Objektagnosie. Das Erfassen bildlich dargestellter Handlungen erscheint nur insofern gestört, als zunächst nur Einzelheiten beschrieben werden und aus diesen dann die richtige Gesamtdeutung gefunden wird. Es handelt sich also auch hier nur um eine leichte Verzögerung der gnostischen Leistungen. Diesem Befund stehen nun die entsprechenden leichten sinnesphysiologischen Ausfälle gegenüber. Der absolute Ausfall des rechten unteren Quadranten spielt für die Gesamtleistung keine wesentliche Rolle und kann deshalb außer Betracht bleiben. Zwar ist auch in den übrigen Gesichtsfeldteilen die Funktion gestört: Es besteht eine Unterwertigkeit des rechten oberen Quadranten, vor allem nach der Peripherie des Gesichtsfeldes hin, die sich in einer erhöhten Minimalfeldhelligkeit, einer herabgesetzten Sehschärfe und einem pathologischen Funktionswandel für Sehschärfe und Farben ausdrückt. Auch im linken unteren Quadranten bestehen gleichartige Störungen geringeren Ausmaßes. Aber die funktionelle Leistungen des linken oberen Quadranten sind bei sehr guter zentraler Sehschärfe völlig intakt. Bei *Bru.* handelt es sich also wirklich um einen Fall, bei dem nur ein Teil des Gesichtsfeldes geschädigt, der Rest aber, wenn auch nur ein Quadrant, voll funktionstüchtig ist. Dieser wirklich funktionstüchtige und genügend große Rest reicht bei der hohen Intelligenz des Kranken für die gnostischen Leistungen aus. Er bedingt nur eine gewisse Verlangsamung der Auffassung infolge der beschränkten Überschau.

Der folgende Fall, *Bek*, ist deshalb bemerkenswert, weil er sich trotz erheblichen Gesichtsfeldausfalls im Leben noch auffallend gut zurechtfindet. Gerade solche Fälle haben ja in der Argumentation für die Sonderstellung der optischen Agnosie immer eine große Rolle gespielt. Wenn bei geringer peripherer („perzeptiver") Störung das Erkennen von Bildern und Vorgängen stark gestört sein kann, andererseits bei erheblichen Ausfällen der peripheren Funktion nur eine unerhebliche Beeinträchtigung des Erkennens nachzuweisen ist, so liegt es nahe, im ersten Fall eine Störung des Erkennens an sich anzunehmen, im zweiten aber nicht. Bei genauerer Untersuchung findet man aber bei *Bek.* auch in der optischen Wahrnehmung Minderleistungen agnostischer Art, und andererseits erweist sich, daß bei ihm die Sinnesfunktion in einem kleinen Macula-nahen Bereich besser ist als bei unseren anderen, in der Wahrnehmung stärker geschädigten Patienten.

Fall 15: Ogefr. *J. Bek.*, geb. 17. 10.1908, technischer Zeichner. Am 8. 6. 1943 durch Leuchtspurgeschoß am Hinterhaupt verwundet. Es bestand eine 10 cm lange, quer verlaufende Wunde am Hinterhaupt. Bei einer Operation am 10. 6 fand sich eine Impressionsfraktur mit einer Hirntrümmerhöhle, die abgesaugt wurde. Primäre Wundnaht mit glatter Heilung. Es bestand eine Hemianopsie nach rechts, sonst keine cerebralen Ausfälle. Aufnahme hier am 22. 9. 1943 nach fast abgeschlossener Wundheilung.

Eigene Angaben: Wurde verwundet, als er in leicht gebückter Haltung im Graben lief. Verspürte plötzlich einen Schlag, Dröhnen im Schädel, aber keinen Schmerz, so daß er nicht wußte, an welcher Stelle des Kopfes er verwundet war. Keine Lichterscheinungen. Er stürzte zu Boden, war zunächst nicht bewußtlos, konnte aber nichts mehr sehen und fühlte nur mit den Händen, daß er auf dem Boden lag. Er hatte kurze Zeit ein Gefühl des Schwebens, dann wurde er bewußtlos und kam erst nach der Operation am 10. 6. wieder richtig zu sich. Er war immer noch völlig blind. Nach 3 bis 4 Tagen sah er einen hellen Schein, der von links zu kommen schien. Bald danach sah er auch „Bewegung", z. B. wenn sich die Schwester mit der weißen Schürze bewegte. Dann sah er auch Arm- und Körperbewegungen, aber nur ganz verschwommen. Allmählich ging die Unschärfe zurück, so daß er immer mehr Einzelheiten erkennen konnte. Rotsehen hat er nie gehabt. Die Sehkraft besserte sich etwa 3 Monate lang, seither ist ein Stillstand eingetreten. Außer über die Sehstörung klagt er nur über geringe Kopfschmerzen.

Körperlicher Befund: Die in der Mitte des Hinterhauptes quer verlaufende Wunde ist noch nicht völlig geschlossen, darunter pulsierender Knochendefekt in der Mitte des Hinterhaupts und nach links reichend. Im Bereich des Defektes an der Oberfläche einige feinste Granatsplitter und ein Clip, etwas mehr in der Tiefe ein erbsengroßes Knochenplättchen 1 cm links von der Mittellinie (Abb. 48). Außer einer geringen doppelseitigen Innenohrschwerhörigkeit sind keinerlei krankhafte neurologische Befunde zu erheben. Visus nach Korrektur beiderseits $^5/_4$ partiell. Leichte Farbasthenopie, sonst keine Farbsinnstörung. Hemianopsie

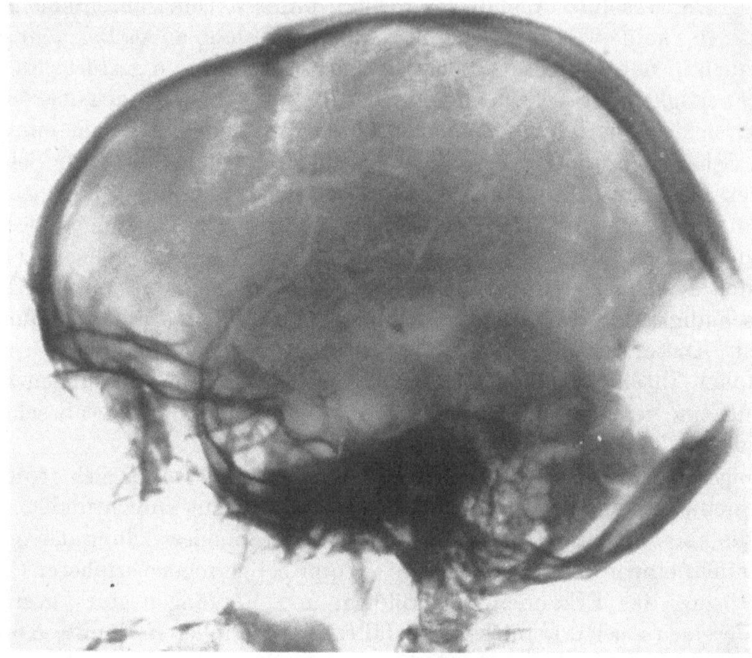

Abb. 48. *Bek.* Schädel seitlich.

nach rechts, homonyme konzentrische Gesichtsfeldeinschränkung in der linken Gesichtsfeldhälfte mit Unterwertigkeit des erhaltenen Restgesichtsfeldes, parazentrales relatives Ringskotom.

Psychischer Befund: Klar, geordnet, völlig orientiert. Es besteht eine mäßige Verlangsamung des psychischen Tempos und deutliches Haften; beim Betrachten der *Schröder*schen Treppe erfolgt kein spontaner Umschlag; beim Vexierbild (Abb. 22, S. 58) findet Pat. die zweite Fassung nur nach ausdrücklichem Hinweis und nimmt sie nur zögernd und mit Vorbehalt auf. Auf affektivem Gebiet treten gelegentlich nicht sehr tiefgehende depressive Verstimmungszustände auf, besonders, wenn Pat. ohne Beschäftigung sich selbst überlassen wird oder in eine neue unbekannte Umgebung kommt (vorübergehende Lazarettverlegung). Sonst ist er affektiv ausgeglichen, eher etwas stumpf mit verringerter Initiative und Entschlußkraft. Intellektuell zeigt *Bek.* sehr gute Leistungen. Er hat die höhere Schule bis zur mittleren Reife und dann nach praktischer Ausbildung eine Maschinenbauschule besucht, war bis zur Einziehung als Konstrukteur tätig. Der „Intelligenzfragebogen" bereitet ihm keinerlei Schwierigkeiten, er ist ein überdurchschnittlich guter Schachspieler, spielt auch jetzt noch sehr gut, obwohl er infolge der Gesichtsfeldeinschränkung das Spiel nicht mehr simultan übersehen kann und das Brett mit Augen- und Kopfbewegungen absuchen muß. Der Vorstellungsreichtum ist auf allen Gebieten gut, die optischen Vorstellungen sind ganz ungestört. Mitarbeit und Konzentration sind bei allen Untersuchungen sehr gut.

Optische Untersuchungen: Gegenstände werden bei Dauerbetrachtung ausnahmslos prompt und richtig erkannt. Auch bei tachistoskopischer Darbietung unterscheiden sich die Leistungen kaum von normalen. Schon bei $^1/_{100}$ sec Expositionszeit kann *Bek.* einige Einzelheiten angeben, was bei unseren anderen Pat. im allgemeinen nicht der Fall ist. Die Zinntube erkennt er bei $^1/_{25}$ sec an dem Verschluß. Für größere Objekte benötigt er allerdings erheblich längere Zeiten, für den Schwamm z. B. $1/2$ sec. Auffälligerweise gibt er dabei an,

2 Schwämme gesehen zu haben. Da monokular beobachtet wurde, besteht nur die Möglichkeit, daß der Schwamm durch das Ringskotom in 2 Teile zerschnitten worden ist und diese Teile sich nicht durch die von *Poppelreuter* so genannte Gestaltergänzung zusammengeschlossen haben. Projiziert man Strichfiguren, die einen größeren Gesichtswinkel einnehmen, so sind sehr viele Expositionen von mindestens ½ sec Einzeldauer hintereinander erforderlich bis die Figur erkannt wird. Pat. kann einen größeren Bereich nicht auf einmal überblicken, und die Zeit von ½ sec ist noch zu kurz, um ausgedehnte Blickbewegungen zu gestatten. Bei dieser Darbietungsweise muß der Blick also bei jeder Exposition eine andere Stelle erfassen und das Bild muß aus den Einzeleindrücken nachträglich zusammengesetzt werden, eine Leistung die offensichtlich ein gutes Vorstellungsvermögen und eine erhebliche Intelligenz verlangt. Das Zusammensetzen gelingt aber nur dann, wenn simultan ein genügend großer Teil der Zeichnung aufgefaßt werden kann. Vergrößert man die Zeichnung bis auf einen Gesichtswinkel von 30° (Beobachtungsentfernung 1,50 m), so ist das u. U. nicht mehr der Fall, und die Zeichnung kann auch nach mehreren Expositionen von 5 sec Dauer nicht mehr erfaßt werden, bei denen doch ausgedehnte Augenbewegungen möglich sind. Wir geben je ein Protokoll für geglücktes und nicht geglücktes Zusammensetzen wieder:

1. (Projiziert die Zeichnung eines Dackels, der ‚Männchen' macht. Gesichtswinkel 15°):

$^1/_{50}$ sec „Eine krumme Linie, links vom Blickpunkt."
½ sec „Das Gleiche."
½ sec „Das Gleiche oben etwas schwarz."
½ sec „Eine Hakennase oben" (3 weitere Expositionen: Nichts Neues).
½ sec „Zwei Füße."
½ sec „Dasselbe."
½ sec „Der Kopf von einem Hund. Die Schnauze habe ich gesehen."
½ sec „Ein Hund der ‚Männchen' macht."

Das Bild organisiert sich also erst dann, als ein bestimmter charakteristischer Einzelteil erkannt ist. Dieser Teil muß aber zuvor sozusagen zufällig gefunden werden.

2. (Die Zeichnung eines Jungen im Matrosenanzug, der durch ein Vergrößerungsglas sieht. Gesichtswinkel 30°):

½ sec Nichts erkannt.
½ sec „Links unten ein Punkt."
½ sec „Oben ein Gebilde, nicht erkannt, eiförmig."
½ sec Nichts erkannt.
½ sec „Links unten ein rundes Gebilde mit schwarzen Strichen nach unten."
½ sec Nichts erkannt.
½ sec Nichts erkannt.
½ sec „Das Gleiche wie vorhin, links unten ein rundes Gebilde mit Strichen."
½ sec Nichts weiter erkannt.
1 sec „Oben war es nicht eiförmig, sondern rund."
1 sec Nichts erkannt.
1 sec Nichts erkannt.
2 sec „Da kann ich mir nichts drunter vorstellen."
5 sec „In der Mitte sieht es aus wie ein Rumpf, unten ein Stück von einem Oberschenke . Ich stelle mir das vor, daß es so gewesen sein könnte."
5 sec „Das war eine Hand und ein Rumpf, mit einem Schillerkragen und ein Stück von einem Oberschenkel. Das andere kann ich mir als Kopf nicht vorstellen."

Damit hat Pat. die Figur so weit erkannt, wie ihm das überhaupt möglich ist. Eine genaue Betrachtung ergibt sofort, worin hier für ihn die besondere Schwierigkeit liegt. Der Kopf ist nur mit wenigen Strichen gezeichnet. Der Eindruck ‚Kopf' entsteht für den normalen Betrachter nur von der Gesamtgestalt her. *Bek.*, der diese Gesamtgestalt nicht simultan überblicken kann, kann deshalb den isolierten Kopf auch nicht als solchen erkennen. Durch den Ausfall dieses wesentlichen Teils wird aber für ihn auch die gesamte Figur nicht deutlich und wir erhalten eine pseudoagnostische Beschreibung, in der Hand, Rumpf, Kragen und Schenkel aufgezählt werden, das Ganze aber nicht als Junge bezeichnet wird. Der gleiche Faktor macht sich natürlich auch bei der tachistoskopischen Darbietung der Farbfotos bemerkbar. Bei 6 m Beobachtungsentfernung benötigte *Bek.* durchschnittlich 950 Sigmen zum vollen Erkennen des Bildes, bei 3 m 113 Sigmen und bei 1,50 m 790 Sigmen. Während alle anderen Pat. genau so wie die normalen Kontrollpersonen um so kürzere Zeiten benötigten, je näher sie dem Projektionsschirm sitzen (weil dann die zum Erkennen notwendige Einzelheiten besser gesehen werden können), braucht *Bek.* also für die kürzere Entfernung längere Zeiten als für die mittlere. Die farbigen Bilder nehmen in diesem Fall für ihn einen zu großen Gesichtswinkel ein.

Die Schwierigkeiten im Erkennen, die dabei auftreten, stehen dem Charakter nach der Simultanagnosie näher als der Objektagnosie. Wir finden dementsprechend die gleichen Schwierigkeiten bei der tachistoskopischen Darbietung des Bildes „Weinlese“ (Abb. 24, S. 59). Bei den kürzeren Expositionszeiten wird immer nur jeweils der Teil gesehen, auf den der Blick gerade zufällig gerichtet ist. Bei $^1/_5$ sec wird als erster wesentlicher Bildteil eine menschliche Figur erkannt, aber noch bei 5 sec hat der Pat. als Gesamteindruck nicht mehr als einzelne menschliche Figuren ohne erkennbaren Zusammenhang. Erst bei 10 sec, also einer recht langen Betrachtungszeit, die man nicht mehr tachistoskopisch nennen kann, werden die Weinberge im Hintergrund erkannt, und dann kristallisiert sich auch der Zusammenhang heraus:

10 sec „Ein Weinberg, in der Mitte ein Weg, im Hintergrund eine Stadt. Im Weinberg keine Leute. Links wieder die Hütte mit dem Mann an dem Tisch.“

10 sec „Links ein Weinberg, oben eine Kapelle, im Weinberg Leute, kann nicht angeben was die Leute gemacht haben. In der Mitte ein Wagen. Vor der Deichsel eine Bütte.“

10 sec „Herbst, Ernte im Weinberg.“

Gibt man Bilder in Dauerbetrachtung, so bleibt von den bei tachistoskopischen Darbietung beobachteten Minderleistungen nicht viel übrig. Auch bei den Binet-Bildern kommt er stets zu der richtigen Deutung. Bei der Beschreibung fängt er aber stets mit den Einzelheiten an und zeigt zu Beginn manchmal die Andeutung eines simultanagnostischen Verhaltens. Man kann in den Protokollen die Entstehung der richtigen Deutung und die dabei auftretenden Schwierigkeiten, die bei nur leichter Verschärfung oder bei geringerer Intelligenz zu simultanagnostischen Symptomen führen müßten, deutlich verfolgen.

Beim Schneeballbild beschreibt Pat. alle Einzelheiten des Bildes bis auf den versteckten Jungen, bezeichnet deshalb den anderen als Täter. Erst später entdeckt er den Jungen mit dem Schneeball und deutet dann sofort richtig.

(Blindekuh): „Ein Tisch mit Tischdecke, da steht Geschirr darauf. Eine Frau sucht das Geschirr festzuhalten. Ein Mädchen läuft weg, ein Junge zerrt an dem Mann, und eine Frau, die den Mann hinten an der Binde hat.“

[Was bedeutet das Ganze?]

„Der Mann mit den zugebundenen Augen wollte scheinbar das Mädchen fangen und erwischte die Tischdecke. Das kann ein Spiel sein mit den Kindern, Blindekuh.“

[Was zuerst gedacht?]

„Zuerst sah ich die Frau mit dem entsetzten Gesicht, dachte die Frau hätte das Geschirr umgeworfen. Dann erst habe ich gesehen, daß der Mann an der Tischdecke zog. Dann habe ich die Frau an der Binde gesehen, dachte, sie wollte den Mann festhalten, ebenso der Junge. Dachte, der Mann will die Tischdecke herunterreißen. Dann erst habe ich das Mädchen gesehen, das davonläuft. Dann dachte ich, er will das Mädchen fangen und hat aus Versehen die Tischdecke erwischt.“

Die richtige Deutung wird spät erfaßt. Aus der Selbstbeobachtung des intelligenten und aufmerksamen *Bek.* geht schon hervor, wie er infolge der starken Gesichtsfeldeinschränkung

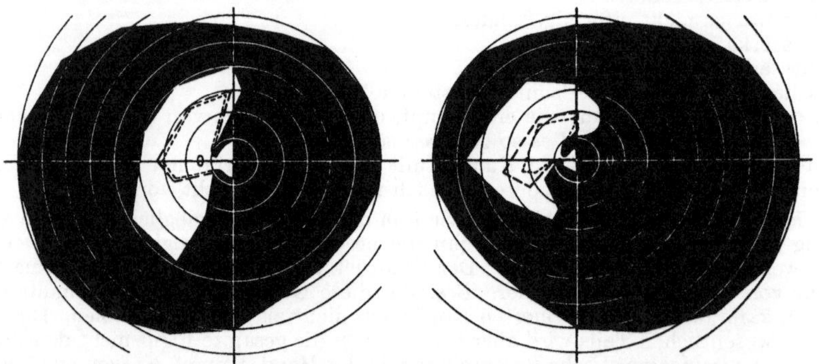

Abb. 49. *Bek.* Maximales Gesichtsfeld für Objekte 10/330. Bezeichnungen wie Abb. 17 (S. 49).

das Bild nur nach und nach überschaut. Die verschiedenen Deutungen, die er dem Bild gibt, sind jeweils den erfaßten Einzelheiten adäquat. Die Wahrnehmung der Binde um die Augen führt hier noch nicht zum richtigen Sinnverständnis, weil die andere wesentliche Komponente, nämlich das Fangen noch fehlt.

(Fensterpromenade.) Beschreibt zunächst nur Einzelheiten: „Ein Fenster, zwei Frauen, ein Blumentopf, ein Mann, ein Kind liegt am Boden, zwei Frauen (Mutter mit Kind).“ Erst nach längerem Überlegen kommt er zur richtigen Deutung. Als Grund hierfür gibt er an: „Zuerst dachte ich, der Mann begrüßt die Frauen (Mutter mit Kind) und die Mädchen. Später erst habe ich gesehen, daß da ein Junge liegt, dann hatte ich mich aber an den Gedanken festgeklammert, daß der Mann alle grüßt. Dann dachte ich nochmals an eine Begrüßung und daß der Junge vor Freude auf dem Boden liegt."

Die anfängliche Mißdeutung ist wieder durch das Fehlen einer wesentlichen Einzelheit (des am Boden liegenden Jungen) infolge des mangelnden Überblicks bedingt. Die allgemeine Neigung zum Haften, die später auf Grund der ersten falschen Deutung das Finden der richtigen erschwert, ist hier dem Pat. selbst zum Bewußtsein gekommen („dann hatte ich mich an den Gedanken festgeklammert ...").

Andere Bilder werden prompt und richtig beschrieben. Bei mehrdeutigen Bildern haftet *Bek.* allerdings besonders stark an dem ersten Eindruck, so sehr sogar, daß sich ein anderer für ihn überhaupt nicht mehr mit voller überzeugender Deutlichkeit herstellen läßt. Solange aber keine Umstellung verlangt wird, ist die Fähigkeit zu optischer Analyse sehr gut. Sogar das Nachfahren von verschlungenen Linien gelingt fehlerlos, wenn auch mit Zeiten, die gegenüber den normalen deutlich verlängert sind. Pat. gibt zu dieser Aufgabe an: „Das war nicht besonders schwer, weil ich die Linien, die nebendran sind, garnicht sehe und diese mich garnicht irritieren können".

Aus diesem Versuch geht hervor, daß hinreichende Sehschärfe und gute Fähigkeit zu optischer Analyse (an den Kreuzungsstellen entsteht niemals Zweifel über die richtige Fortsetzung der Linie) den Pat. befähigen, bei genügend langer Betrachtung mit nachfahrenden Bewegungen ein optisches Bild der Umwelt zu gewinnen. *Bek.* wird sich also optisch immer dann gut orientieren können, wenn ihm genügend Zeit zur Verfügung steht. Der größere Zeitbedarf kommt auch bei dem Versuch mit der Suchtafel nach *Poppelreuter* zum Ausdruck. Der Durchschnitt der benötigten Zeiten ist zwar gegenüber dem Normalen nur auf ungefähr das Doppelte (auf 10,7 sec) gestiegen, die längeren Zeiten werden aber entsprechend dem Gesichtsfelddefekt für die Objekte benötigt, die sich auf der rechten Hälfte der Tafel befinden (bis zu 50 sec). Die Prüfung der optischen Vorstellungsfähigkeit ergab durchweg gute Leistungen.

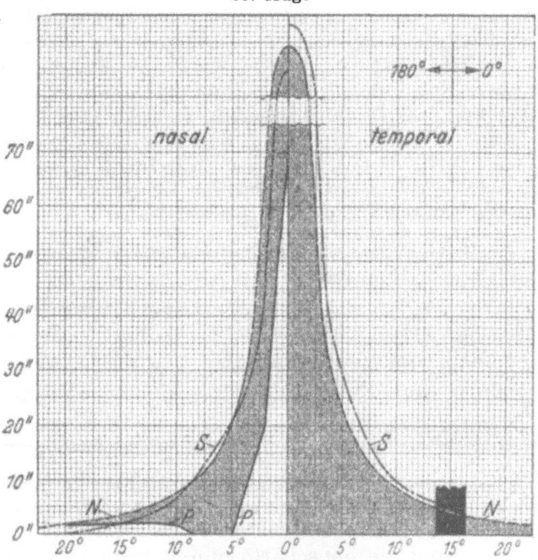

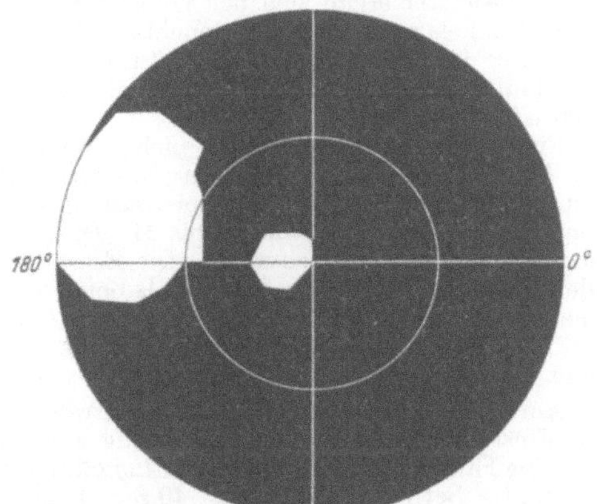

Abb. 50. *Bek.* Oben Funktionsdiagramm ,(Bezeichnungen wie Abb. 19 S. 52). unten zentrales Gesichtsfeld bis 20° für Rot 20/1150.

Sinnesphysiologische Untersuchung: Der auffallendste Defekt zeigt sich im Gesichtsfeld. Die Gesichtsfelduntersuchung ist bei *Bek.* trotz guter Aufmerksamkeit und präziser Angaben sehr schwierig und ergibt stark wechselnde Werte. Die rechte Gesichtsfeldhälfte ist bei der Prüfung mit 10/330 Objekten vollständig ausgefallen. Links finden sich im oberen Quadranten mehr als im unteren ausgedehnte Bezirke, in denen die Objekte mehr oder weniger konstant wahrgenommen werden. Diese wechseln aber während *einer* Untersuchung so erheblich, daß kaum ein verwertbares Bild gewonnen werden kann. Insbesondere besteht bei längerer Untersuchung die deutliche Tendenz zur Schrumpfung des Gesichtsfeldes. Abb. 49 zeigt ein verhältnismäßig großes, bei rascher Untersuchung gewonnenes Gesichtsfeld. Meist erweist es sich als kleiner und insbesondere hängt gewöhnlich der kleine, maculare Bezirk nicht mit dem großen peripheren zusammen, so daß das Bild eines Ringskotoms entsteht. Von den beiden getrennten Gesichtsfeldresten, die auf diese Weise entstehen, ist der kleine zentrale in Form und Ausdehnung ziemlich konstant, der große periphere aber sehr wechselnd, so daß er hierdurch schon seine geringe Funktionshöhe dokumentiert. Bei der kampimetrischen Untersuchung schrumpft das Gesichtsfeld noch weiter ein. In Abbildung 50 ist unten das Gesichtsfeld für Rot 20/1150 bis 20° dargestellt. Die Verschwindezeit für dieses Objekt ist im Fixierpunkt mit 70 sec (gegen normal über 2 min) immerhin noch ganz leidlich, sinkt dann aber peripherwärts unvermittelt auf minimale Werte von wenigen Sekunden ab. Die Schadenskurve verläuft hier also ganz in der Nähe der normalen Funktionskurve.

Da sich das kleine maculäre und das größere periphere Gebiet in ihrer Leistungsfähigkeit sehr verschieden verhalten, besprechen wir beide getrennt und beginnen mit der zentralen Funktion. Der zentrale Visus beträgt beiderseits 5/4 partiell, am linken Auge nach Korrektur. Zahlen der Snellengröße 5 aus 1 m Entfernung betrachtet, werden in dem ganzen zentral erhaltenen Gebiet formbestimmt gesehen und leicht erkannt. Führt man sie von der Seite des Ringskotoms aus ein, so tauchen sie sofort in voller Klarheit auf (Untersuchung vom 3. 5. 1944). Am 26. 7. 1944 wurde die Verteilung der Sehschärfe mit Doppelquadraten von 10 mm Kantenlänge am Kampimeter bestimmt. Die Sehschärfe 3′ (= 1 mm Quadratabstand) besteht etwa in einem Bereich von 2° Durchmesser links von Fixationspunkt. Bei 8 mm Abstand (Sehschärfe 24′) werden die Quadrate noch bis 4° links vom Fixationspunkt getrennt gesehen. Die Sehschärfe nimmt damit vom Fixierpunkt ab etwas schneller ab als normal. Bei Dauerdarbietung an derselben Stelle (Sehschärfeermüdung) verschwindet die Trennungslinie der Doppelquadrate:

bei Quadratabstand	1 mm	8 mm
30′ links vom Fixierpunkt:	überhaupt nicht	überhaupt nicht
1° links vom Fixierpunkt:	nach 13 sec	überhaupt nicht
2° links vom Fixierpunkt:	nach 4 sec	überhaupt nicht
3° links vom Fixierpunkt:		nach 18 sec

Die Sehschärfeermüdung setzt damit an der peripheren Seite des maculären Bereichs etwas, aber nicht viel eher als normal ein. An der zentralen Seite ist die Leistung genau so gut wie bei den normalen Kontrollpersonen. Die Adaptationsleistungen sind allerdings etwas subnormal, und die Sehschärfe nimmt infolgedessen im Dunkeln etwas stärker ab als normal. Am Nyktometer ergab sich bei Vollicht Visus 1,0; nach 2 min Helladaptation und darauf 2 min Dunkelanpassung bei Beleuchtung 1 wurde nur 0,1 gelesen (normal 0,4 bis 0,6). Noch schlechter war das Ergebnis der Prüfung am *Engelking-Hartung*schen Adaptometer. Die Empfindlichkeitskurve verlief flach: Sofortwert 5,0 (Kontrollperson 30), Endwert nach 40 min 2400 (Kontrollperson 35000).

Eine Farbsinnstörung besteht nicht. Beim Umgang mit den Wollproben nach *Holmgreen* hat *Bek.* keinerlei Schwierigkeiten; von den *Stilling*-Tafeln werden einige nur mit Schwierigkeit, einige garnicht gelesen. Am Anomaloskop ergab sich eine absolute Einstellungsbreite von links 60 bis 63 = rechts 26 bis 24. Die Gleichung ist unbedeutend verschoben im Sinne einer minimalen Grün-Schwäche. Die Einstellungsbreite ist normal. Die Farbschwellen sind alle erhöht und zwar etwas stärker als bei *Bru.* Den erhöhten Farbschwellen entspricht auch eine erhöhte Zeitschwelle für das Erkennen von Farben. Bei tachistoskopischer Darbietung von *Holmgreen*schen Wollproben werden die Farben Rot, Grün und Blau bei $^1/_{10}$ sec erkannt, Gelb bereits bei $^1/_{50}$ sec. (Normal für diese Farben ist $^1/_{100}$ sec.)

Am Anomaloskop zeigte sich eine zentrale Farbasthenopie. Die relative Einstellungsbreite mit Einstellungszeit bis zu 10 sec betrug links 59 bis 69 = rechts 27 bis 15. Darüber hinaus trat eine Farbangleichung auch für Einstellungen links 10 bis 70 = rechts 60 bis 14 bei ruhiger konstanter Betrachtung von 22—40 sec Dauer auf.

Finden wir so im zentralen Restfeld bei sehr guter Sehschärfe nur eine minimale Beeinträchtigung der Funktion, die sich nur im Bereich des Farbensehens deutlicher bemerkbar macht, so ist die Funktion des peripheren Restfeldes stark gestört. Die große Variabilität der Grenzen dieses Gebietes haben wir bereits erwähnt. Der Visus ist in diesem Gebiet überall geringer als 1/50. Die Doppelquadrate erscheinen auch bei 24′ Abstand überall als ein verwaschener heller Fleck. Eine klare Formwahrnehmung ist nirgends möglich (geprüft mit *Snell*schen Zahlen und mit geometrischen Figuren verschiedener Größe weiß auf schwarzem Grund). Die Labilität der Farbwahrnehmung und ihre rasche Abnahme unter der Beanspruchung ergibt sich aus den kleinen Verschwindezeiten der Farbobjekte in diesem Bereich. Infolge der geringen Sehschärfe und der Labilität der Funktion kann er zum optischen Erkennen so gut wie nichts beitragen.

Entsprechend der Kleinheit des annähernd voll funktionstüchtigen Gesichtsfeldteils ist der Fusionszwang gering. Die Fusionsbreite beträgt nur etwa 6°. An den *Pulfrich*-Tafeln wurde alles in einer Ebene gesehen. An dem Fadenapparat nach *Hering* war aber eine genaue Tiefeneinstellung möglich. Das stereoskopische Sehen ist also nur eingeschränkt, nicht aufgehoben.

Epikrise: Bei *Bek.* bestehen erheblich schwerere sinnesphysiologische Ausfälle als bei *Bru.* Der Gesichtsfeldausfall ist auch in der weniger geschädigten linken Hälfte sehr viel ausgedehnter, und die lokaladaptometrische Untersuchung zeigt, daß vom Restgesichtsfeld noch der größte Teil für den Sehakt praktisch ausfällt. Wenn wir aus den Verschwindezeiten die Schadenskurve bestimmen (Abb. 50), so verläuft diese in der linken Gesichtsfeldhälfte ganz in der Nähe der Normalkurve, stellenweise über dieser, so daß der Ausfall zwischen den beiden isolierten Gesichtsfeldresten entsteht Dieser dokumentiert sich so als Teil eines Ringskotoms und die Schadenskurve entspricht in ihrem Verlauf der von *Schm.* (Abb. 39, S. 75), mit dem einzigen Unterschied, daß sie bei *Bek* sehr viel höher liegt als bei *Schm.* und deshalb bei *Bek.* schon in der weniger geschädigten linken Gesichtsfeldhälfte ein schwererer Ausfall besteht als bei *Schm.* in der schwerer geschädigten rechten. Bei *Bek.* konnten wir in der schwerer geschädigten rechten Gesichtsfeldhälfte gar keine Restfunktion nachweisen, die Analogie mit *Schm.* spricht aber dafür, daß bei *Bek.* die Schadenskurve auf der rechten Seite ähnlich, nur in einem höheren Niveau verläuft, so daß bei der Untersuchung mit stärkeren Reizen als den von uns verwandten auch rechts noch ein Funktionsrest in der Gesichtsfeldperipherie zu erwarten wäre, ähnlich wie bei dem Patienten *Hil.* (S. 64). In Abb. 50 ist dieser mutmaßliche Verlauf der Schadenskurve ergänzt. Bei der Ähnlichkeit der Schadenskurve ist auch eine Ähnlichkeit des anatomischen Schadens anzunehmen, d. h. bei *Bek.* ebenso und aus den gleichen Gründen wie bei *Schm.* eine relativ umschriebene Schädigung am Occipitalpol. Diese entspricht auch bei *Bek.* durchaus dem Verletzungsmechanismus. Es zeigt sich hier eine allgemeine Gesetzmäßigkeit derart, daß das Auftreten eines Ringskotoms oder — was damit gleichbedeutend ist — eines kleinen zentralen und eines größeren peripheren Gesichtsfeldrestes (wie auch beim folgenden Patienten *Ste.*) einem bestimmten Typus der Schadenskurve und einer umschriebenen Schädigung am Occipitalpol entspricht, auch wenn die Größe des Gesichtsfeldausfalles zunächst eher eine diffusere Schädigung vermuten ließe.

Der Umfang der Gesichtsfeldausfälle und die geringe Funktionshöhe des peripheren Restgesichtsfeldes führen bei *Bek.* dazu, daß ihm praktisch nur ein kleiner maculärer Gesichtsfeldrest von etwa 5^0 Durchmesser zur Verfügung steht, während die übrigen Gesichtsfeldteile für das Erkennen ausfallen. Der zentrale Rest ist zwar in seiner Funktion insofern auch geschädigt, als ein pathologischer Funktionswandel im ganzen Bezirk für die Farbwahrnehmung und außerhalb des Fixierpunktes selbst auch in geringem Maße für die Sehschärfe besteht. Aber die zentrale Sehschärfe ist gut und stabil. Dazu kommt als ausgesprochenes Positivum noch die überdurchschnittliche Intelligenz des Patienten. Hieraus erklärt sich der relativ geringe Ausfall der gnostischen Leistungen, der sich fast nur in einem erhöhten Zeitbedarf bei der tachistoskopischen Betrachtung von Objekten und bei der Erfassung bildlicher Darstellungen äußert. Aus den Protokollen geht klar hervor, wie *Bek.* darauf angewiesen ist, die Wahrnehmungsobjekte mit seinem kleinen Maculagebiet abzutasten oder bei tachistoskopischer Darbietung aus zufällig sich bietenden Einzeleindrücken zusammenzusetzen. Nur wenn ein Bild einen allzu großen Gesichtswinkel einnimmt, macht sich eine Störung des Erkennens in schwerer Weise bemerkbar. Bei *Bek.* liegt also tatsächlich der (in der Literatur oft fälschlich angenommene) Fall vor, daß ein röhrenförmiges Gesichtsfeld mit praktisch normaler macularer Funktion besteht.

Auch bei dem nächsten Kranken, *Ste.*, liegt die Störung hauptsächlich in einer erheblichen Einschränkung des Gesichtsfeldes, während die zentrale Sehschärfe kaum beeinträchtigt ist. Seine Intelligenz ist viel geringer als bei den beiden vorhergehenden Fällen, so daß hier von dieser Seite eine Kompensation des optischen Defektes nicht möglich ist.

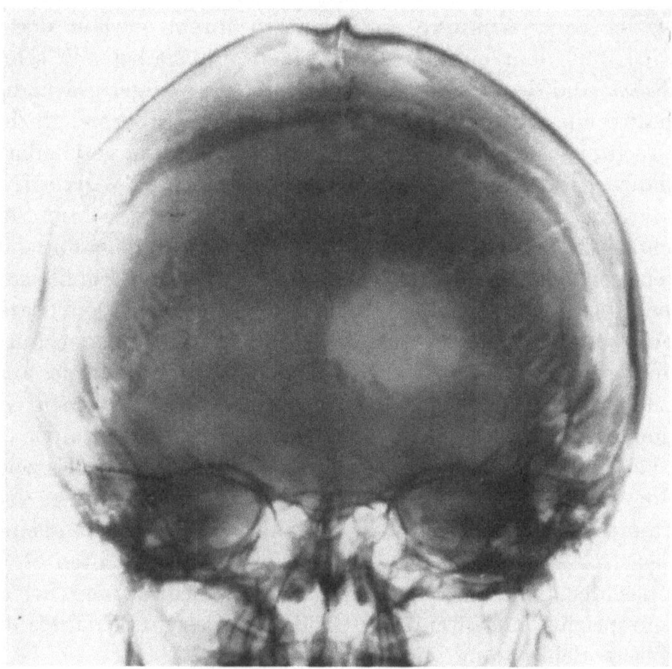

Abb. 51. *Ste.* Schädel frontal.

Fall 16: Gefr. *M. Ste.*, geb. 12. 9. 1913, Posthilfsarbeiter. Wurde am 8. 12. 1943 durch Granatsplitter am Hinterkopf verwundet. Bei einer Trepanation am 10. 12. 1943 wurde eine 2 cm tiefe Hirntrümmerhöhle abgesaugt und durch primäre Duranaht geschlossen. Glatte Wundheilung. Beobachtung vom 18. 2. bis 9. 6. 1944.

Eigene Angaben: Hat keine eigene Erinnerung an die Verwundung, kam erst während der Operation wieder zu sich. Anfangs war er völlig blind, nach 14 Tagen konnte er wieder Hell und Dunkel unterscheiden, dann besserte sich das Sehvermögen allmählich bis auf den jetzigen Stand. Sonst hatte er keine Ausfallserscheinungen. Klagt noch über leichte Kopfschmerzen und Schwindel.

Körperlicher Befund: 8 cm lange, quer verlaufende Narbe am Hinterkopf, darunter nicht pulsierender Knochendefekt. Röntgenologisch im Bereich der Hinterhauptschuppe, links neben der Mittellinie rundlicher Knochendefekt von 3 cm Durchmesser. Nahe seinem unteren Rand mehrere intracerebral gelegene Knochensplitter (Abb. 51). Im Encephalogramm etwas vermehrte Luftansammlung über der linken Hemisphäre, Erweiterung des linken Seitenventrikels, starke Ausweitung des linken Hinterhorns in Richtung auf den Knochendefekt. Im Liquor normale Verhältnisse. Es fällt eine fast ständig vorhandene, schiefe Kopfhaltung auf. Der Kopf ist nach rechts geneigt, gesenkt und nach links gedreht. Wenn Pat. etwas genau erkennen will, nimmt die Schiefhaltung zu. Er geht im Zimmer vorsichtig, wie tastend, mit schief gehaltenem Kopf und etwas vorgeschobener Schulter. Es besteht eine vollständige rechtsseitige homonyme Hemianopsie und linksseitige untere Quadrantenhemianopsie (Abb. 52). Visus beiderseits 5/5 partiell. Augenhintergrund normal. Darüber hinaus durchgehend lebhafte Reflexerregbarkeit, sonst völlig normaler neurologischer Befund.

Psychischer Befund: Klar, geordnet, zeitlich und örtlich orientiert. Ist in seinen psychischen Abläufen stark verlangsamt. Haftet deutlich; so tritt z. B. bei der *Schröder*schen Treppe in 2 min kein Umschlag auf. Affektiv eher etwas stumpf, sonst nicht auffällig. Auf intellektuellem Gebiet besteht ein Schwachsinn mäßigen Grades. In der zweiklassigen Dorfschule hat *Ste.* schlecht gelernt und ist einmal sitzen geblieben. Später war er als ungelernter Arbeiter in der Landwirtschaft, im Steinbruch und zuletzt bei der Post. Das Schulwissen ist gering, Erfahrungswissen hinsichtlich der praktischen Dinge des täglichen Lebens deutlich besser. Konkrete Begriffe werden richtig gebildet und geordnet. Dagegen stehen ihm von abstrakten Begriffen nur die allergebräuchlichsten einigermaßen zur Verfügung. Einfache Rechenaufgaben werden richtig gelöst. Bei der Bildung von Analogieschlüssen (Sturm: Ruhe — Krieg: ?) erfaßt er trotz dreimaliger Erklärung die Aufgabe nicht. Der Vorstellungsreichtum ist gering, wobei kein Unterschied zwischen optischen und anderen Vorstellungen besteht, dagegen ein deutlicher zwischen konkreten und abstrakten Begriffen. So zählt Pat. z. B. die Teile eines Baumes vollzählig auf, von den Eigenschaften des Wassers nur seine Flüssigkeit; den Oberbegriff ‚Werkzeug' findet er richtig, nicht aber den Oberbegriff ‚Charaktereigenschaft'. Bei allen Untersuchungen fällt ein abnorm hoher Zeitbedarf auf; das Tempo läßt sich auch durch Ermunterung nicht steigern. In seinem Verhalten auf Station zeigt *Ste.* geringen eigenen Antrieb, beschäftigt sich kaum und unterhält sich nicht von sich aus mit den andern. Bei allen Untersuchungen arbeitet er willig und aufmerksam mit und bemüht sich nach Kräften, den Anforderungen der Untersuchung gerecht zu werden.

Optische Untersuchungen: Bei Dauerdarbietung einzelner Gegenstände ergibt sich kein Anhaltspunkt für eine Objektagnosie, wenn man die allgemeine Langsamkeit des Pat. berücksichtigt. Bei tachistoskopischer Darbietung läßt sich die erhebliche Verlängerung der benötigten Zeiten zahlenmäßig fassen. Pat. ist sehr vorsichtig und macht ungern Aussagen, wenn er einen Gegenstand noch nicht mit Sicherheit erkannt hat. Erst bei einer Darbietungszeit von $^1/_{10}$ sec erkennt *Ste.* den schwarzen Hintergrund, auf dem die Gegenstände jeweils angebracht sind. Vorher sieht er angeblich überhaupt nichts. Bei dieser Zeit sieht er manchmal auch, daß irgend etwas auf diesem Hintergrund befestigt ist, öfter sieht er außer der schwarzen Tafel nichts. Das wechselt von Exposition zu Exposition. Daß Pat. den Gegenstand manchmal gar nicht sieht, liegt offenbar an seinem eingeschränkten Gesichtsfeld. Blickt er im Augenblick der Exposition zufällig in eine falsche Richtung, so fällt der Gegenstand auf eine nichtsehende Netzhautstelle. Die Uhr wird mit Sicherheit erst bei $^1/_2$ sec erkannt, nachdem bei $^1/_{10}$ sec schon die Vermutung ausgesprochen worden war, es könne sich um eine Uhr handeln. Eine Bürste wird bei $^1/_2$ sec, ein Schwamm bei 2 sec und ein Zollstock bei 10 sec Expositionszeit erkannt. Dabei tritt die Vermutung „Bürste" schon bei $^1/_5$ sec auf. Da der Gegenstand aber ohne Augenbewegungen nicht überblickt werden kann, ist Pat. nicht ganz sicher. Der Schwamm erscheint bei $^1/_{10}$ sec als ein weißlicher runder Gegenstand von Hühnereigröße, bei $^1/_2$ sec wie ein weißlicher Wattebausch; erst bei 1 sec wird er gelblich gesehen und bei 2 sec an den Poren, die bisher übersehen waren, als Schwamm erkannt. Der Zollstock wird bei $^1/_{10}$ sec als gelblicher Gegenstand, etwas waagerecht und dann schräg herunter — der wirklichen Gesamtform entsprechend — richtig beschrieben; dieser Eindruck bleibt bei allen Expositionen bis zu einer Dauer von 2 sec derselbe, bis bei 10 sec plötzlich der Zollstock erkannt wird. Pat. gibt an, er habe jetzt die Zahl 60 gelesen und daran erkannt, worum es sich handele. Die Augenbewegungen spielen hier nur die Rolle des von *Poppelreuter* so genannten Maculatransports. Sie sind nicht nachfahrender Art, wie das rasche Erkennen der Uhr beweist. Das scheinbar agnostische Verhalten bei kürzeren Expositionen von Zollstock und Schwamm beruht lediglich darauf, daß zum Erkennen wesentliche kleine Einzelheiten (Poren beim Schwamm, Strich- und Zahlen-Einteilung beim Zollstock) nicht gesehen wurden (Versuche vom 26. 5. 1944).

Dagegen zeigen die Versuche eine deutliche Simultanagnosie. Im Verlauf der Beobachtungszeit besserte sich das Erkennen von Zusammenhängen allerdings erheblich. Die als Abbildung 77a (S. 154) wiedergegebene Bärenpostkarte wurde im Abstand von 6 Wochen zweimal dargeboten. Es wurden dabei folgende Protokolle aufgenommen:

(10. 3. 1944): „Ist das ein Vogelkopf? Das ist wieder die Pratsche. Das ist auch Kopf. Die Füße sind wieder so. Ist das vielleicht Igel? Aber nein. Osterhase ist's auch nicht. Glücksschwein? Kann's nicht entscheiden. Oben Schweinekopf mit Rüssel und unten Krallen. Das stimmt nicht dazu. Das Grüne, was soll das sein? Das sieht aus wie Fensterrahmen. Aber da stimmt etwas nicht. Bei den Füßen schaut es aus wie ein Bär, aber oben wie ein Schwein."

(25. 4. 1944): [Haben Sie das schon einmal gesehen?] „Nein. Links ist ein Bär, der hat einen Fensterrahmen über den Kopf gestülpt. Und hier rechts ist ... ka Igel is es net; es ist

a anderes Tier, der hält auch a Fenster. Das wird wohl ... Der Bär hat anscheinend das Fenster am Kopf getragen und das Glas ist durchgebrochen. So ist das. Das Andere steht daneben und hat den Fensterrahmen am Boden und schaut hin auf den Bären."

In dem ersten Protokoll erweist sich Pat. der dargebotenen Postkarte gegenüber noch ziemlich hilflos. Es werden lauter Einzelheiten gesehen, u. a. so wenig hervortretende Kleinigkeiten wie die Krallen; aber der Gesamtzusammenhang, schon allein der zwischen dem Kopf und den Füßen der gleichen Figur, wird nicht erkannt. Daß die Krallen gesehen werden, scheint für eine hinreichend erhaltene periphere Sinnesfunktion zu sprechen. Das Versagen beim Erkennen des Ganzen entspricht einer typischen Agnosie. Auch bei der Darbietung der *Binet*-Bilder, einen Monat später (Versuch vom 27. 5. 1944) muß *Ste.* erst das ganze Bild absuchen, bis er die Details entdeckt, die für ein Verständnis des Ganzen notwendig sind. Das gelingt nicht immer.

(Schneeball): „Da ist einer mit einer Schultafel. Der Mann hat ihn bei den Haaren. Da ist einer versteckt unter dem Schrank. Wahrscheinlich hat der Junge ein Fenster zerschlagen."

[Welcher ?]

„Der vorne, den hat der Mann beim Schopf. — — Vielleicht auch der andere, der versteckt ist. Der eine hat eine Schiefertafel in der Hand, sonst kann ich nichts Bestimmtes erkennen."

[Was hat der andere in der Hand ?]

„Das ist weiß — — — runde Kugel — — — das könnte vielleicht ein Schneeball sein. Dann könnte auch der das Fenster eingeworfen haben."

Hier wird bis auf den Täter die Situation richtig erfaßt. Der Fehler ist dadurch bedingt, daß *Ste.* zunächst die auf dem Bild schwer erkennbaren Schneeballen optisch nicht erfaßt hat. Erst bei genauerer Betrachtung gelang es ihm, dieses für den Sinn der Darstellung entscheidende Detail und damit auch den Sinn selbst zu erfassen.

(Blindekuh): „Ein Tisch, zwei Kannen, eine Tasse, das Geschirr fällt alles herunter. Die läuft weg (das Mädchen links vorn), die andere da (der Junge rechts vorn) — — — aha, die hat da ein Tuch umgebunden — — —. Wie man sagt, ‚Blinde Mäusel fangen', und da haben sie alles umgestoßen."

Den für das Verständnis ausschlaggebenden Bildteil, die Binde um die Augen des Mannes, übersieht *Ste.* zunächst ebenfalls, und er muß sich deshalb auf die Aufzählung der einzelnen Bildteile beschränken. Es resultiert eine typische „simultanagnostische" Beschreibung, bis er das Kriterium des Bildes und damit auch seinen Sinn erfaßt.

(Fensterpromenade): „Da kommt jemand. Beim Fenster schauen zwei Mädel raus. Hier sind auch zwei (Mutter und Kind). Hier liegt einer am Boden — —. Das Bild ist sehr undeutlich — —. Da liegt einer am Boden, und der Mann hat in der einen Hand einen Hut, in der anderen einen Stock und ist wohl entrüstet darüber, daß der am Boden liegt."

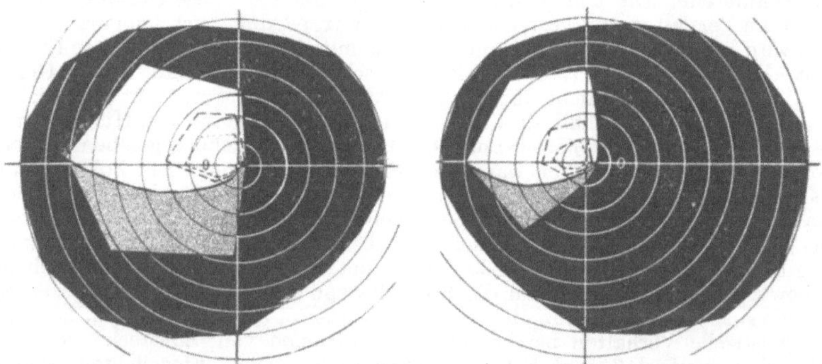

Abb. 52. *Ste.* Gesichtsfeld. Grau unterwertiger Bezirk, sonst Bezeichnungen wie Abb. 17 (S. 49).

[Grüßt der Mann nicht ?]

„Das wohl weniger. Er dürfte entrüstet sein, weil er zu gleicher Zeit auch den Stock vorhält."

[Weshalb liegt der Junge unten ?]

„Kann ich nicht feststellen, ob ihn der andere umgeworfen hat."

[Was ist rechts.]

„Zwei Personen. Zwei Männer (Mutter und Kind)."

Daß und warum bei diesem Bild viele unserer Kranken Schwierigkeiten haben, haben wir oben besprochen. Bei *Ste.* liegen die Schwierigkeiten eindeutig auf optischem Gebiet, wie aus der Verkennung von Mutter und Kind als zwei Männer hervor geht. Den entsprechenden

Versuch auch tachistoskopisch durchzuführen, war nicht möglich, da das Bild „Weinlese“ auch bei freier Betrachtung in Dauerexposition nicht erkannt wurde.

Bei der Prüfung der optischen Vorstellungen ergibt sich kein Anhaltspunkt für irgendeine auf die Verletzung zurückzuführende Einbuße. Bei der Würfelaufgabe versagt *Ste.*, wie bei seinem geistigen Niveau nicht anders zu erwarten, vollkommen. Er kann nur mit Hilfe die Anzahl der Ecken, Kanten und Seiten eines Würfels angeben; bei der Erklärung der Schnitte kann er nicht mehr folgen. Bei der Aufgabe, rote Dinge zu nennen, kommen die Einfälle sehr langsam und tropfenweise. Es werden nur solche Gegenstände genannt, die wirklich leuchtend rot sind und im Leben des Pat. vermutlich eine häufige Rolle gespielt haben: „Postauto, Signallichter, landwirtschaftliche Maschinen, Ostereier (90 sec), rote Flaggen (165 sec).“

Deutlich kehren in dieser Aufzählung die drei Berufe des Pat., Landwirtschaft, Steinbruch (rote Flaggen) und Postwesen wieder. Die Vorstellung haftet am konkret und eindringlich Erfahrenen. 5 Einfälle in 3 min ist eine sehr geringe Leistung, die sicher auf das geringe geistige Niveau zurückzuführen ist. Unterscheidende Merkmale für verschiedene Baumarten werden gut angegeben, in Übereinstimmung mit dem allgemeinen psychischen Befund (s. o.). Von den Heilbronner-Bildern wird die Kirche beim ersten Bild sofort erkannt, der Fisch zunächst als „Fisch" oder „Holzgriff“, beim zweiten Bild richtig bezeichnet. Die Windmühle wird zuerst als „Turm“, dann als „Kaffeekanne“, beim fünften Bild richtig benannt. An der Intaktheit des optischen Vorstellungsvermögens ist danach nicht zu zweifeln.

Die übrigen optischen Untersuchungen fügten dem bisher gewonnenen Bild nichts Wesentliches hinzu, so daß auf ihre Wiedergabe verzichtet werden kann. Bemerkenswert ist vielleicht nur noch, daß die optische Analyse nach *Poppelreuter* und *Rupp* (durcheinandergezeichnete Gegenstände und verschlungene Linien) gelang, wenn auch mit erheblich erhöhtemZeitbedarf. Die vorhandene zentrale Sehschärfe genügt also zur Bewältigung dieser Aufgaben.

Sinnesphysiologische Untersuchung: Bei der Gesichtsfelduntersuchung mit Objekten 10/330 (Abb. 52) ist die rechte Gesichtsfeldhälfte völlig ausgefallen; erhalten ist nur der von peripher her eingeengte linke obere Quadrant und ein angrenzender schmaler Bezirk des linken unteren. Bei einer anderen Untersuchung findet sich darüber hinaus noch ein größerer erhaltener, aber stark unterwertiger Bezirk im linken unteren Quadranten. Bei der kampimetrischen Untersuchung ist der Gesichtsfelddefekt noch sehr viel hochgradiger. So wird ein graues Objekt der Größe 20/1150 (Abb. 53) nur in einem kleinen parazentralen Bezirk links vom Fixierpunkt und dann noch in einem etwas größeren, von 2 bis 6° reichenden Bereich auf dem Meridian 180° (waagrecht nach links) wahrgenommen. Alle übrigen Teile des Gesichtsfeldes sind ausgefallen. Die lokaladaptometrische Untersuchung ergibt nur im Fixierpunkt selbst eine annähernd

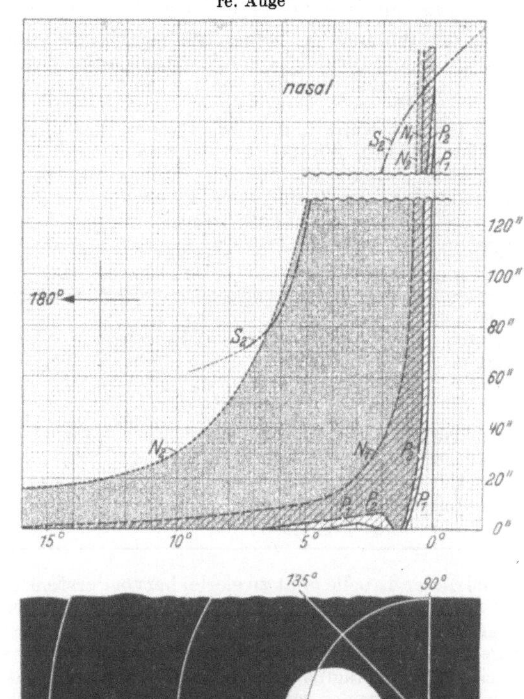

Abb. 53. *Ste.* Oben: Funktionsdiagramm.
Verschwindezeit für Rot 10/1150 ----P_1----
Mittelnormkurve Rot 10/1150 ---- N_1 ----
Verschwindezeit Grau 20/1150 ---- P_2 ----
Normale Vergleichsperson Grau 20/1150 .... N_2.......
Schadenskurve Grau 20/1150 -.-..- S_2 -..-..-
Unten: Gesichtsfeld für Grau 20/1150. Die Kreise entsprechen jeweils 5° Abstand.

normale Funktion mit einer Verschwindezeit von über 2 min auch für rote Objekte 10/1150, während unmittelbar neben dem Fixierpunkt die Verschwindezeiten rapide absinken bis zu einem Ringskotom, das sich bei 1½° zwischen den erhaltenen zentralen und peripheren Bezirk legt. Im ganzen peripheren Bezirk ist nur eine minimale Restfunktion geblieben, die für rot 10/1150 ihr Maximum bei 3° hat mit einer Verschwindezeit von ½ sec (also viel geringer, als in Abb. 53 aus zeichnerischen Gründen dargestellt werden mußte). Dabei ist zu berücksichtigen, daß der Meridian 180° der einzige ist, in dem überhaupt eine lokaladaptometrische Untersuchung vorgenommen werden kann, da in allen übrigen Meridianen, insbesondere auch in dem nach links oben (135°) die Verschwindezeiten außerhalb des Fixierpunktes unter 1 sec liegen. Bei Exposition im Fixierpunkt selbst gibt *Ste.* nach 1,5 sec an, daß ihm die rechte Ecke des Objektes verschwindet. Unmittelbar danach verschwindet die untere und nach 5 sec die obere Ecke. Er sieht dann nur noch „eine linke Ecke und rechts etwas rundes dran". Diese Wahrnehmung bleibt dann über 2 min unverändert bestehen. ¾° links vom Fixierpunkt verschwindet das Objekt bereits nach 10,5 sec, bei 1° nach 1,5 sec und bei 1½° fällt es in das Ringskotom und wird überhaupt nicht gesehen.

Für die Abnahme der Sehschärfe bei Dauerbetrachtung ergeben sich prinzipiell die gleichen Verhältnisse wie für die Verschwindezeiten der grauen und farbigen Objekte, so daß wir alles zusammen in einer Tabelle wiedergeben können. Meßbare Zeiten ergaben sich auch hierbei nur auf dem Meridian 180° (waagerecht nach links). Die Farbobjekte hatten die Größe 10/1150 Die Sehschärfe wurde mit einem Paar weißer Quadrate der Größe 10/1150 geprüft, die die Abstände 1/1150, 2/1150, 4/1150 und 8/1150 voneinander hatten. Die Reihenfolge der Zeilen in der Tabelle entspricht der Reihenfolge, in der die Untersuchung vorgenommen wurde (Untersuchung vom 4. 6. 1944). Es wurde nur das rechte Auge geprüft.

Abstand vom Fixierpunkt	0°	½°	¾°	1°	1½°	3°	5°
Farben:							
Rot	>120 sec	20 sec			0	½ sec	0
Blau	>120 sec		1,8 sec			0	0
Gelb	>120 sec			6 sec	0	½ sec	0
Grün	94 sec			6 sec	0	0	0
Sehschärfe:							
1/1150	>120 sec		10 sec		0	5 sec	0
2/1150	>120 sec		8 sec	0	0	3 sec	0
4/1150	>120 sec		3 sec	0	0	0	0
8/1150	>120 sec		3—4 sec	0	0	0	0

Aus dieser Tabelle geht zweierlei hervor: erstens ist nur ein ganz kleiner maculärer Bereich mit einem Durchmesser von weniger als einem halben Grad voll funktionstüchtig. Das ganze übrige noch erhaltene Gesichtsfeld unterliegt stärkstem Funktionswandel. Zweitens: Bei fortgesetzter Prüfung, die ja in ihrer Wirkung nicht so sehr verschieden von den Dauerbeanspruchungen des täglichen Lebens sein wird, nimmt die Sehschärfe der Netzhautperipherie rasch ab, und zwar so sehr, daß das gesamte Gesichtsfeld, das mehr als 1° vom Fixierpunkt entfernt ist, zum Erkennen irgendwelcher Einzelheiten praktisch nicht mehr in Frage kommt.

Im übrigen liegt eine Störung des Farbensinns nicht vor. Alle Aufgaben mit den *Holmgreen*schen Wollproben werden, natürlich entsprechend der allgemeinen Bedächtigkeit des Pat. prompt und richtig gelöst. Bei der tachistoskopischen Darbietung von Wollproben benötigt *Ste.* mindestens ½ sec, um die Farbe richtig zu erkennen. Das ist erheblich länger als normal und hier von besonderer Bedeutung, da die Farben bei Fixation ja schon rasch wieder verschwinden (mit Ausnahme des Fixierpunktes). Die *Stilling*schen Farbtafeln werden nur mit großer Mühe und zum Teil garnicht gelesen. Doch werden auch bei den Tafeln, die nicht richtig oder garnicht gelesen werden, die Unterschiede der einzelnen Farbflecken richtig erkannt und benannt. Die *Engelking*schen Farben werden tachistoskopisch erst bei ½ bis 1 sec erkannt, und auch dann oft nicht ganz richtig. Zum Beispiel wird bei dem grünen Objekt auf helligkeitsgleichem grauem Grund auch bei 5 sec Darbietungszeit der Grund rotbraun, das Infeld aber weiß gesehen. Am Anomaloskop ergibt sich als absolute Einstellungsbreite links 60 bis 63, rechts 24 bis 18. Eine zentrale Farbenermüdung (Farbenasthenopie nach *Engelking*) ist nicht festzustellen. Außer der Zeitschwelle (tachistoskopische Darbietung) ist auch die Schwellengröße (Minimalfelder) für Farben heraufgesetzt. Die Sofortadaptation des Zapfenapparates, geprüft am Nyktometer, ist erheblich herabgesetzt, so daß eine merkliche Behinderung bei Beleuchtungswechsel anzunehmen ist. Die Dunkeladaptation des Stäbchenapparates (Adaptometer) liegt nur wenig unter der Norm.

Die Kleinheit des voll funktionsfähigen Gesichtsfeldes wirkt sich auch dahin aus, daß die Fusionsbreite stark eingeschränkt und das stereoskopische Sehen beeinträchtigt ist. An den *Pulfrich*-Tafeln wird alles in einer Ebene gesehen.

Epikrise: Bei *Ste.* ist die Funktionsstörung im optischen System noch stärker als bei *Bek.* Aber die Schadenskurve, die sich aus der lokaladaptometrischen Untersuchung bestimmen läßt (Abb. 53), verläuft für das graue Objekt sowohl wie für das rote (in Abb. 53 nicht eingezeichnet) in unmittelbarer Nähe der zugehörigen normalen Funktionskurve und zwar ganz analog wie bei *Bek.* und bei *Schm.*, so daß das S. 91 über diesen Kurventyp gesagte auch für *Ste.* gilt. Und auch hier stimmt der aus der Funktionsanalyse sich ergebende Schluß auf eine verhältnismäßig umschriebene Schädigung am Occipitalpol gut mit dem Verletzungsmechanismus und dem Operationsbefund überein. Der Schaden beschränkt das für die Wahrnehmung brauchbare Gesichtsfeld bei *Ste.* auf die linke Hälfte des Fixierbereichs mit einem Durchmesser von höchstens 1^0. In dem darüber hinausgehenden Gesichtsfeldrest besteht ein so starker Funktionswandel mit einem raschen Schwellenanstieg bei fortgesetzter Prüfung, daß er bei stärkerer Beanspruchung, d. h. auch bei irgendwelchen Schwierigkeiten des Erkennes, praktisch ausfällt. Mit einer derartigen Einschränkung ist die Grenze überschritten, bei der ein kleines Gesichtsfeld noch brauchbare Wahrnehmungen liefert (vgl. *Poppelreuter*[140]), auch wenn die zentrale Funktion gut und stabil ist. Dazu kommt noch, daß *Ste.* im Gegensatz zu *Bek.* eine unterdurchschnittliche Intelligenz besitzt, von der aus ein Ausgleich der optischen Minderleistungen nicht in dem hohen Maße wie bei *Bek.* erfolgen kann. Wir können deshalb hier deutliche simultanagnostische Symptome auch bei Dauerdarbietung von Bildern registrieren.

Den nächsten Fall *Wey.* führen wir hier hauptsächlich deswegen an, weil bei ihm von anderer Seite eine Alexie und Simultanagnosie diagnostiziert worden waren. In Wirklichkeit ist hier die zentrale Sehstörung durch eine periphere Opticusatrophie nach Stauungspapille kompliziert, die zu einer erheblichen Beeinträchtigung der Sehschärfe geführt hat, und die scheinbar agnostischen Befunde lassen sich durch die schlechte Sehschärfe weitgehend erklären. Es handelt sich also um einen viel weniger „reinen" Fall, als bei unseren übrigen Kranken.

Fall 17: Uffz. *E. Wey.*, geb. 7. 7. 1921, Kaufmann. Wurde am 14. 6. 1942 durch Fliegerbeschuß verwundet. Einschuß an der Protuberantia occipit. ext. Röntgenologisch fand sich ein Projektil in 4 cm Tiefe. Es entwickelte sich ein Hirnabsceß, der einen zweimaligen Eingriff am 5. 7. und 10. 7. erforderlich machte. Dabei wurde auch das 3 cm lange und 1 cm dicke Projektil entfernt. In dieser Zeit bestand auch eine Stauungspapille mit Blutungen, die in Atrophie überging. Neurologisch bestand anfangs völlige Blindheit, später wurde Lichtschein wahrgenommen. Am 23. 9. 1942 bestand eine rechtsseitige Hemianopsie; *Wey.* konnte Bewegungen wahrnehmen, aber keine Details; Personen wurden nicht erkannt, von Farben kein Blau. Leichte spastische Hemiparese rechts mit geringen sensiblen Störungen. Eine Encephalographie am 4. 11. 1942 ergab starke Ausbuchtung des linken Hinterhorns und der Cella media. Die Hemiparese ging in der Folgezeit zurück, am 25. 11. 1942 war sie restlos geschwunden. Bei eingehenden Untersuchungen der optischen Leistungen, die in den folgenden Monaten vorgenommen wurden, hatte Pat. Schwierigkeiten beim Erkennen von Buchstaben und Worten. Gegenstände erkannte er gut, während er das Blindekuhbild als „Familienausflug" bezeichnete, obwohl er die einzelnen Personen richtig bezeichnen konnte. Auch die Auffassung der Handlung von Kinofilmen war gestört, obwohl Pat. auch hier einzelne Szenen richtig auffaßte, allerdings viele Details nicht erkannte. Erhebliche Ausfälle bestanden auch im tachistoskopischen Erkennen und zwar besonders derart, daß *Wey.* bei kürzeren Expositionen nur einzelne Teile der dargebotenen Objekte erkannte. Ophthalmologisch waren die Fundi normal, es bestand eine „homonyme rechtsseitige Hemianopsie, die beiderseits im unteren Quadranten in die Gegenseite reicht. Rechts geht der Gesichtsfeldrest, der beiderseits etwas konzentrisch eingeengt ist, über die Senkrechte in die hemianopische Hälfte. Der rechte Gesichtsfeldausfall reicht beiderseits bis nahe an die Macula, die aber beiderseits ausgespart ist". Fingerzählen auf 1 m mühsam. Auf Grund dieser Befunde wurde eine optische Agnosie für Darstellung von Vorgängen und eine Wortblindheit angenommen. Außer einer geringen Besserung im Erkennen von Buchstaben änderten sich in der Folgezeit die Sehleistungen nicht. Von Februar 1943 ab traten seltene generalisierte epileptische Anfälle auf. Eigene Beobachtung vom 31. 5. bis 13. 6. 1944.

Eigene Angaben: Bei der Verwundung verspürte Pat. einen Schlag auf den Kopf, dann war er sofort bewußtlos. An die ersten 14 Tage hat er überhaupt keine Erinnerung und dann nur eine ganz verschwommene und lückenhafte, bis er nach etwa 4 Wochen wieder richtig klar wurde. Er sah ganz schlecht, nur grobe Umrisse, keine Farben. Er konnte das weiße Bett und den Arzt im weißen Mantel erkennen, nicht aber jemand in Uniform. Die Sehkraft hat sich ganz allmählich gebessert bis vor einem Jahr. Seither ist der Zustand stationär geblieben. Pat. nimmt jetzt Personen in seiner Umgebung wahr, kann sie aber nicht erkennen. Lesen kann er nur größte Buchstaben in einfacher Blockschrift. Seit Februar 1943 treten in Abständen von 4 Wochen Anfälle auf. Diese beginnen mit Zwangsdenken, wobei ihm seine Umgebung „komisch verändert" vorkommt, dann tritt häufig ein Flimmern in seiner blinden

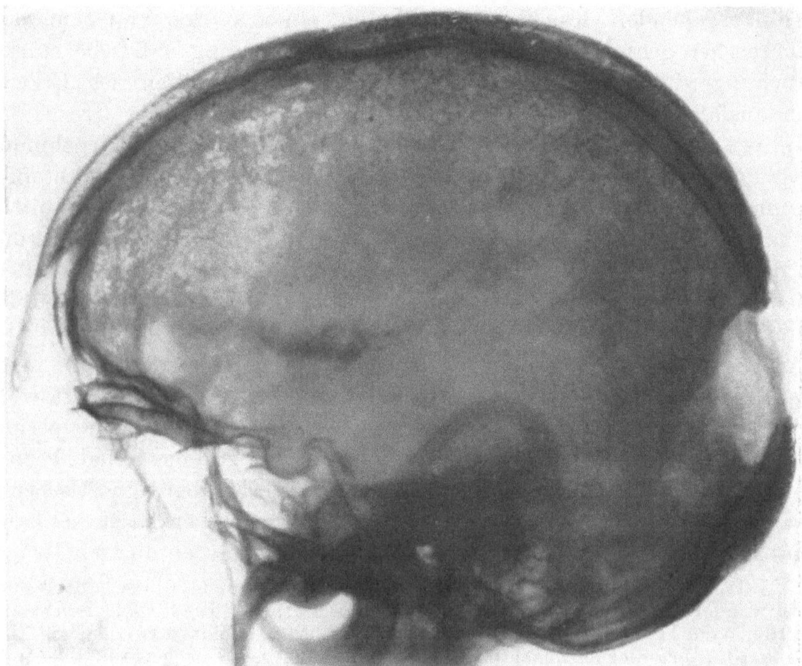

Abb. 54. *Wey*. Schädel seitlich.

rechten Gesichtshälfte auf, „wie wenn im Kino der Film abreißt und alles durcheinander geht". Dies dauert bis zu 20 sec, dann fällt er bewußtlos um, soll mit dem rechten Arm und Bein zittern. Dauer des Anfalls 2—4 min, dabei häufig Zungenbiß. Sonst klagt Pat. nur selten über Kopfschmerz; leichtes Nachlassen des Gedächtnisses. Im Wesen sei er vielleicht etwas gleichgültiger geworden.

Körperlicher Befund: Reizlose, gut verheilte Narbe am Hinterhaupt, darunter pflaumengroßer, pulsierender Knochendefekt. Röntgenologisch in der Gegend der Protub. occipt. ext. und links davon länglicher scharfrandiger Knochendefekt. Stirnwärts von dem Defekt sowie unterhalb desselben, dem Knochen anliegend, je ein stecknadelkopfgroßes Metallsplitterchen, annähernd in der Mediane. Am linken Rand des Defektes ein Silberclip (Abb. 54). Im Gesichtsfeld ist die ganze rechte Hälfte und anschließend die Hälfte des linken unteren Quadranten ausgefallen (Abb. 56 S. 102). Visus beiderseits 1/50; einmal wurde vorübergehend auch 5/50 an der *Snellen*schen Tafel gelesen. Pupillen etwas exzentrisch, reagieren wenig auf Licht. Pupillengrenzen verwaschen, geringe Sehnervenatrophie. Außer einem konstanten Fehlen des *Mayer*schen Grundgelenkreflexes rechts bei normaler Auslösbarkeit links ist sonst nirgends ein krankhafter neurologischer Befund zu erheben. Insbesondere fehlen alle weiteren Zeichen einer Halbseitenlähmung.

Psychischer Befund: Wey. ist klar, voll orientiert und geordnet. In seinen psychischen Abläufen ist er nicht verlangsamt und zeigt auch keine besondere Neigung zum Haften. Affektiv normal ansprechbar, ausgeglichene Stimmungslage. Die intellektuellen Leistungen sind durchweg gut, bei den experimentellen Prüfungen ist keine Merkstörung festzustellen. Bei allen Untersuchungen arbeitet er willig und mit Interesse mit, ist deutlich bestrebt, gute Leistungen zu zeigen. Allerdings zeigt er wenig Ausdauer, wenn seine Bemühungen lange nicht zum Ziel führen.

Optische Untersuchungen: Einzelne Gegenstände werden auch bei freier Betrachtung oft schwer erkannt. Eine Uhr wird aus 1 m Entfernung sofort erkannt, desgleichen ein Bleistift. Dazu bemerkt Pat. allerdings: „Das habe ich gehört, wie Sie den Bleistift aufgehoben haben". Eine Zinntube wird aber erst erkannt, als Patient mit den Augen 12 cm davor ist.

[Wie sieht denn das aus der Ferne aus ?]

„Vorn sehe ich einen schwarzen Punkt, das ist die Verschraubung, und hinten was Rotes. Das Metall hebt sich kaum von dem weißen Tischtuch ab".

Pat. hat immer Schwierigkeiten, bis er die Richtung gefunden hat, in die er blicken muß, um das gezeigte Ding zu sehen. Das Finden ist sehr verzögert. Unter diesen Umständen werden selbstverständlich Gegenstände bei tachistoskopischer Darbietung überhaupt nicht erkannt. Die von uns verwendeten Gegenstände können in 115 cm Entfernung auch bei Dauerbetrachtung nicht erkannt werden. Bei 60 cm Entfernung benötigt Pat. zum Erkennen der Flasche 5 sec, des Schwammes 1 sec, des Zollstocks (durch geschicktes Raten) $^1/_5$ sec. Die Tube (eine andere als in dem oben beschriebenen Versuch) wird in 30 cm Entfernung erst bei 10 sec Expositionszeit erkannt. Aus den Beschreibungen des Gesehenen, die Pat. nach jeder Exposition gibt, geht hervor, daß die Wahrnehmung selbst undeutlich und unbestimmt ist, und daß der Gegenstand jedesmal dann erkannt wird, wenn irgendein charakteristisches Merkmal deutlich hervortritt.

Beispiel: (Braunes Medizinfläschchen): Entfernung 115 cm.

Bis $^1/_5$ sec Nichts gesehen.
$^1/_5$ sec „Etwas Weißes, weil ich etwas nach rechts unten geschaut habe".
$^1/_5$ sec „Weißer Fleck. Es ging zu rasch. Es könnte ein Dreieck gewesen sein, aber genau kann ich das nicht sagen".
$^1/_2$ sec „Da war noch etwas oben darüber Es waren 2 helle Flecken".
1 sec: „Unten das war ein hellgraues Viereck, und oben darüber war noch etwas Helles. Was das war, konnte ich nicht erkennen".
2 sec: „Oben drin helles Viereck, dann ein dunkler, schwarzer Strich, dann wieder ein Quadrat. Die beiden Vierecke waren gleich groß".
5 sec: „Nein, sie sind doch nicht gleich groß. Unten das graue Viereck, das obere läuft nach der Spitze zu einem Conus zusammen"
10 sec: „Das obere ist ja gelb. Das untere ist grau. Das obere ist aber größer. Das ist kein Quadrat. Das untere ist ein Quadrat."
Dauerexposition: „Oben ein gelbes Viereck, darunter ein schwarzer Querstrich, dann etwas Graugelbes. Oben das könnte ein Kopf sein".

Entfernung verringert auf 60 cm:
5 sec „Das könnte eine Flasche sein. Oben ein gelber Korken. Unten der Zettel, wie eine Medizinflasche".

Aus diesem Protokoll ersieht man nicht nur die Wirkung des schlechten Visus, sondern auch eine starke Wandelbarkeit des Eindrucks, die das Erkennen weiter erschweren muß. Andererseits gibt das Protokoll einen guten Eindruck von dem Bemühen des Pat., etwas zu erkennen, und von den guten phänomenologischen Beschreibungen, die er liefert.

Daß Pat. auch bei dem Erkennen von Bildern die größten Schwierigkeiten haben muß, versteht sich nach dem Bisherigen von selbst. *Binet*-Bilder waren ihm, wie aus dem Krankenblatt hervorgeht, bereits an anderer Stelle vorgelegt worden. Der prüfende Arzt hatte damals festgestellt, daß *Wey.* nur einzelne der dargestellten Gegenstände und Personen erkannte, nicht aber den Gesamtzusammenhang. Es war deshalb eine optische Agnosie für Darstellungen von Vorgängen diagnostiziert worden. Wir erhielten bei den *Binet*-Bildern folgende Beschreibungen:

(Schneeball): „Eine Hauswand, ein Fenster, eine Person im Fenster, die schaut heraus. Hier ist auch eine Person (der Mann). Hier ist ein kleiner Junge, der hat etwas unter dem Arm, eine Tafel. Hier ist auch ein Mann (der versteckte Junge), der trägt scheinbar etwas, anscheinend das Kopf- oder Fußende von einem altmodischen Bett (zeigt auf den Bretterverschlag). Das ist alles".

[Was machen die ?]

„Es könnte sein, daß der Mann hier den Fensterladen zumacht“.

Die Beschreibung macht allerdings einen typisch simultanagnostischen Eindruck. Es werden nur zusammenhangslos Einzelheiten aufgezählt. Dies beruht aber auf einer ganz unzureichenden optischen Auflösung, bei der grobe Verkennungen von Einzelheiten unterlaufen (versteckter Junge als Mann, Bretterverschlag als Bett) und wesentliche Dinge (zerbrochene Scheibe, Bestrafung des Jungen) infolge unzureichender Sehschärfe nicht bemerkt werden. Ein Sinnerfassen ist unter diesen Umständen nicht möglich.

(Blindekuh): „Das scheint eine Familienfeier zu sein — Familienkaffee. In einem Zimmer sind verschiedene Personen, große und kleine. Ein Tisch mit Kaffeekanne. Der Tisch ist gedeckt oder wird abgeräumt“.

[?]

„Es steht alles durcheinander. Wenn man sich zu Tisch setzt, steht es geordnet und es nimmt jeder seinen Platz ein. Hier gehen aber alle durcheinander und die Kinder ... Ach, halt! Die machen vielleicht auch so ein Spiel, so wie Blindekuh“.

[?]

„Ich habe mir den da genauer betrachtet und gesehen, daß er eine Binde um den Kopf hat“.

Die für das Verständnis der Handlung wesentliche Einzelheit, die verbundenen Augen, wird erst später gesehen und führt sofort zur richtigen Deutung. Bis dahin versucht *Wey.* von den wahrgenommenen Einzelheiten zu einer Sinndeutung zu kommen, die im Vergleich zu den Prämissen ganz zutreffend ist. Das ist genau das Gegenteil eines agnostischen Verhaltens. Die Deutung „Familienfeier“ ist bereits bei den früheren Untersuchungen im Krankenblatt erwähnt. Von welchen Prämissen sie ausging, ist dem Untersucher dabei offensichtlich entgangen:

(Fensterpromenade): „Da ist ein Herr im schwarzen Anzug mit Zylinder. Oben am Fenster sind zwei Personen. Unten zwei Kinder (Mutter und Kind) und da steht auch noch etwas (liegendes Kind), scheint ein Korb oder irgend ein Behältnis zu sein. Den Sinn kann ich mir schlecht vorstellen. Wenn ich wüßte, was das hier (liegendes Kind) wäre, könnte ich mir vorstellen, was das zu bedeuten hätte“.

Auch hier liegt es auf der Hand, daß die Sehleistung für die Differenzierung des Bildes, insbesondere des undeutlichen liegenden Kindes, nicht ausreicht. Notgedrungen muß sich also *Wey.* auf die Aufzählung der erkannten Einzelheiten beschränken. Bei anderen Bildern ergaben sich immer wieder prinzipiell dieselben Verhältnisse.

Auch die Fehlleistungen bei den Lückenbildern aus dem Binetarium lassen sich auf den schlechten Visus zurückführen.

(Bild mit fehlendem Mund): „Ein Frauenkopf (findet zunächst keine Fehler, erst bei der Aufforderung zu genauer Betrachtung): Es fehlt etwas, ich glaube das Ohr ...., der Mund ... irgend etwas fehlt da unten, entweder der Mund oder die Nase oder das Kinn“.

[Was denn ?]

„Ja, wenn ich das erkennen könnte. Ich glaube der Mund, aber genau kann ich es nicht erkennen. Wenn ich eine Lupe hätte, ginge es besser“.

Wie sehr der Pat. durch seinen schlechten Visus behindert ist, zeigen natürlich auch die Ergebnisse bei tachistoskopischer Darbietung von Bildern. Es tritt dabei aber auch noch deutlicher als bei Dauerdarbietungen hervor, wie sehr er sich darauf eingestellt hat, die undeutlichen optischen Kriterien zum Erkennen auszuwerten. Das kommt u. a. darin zum Ausdruck, daß er im Gegensatz zu dem Fall mit stark eingeschränktem Gesichtsfeld, Pat. *Bek.* bereits bei $^1/_5$ sec eine Gesamtdeutung gibt. Bei der tachistoskopischen Darbietung des Bildes „Weinlese“ (Abb. 24, S. 59) erhielten wir bei *Wey.* folgendes Protokoll:

$^1/_5$ sec „Das scheint eine Dorfstraße zu sein“.
$^1/_5$ sec „Links ein Haus, auffallend groß. In der Mitte läuft ein Schwein herum“.
$^1/_5$ sec „Rechts steht auch ein Haus mit dem Giebel nach vorn.“
$^1/_5$ sec „Es scheint auch ein Wasser durchzulaufen, ein Bach. Links davor eine Person, vielleicht ein Kind. Links vorn Gänse oder so Geflügel.“
$^1/_5$ sec „Jetzt habe ich nicht mehr gesehen als vorher.“
$^1/_2$ sec „Vor dem rechten Haus stand ein Planwagen.“
$^1/_2$ sec „In der Mitte des Bildes zwei Personen, die eine bückt sich, die andere steht.“
1 sec „Neben der linken aufrechten Gestalt ein Mast, die ist scheinbar an den Mast gelehnt.“
1 sec „Das ist alles so vielfarbig nebeneinander. Das ging zu rasch.“
2 sec „Links das scheint so eine große Waschbütte zu sein. Erst dachte ich, daß es ein Fahrzeug wäre.“
2 sec „Links ist ein Haus, da ist ein Vorbau darüber. Da steht eine Person unter dem Vorbau.“
2 sec „Rechts stehen auch Personen beisammen. Die Frau, die sich da bückt, und es fließt auch ein Bach, da könnte man annehmen, daß die da wäscht. Der Bach ist in der Mitte vom Bild.“

5 sec „Links von dem Pfahl steht eine Frau mit einem breiten Rock, rechts davon sind noch mehr Personen.“

5 sec „Rechts von dem Mast ist auch noch was Dunkles, ein Behälter oder so was.“

10 sec „Die Person, die am Mast lehnt (der Junge im Vordergrund) hat ein rotes Kleid (rote Weste), und rechts vorn die Person ist blau angezogen.“

Dauerexposition: „Links das könnte so eine große Holzbütte sein. Im Hintergrund 'ne Kirche.“ (Durch Nachfragen und Hinzeigen wird festgestellt, daß der Mast, der auch jetzt gesehen wird, in Wirklichkeit der Schatten ist, der von der Knickung des Bildes in der Mitte herrührt). „Das Ganze ist keine Dorfstraße, da steht nicht so eine große Kirche. In der Stadt ist es auch nicht, da würden die Leute nicht ihre Sachen so auf die Straße stellen. Vielleicht ist es ein Vorort. Ein Schwein ist nicht darauf.“ (Die Zeichnung eines Schattens im Vordergrund war für ein Schwein gehalten worden. Der Junge im Vordergrund wird auch jetzt noch als Frau mit rot und weißem Kleid gesehen).

Betrachtung aus der Nähe: „Ach! So ist das! Ich habe mir das ganz anders vorgestellt: Den vorderen Teil der Straße hatte ich für Wasser gehalten, und die Straße verlief ganz anders, direkt über den Berg. Das Ganze ist ja eine Weinlese. Da sind die Bütten. Die Leute arbeiten im Weinberg. Da steht auch eine Traubenmühle.“

Es ist von vornherein das Bestreben merkbar, zu einer Gesamtdeutung zu kommen. Schon bei $^1/_5$ sec wird als Deutung eine Dorfstraße angegeben. Dieser Gesamtdeutung werden dann die offenbar nur undeutlich gesehenen Einzelheiten angepaßt. So gehören zur Dorfstraße das Schwein, die Gänse, der Planwagen. Der Richtung auf die Gesamtfassung entspricht die höhere Intelligenz dieses Pat. im Vergleich mit dem vorher besprochenen *Ste.* Daß die Leistung trotzdem schlechter ist, beruht auf der geringerwertigen Seh-Funktion.

Die verschlungenen Linien mit den Augen zu verfolgen gelingt nicht, auch nicht bei der Zeichnung in größerem Maßstab. Auch die anderen Versuche über optische Analyse fallen alle negativ aus. Doch dürfte das durch den schlechten Visus hinreichend erklärt sein. Die Ergebnisse bei der Aufgabe, ein Wabenmuster zu zeichnen, geben wir in Abb. 55 wieder.

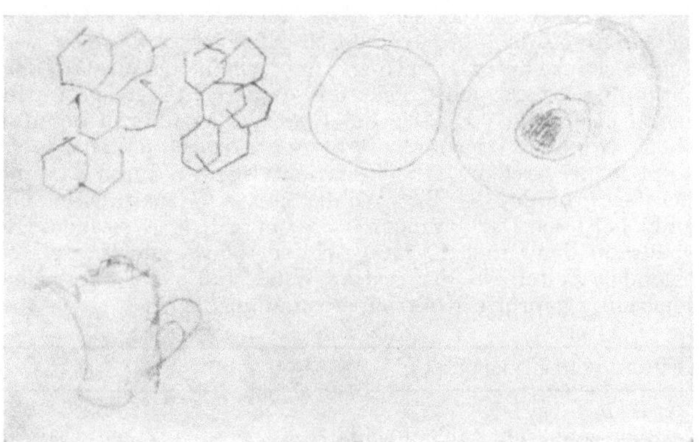

Abb. 55. *Wey.* Zeichnungen.

Pat. hat zweimal zu einer Lösung angesetzt, ist aber jedesmal nicht über 6 Sechsecke hinausgekommen. Bei den ersten 3 Sechsecken des zweiten Versuchs hat er die gegenseitige Lage der Sechsecke richtig getroffen. Aus dem Gesamtbild geht ganz deutlich hervor, daß die eigentliche Schwierigkeit für ihn darin besteht, daß er nicht genau genug sehen kann, um die Stelle zu finden, wo er jeden einzelnen Strich ansetzen muß. Dagegen zeigt der zweite Ansatz keinen der typischen Fehler, die bei mangelnder Fähigkeit zu optischer Analyse auftreten und die im wesentlichen darin bestehen, daß einfache Konturen doppelt vertreten sind, oder daß die Gestalt des regelmäßigen Sechsecks aufgegeben und nur die Anzahl der Ecken gezählt wird. Bei dem Versuch, eine Kaffeekanne zu zeichnen, gelingt es dem Pat. ganz gut, den Gesamteindruck wiederzugeben. Es wird aber auch hierbei deutlich, wie sehr er durch seinen schlechten Visus behindert ist. Die Aufgabe, eine Flasche von oben gesehen zu zeichnen, löst Pat. so gut, daß an der richtigen optischen Vorstellung nicht zu zweifeln ist. Die Würfelaufgabe wurde in der etwas schwierigeren Form gegeben, daß in jeder Richtung durch den Würfel nicht zwei, sondern drei Parallelschnitte geführt werden sollten. Es entsteht dann nicht $3\times3\times3=27$, sondern $4\times4\times4=64$ kleine Würfel. Bei der Durchführung macht Pat. verschiedene Rechenfehler, kommt dann aber zu der richtigen Lösung. Auch dies spricht dafür, daß die optische Vorstellung intakt ist. Bei der Aufgabe, rote Gegenstände zu nennen, werden in 90 sec 16 verschiedene Dinge aus allen Lebensbereichen aufgezählt — eine sehr gute Leistung. Auch unterscheidende Merkmale verschiedener Baumarten werden sehr gut angegeben. Dabei werden sowohl die Gesamtform der Bäume wie einzelne charakteristische Merkmale berücksichtigt. Von der Blattform hat Pat. keine richtige Vorstellung. Doch kommt das auch sonst bei normalen, in der Stadt aufgewachsenen Versuchspersonen häufig vor. Im ganzen scheinen die optischen Vorstellungen klar und deutlich zu sein. Dasselbe ergibt sich auch bei der Untersuchung mit den *Heilbronner*-Bildern. Kirche und Fisch werden beim ersten Bild erkannt. Die Windmühle kennt *Wey*. schon von früheren Untersuchungen.

Sinnesphysiologische Untersuchung: Gesichtsfeld (Abb. 56). Bei Prüfungen mit 20/330 und 10/330 großen Objekten weißer Farbe auf grauem Perimetergrund erscheinen die rechten Gesichtsfeldhälften absolut hemianopisch bis auf einen kleinen Bezirk überhängenden Gesichtsfeldes zwischen 5° und 40° in der Nähe der oberen Hälfte der vertikalen Trennungslinie. In der unteren Hälfte dagegen ragt der Defekt in den unteren Quadranten der heteronymen Seiten hinüber in einer Sektorenbreite von fast 45°. Bei Perimetrie mit weißen Objekten der Größe 5/330 besteht neben der als komplett erscheinenden rechtsseitigen homonymen Hemianopsie eine konzentrische Einschränkung der linken Gesichtsfeldhälften bis auf ein Restfeld von maximal 30° Radius. Am Kampimeter erwies sich mit sehr kleinen Objekten, weiß 1/1150 auf schwarzem Grund, nur noch der linke obere Quadrant als voll funktionstüchtig und außerdem der foveale Bezirk dem unmittelbar parafoveal gelegenen unterlegen. Man kann infolgedessen bei allen Untersuchungen nicht mit einer absolut festen Fixation rechnen. In der Tat sind gelegentlich kleine Nystagmus-artige Bewegungen bei intendierter starrer Fixation in Abständen von 1—2 sec zu beobachten. Im übrigen zeigt sich bei der perimetrischen Aufnahme des Gesichtsfeldes eine hochgradige Labilität der Grenzen, die über das durch Blickschwankungen verursachte Maß hinausgeht. Bei tachistoskopischer Darbietung von weißen Quadraten der Größe 10/1150 am schwarzen Kampimeter wird das Objekt mit dem rechten Auge im linken oberen Quadranten bis zu einer Entfernung von 20° vom Fixierpunkt überall bereits bei $^{1}/_{100}$ sec Expositionszeit gesehen. Nur im Fixierpunkt selbst wird das Objekt bei tachistoskopischer Darbietung überhaupt nicht gesehen. (Die Blickrichtung war durch das andere Auge festgelegt; siehe Versuchsbeschreibung S. 56). Wählt man ein Quadrat der Größe 20/1150, so wird im Fixierpunkt bei 1 sec Darbietungszeit die obere Kante gesehen. Bei Dauerdarbietung eines weißen Quadrates der Größe 10/1150 auf dem schwarzen Kampimeter verschwindet das Objekt bei folgenden Zeiten (in der dritten Zeile sind zum Vergleich die Verschwindezeiten für eine gleichzeitig geprüfte Kontrollperson angegeben):

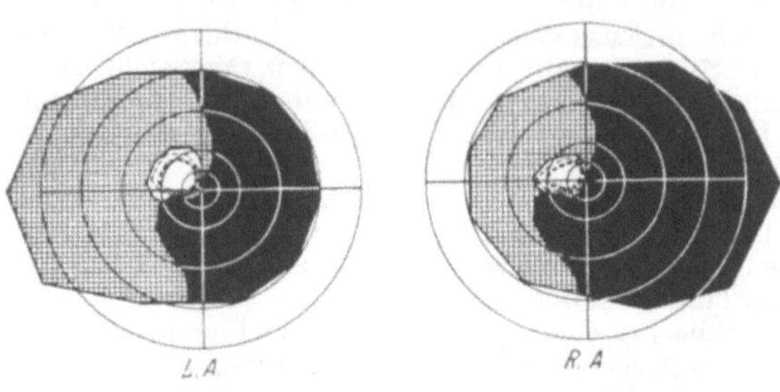

Abb. 56. *Wey*. Gesichtsfeld. Ausfall für Objekte 10/330 schwarz, 5/330 kariert, 1/1150 schraffiert. Sonst Bezeichnungen wie Abb. 45 (S. 82).

Abstand vom Fixierpunkt:	20°	10°	5°	0°
Pat. *Wey.*				
Meridian senkrecht nach oben (90°)	7 sec	20 sec	12 sec	0 sec
Meridian waagerecht nach links (180°)	2 sec	42 sec	17 sec	0 sec
Kontrolle:				
Meridian senkrecht nach oben (90°)	10 sec	40 sec	>120 sec	>120 sec

Die Schlechterstellung des maculären Sehens kommt auch hierbei deutlich zum Ausdruck. Pat. hat ein ausgedehntes relatives Zentralskotom.

Der zentrale Visus wurde zu 1/50 beiderseits bestimmt. Vorübergehend wurde für einen Augenblick einmal 5/50 der *Snellen*schen Proben erkannt. Da bei einer früheren Untersuchung von anderer Seite eine Alexie diagnostiziert worden war, legten wir großes Gewicht darauf, festzustellen, was der Pat. bei den *Snellen*schen Zahlen und Buchstaben überhaupt sah. Dargeboten wurde das T der *Snellen*schen Probe in 5 m Entfernung (entsprechend einem Visus von 5/50).

„Ja im ersten Moment sehe ich etwas, es könnte ein I sein. Wenn ich das untere Ende fixiere, verschwindet mir gleich der ganze Buchstabe. Dann lenke ich das Auge etwas mehr nach unten, und dann sehe ich wieder. Das tue ich hin und her."

Die Schwierigkeit liegt also darin, daß bei zentraler Fixation der Eindruck allzu flüchtig und labil ist. Um besser sehen zu können, verlagert Patient seine Blickrichtung so, daß der Buchstabe in den am besten erhaltenen linken oberen Quadranten fällt. Auf einer Alexie beruht das Nichterkennen des Buchstaben jedenfalls nicht. Zahlreiche weitere Versuche mit Buchstaben, Zahlen, Wörtern und Sätzen bestätigten dies Ergebnis immer wieder.

Die Werte der *Snellen*schen Sehschärfeprüfung stehen zwar nicht in einer festen zahlenmäßigen Beziehung zur Punktsehschärfe, doch ist es größenordnungsmäßig wohl ungefähr richtig, daß einem Visus von 1/50 eine Punktsehschärfe von rund 50′ entspricht. Dem Visus von 5/50 würde eine Punktsehschärfe von 10′ entsprechen. Als wir aber die Sehschärfeprüfung mit weißen Doppelquadraten wiederholten, kamen wir auf erheblich feinere Werte. Auf dem Hintergrund des Kampimeters konnte Pat. noch Doppelquadrate mit einem Abstand von 1/1150 (=3′) getrennt sehen. Allerdings ist der Gesichtsfeldbereich, in dem dies möglich war, nur sehr klein. Er umfaßt den Fixierpunkt nicht mit und erstreckt sich für beide Augen im linken oberen Quadranten von etwa 1° bis 2° außerhalb des Fixierpunktes. In einem Bereich von 1° Durchmesser hat aber ein *Snellen*buchstabe der Größe 5/50 nur gerade eben Platz, wodurch der Widerspruch zum Teil erklärt sein mag. Nur auf dem waagerechten Meridian geht der Bereich, in dem die Doppelquadrate mit 1/1150 Abstand noch getrennt gesehen werden konnten, ein wenig weiter nach außerhalb, im linken Auge bis 6° (ein Wert, der vielleicht zu hoch ist) und im rechten bis 3°. Vergrößert man den Abstand der Doppelquadrate schrittweise bis auf 8/1150, so vergrößert sich der Bereich, in dem die Quadrate getrennt gesehen werden, nicht sehr. Er erreicht für das rechte Auge auf dem waagerechten Meridian die Entfernung 9°, auf dem senkrechten nach oben 6° und in der Mitte dazwischen (Meridianrichtung 135°) 7° vom Fixierpunkt. Die Sehschärfe fällt also auch peripherwärts sehr schnell ab, und man kann sagen, daß die gesamte Netzhautperipherie, soweit sie überhaupt noch funktionsfähig ist, für das Sehen des Pat. praktisch bedeutungslos ist. Im übrigen zeigten sich auch die mit der Methode der Doppelquadrate festgestellten Grenzen der Punktsehschärfe als veränderlich. Bei fortgesetzter Untersuchung schrumpften sie deutlich ein.

Um nun die Abnahme der Sehschärfe bei fortgesetzter Untersuchung zu prüfen, wurden am gleichen Tage wie die eben beschriebenen Versuche, jedoch nach 2 Std Ruhepause, die Sehzeichen in Dauerdarbietung geboten. Die Doppelquadrate wurden an einer Stelle des linken waagerechten Meridians angebracht, und Pat. hatte bei festgehaltener Fixation anzugeben, wann ihm die beiden Quadrate zusammenflossen. In der folgenden Tabelle sind die dabei festgestellten Zeiten wiedergegeben. Die Prüfung begann mit der Quadratentfernung 1/1150 in unmittelbarer Nähe des Fixierpunktes. Bei jeder folgenden Darbietung wurden die Quadrate mit der gleichen gegenseitigen Entfernung etwas weiter exzentrisch dargeboten. War die äußere Grenze erreicht, bei der sie überhaupt noch getrennt gesehen wurden, so wurde das gleiche mit der Quadratentfernung 2/1150 wiederholt usw. Der zeitlichen Reihenfolge der Versuche nach ist also die Tabelle zeilenweise zu lesen.

Abstand vom Fix.-Punkt	½°	2°	3°	5°	7°	9°
Abstand der Quadrate voneinander						
1/1150 (= 3′)	17 sec	27 sec	6 sec	2 sec	—	—
2/1150 (= 6′)	7 sec	8 sec	4 sec	2 sec	1 sec	1 sec
4/1150 (= 12′)	3 sec	5 sec	3 sec	2 sec	1 sec	1 sec
8/1150 (= 24′)	2 sec	2 sec	—	—	—	—

Auch hier macht sich die Schlechterstellung der unmittelbaren Umgebung des Fixationspunktes bemerkbar. Viel auffälliger ist aber das paradoxe Ergebnis, daß die Zeiten bis zum Zusammenfließen der Doppelquadrate bei zunehmendem Abstand immer kürzer statt länger werden. Das kann nur auf eine zunehmende Ermüdung bei fortschreitendem Versuch zurückgeführt werden. Zum Vergleich seien die entsprechenden Werte für eine normale Kontrollperson mitgeteilt.

Abstand vom Fix.-Punkt	0°	1°	3°	5°	7°	10°
Abstand der Quadrate voneinander						
1/1150	>120 sec	28 sec	8 sec	3 sec	2 sec	2 sec
2/1150	>120 sec	>120 sec	10 sec	5 sec	3 sec	2 sec
4/1150	>120 sec	>120 sec	16 sec	10 sec	(nicht geprüft)	
8/1150	>120 sec	>120 sec	98 sec	27 sec	10 sec	(n.geprüft)

Bei *Wey.* stimmen also die ersten Werte, abgesehen von der unmittelbaren Umgebung des Fixierpunktes, noch einigermaßen mit den normalen überein. Bei fortschreitendem Versuch macht sich aber ein zunehmender Schwellenanstieg der Sehschärfe bemerkbar. Es ist danach nicht mehr merkwürdig, wenn verschiedene Prüfungen widersprechende Resultate ergeben und wenn Pat. bei dem Erkennen größerer Zusammenhänge versagt. Bei der geringen

Ausdehnung seines noch einigermaßen brauchbaren Sehschärfe-Gesichtsfeldes kann er einen größeren Bereich nur sukzessiv nachfahrend erfassen, und wenn er die ersten Einzelheiten erkannt hat, nimmt die Sehschärfe bereits so stark ab ,daß die weiteren nicht mehr aufgefaßt werden können.

Das gleiche Verhalten wie bei der Untersuchung der Sehschärfe zeigte sich auch sonst bei der Untersuchung der Formwahrnehmung. Ein graues Quadrat auf schwarzem Kampimetergrund wurde zentral als runde Scheibe mit unscharfen Rändern gesehen. 1,5° parafoveal nach links oben, senkrecht nach oben oder waagerecht nach links vom Fixierpunkt erscheint das Quadrat zunächst als „Viereck". Innerhalb von 1,8—2 sec verliert es aber bereits seine Ecken. „Die Ecken runden sich, es wird eine runde Scheibe." Dasselbe geschieht bei 3° parafoveal in 1,8—4 sec, bei 5° in 1,5—2 sec. Weiter exzentrisch als 7° wird kein Quadrat mehr gesehen. *Wey.* gibt an, daß er, um genau sehen zu können, öfters blinzeln müsse. „Tue ich das nicht, so verschwimmt's eben sofort." Der überaus rasche Funktionswandel mit Schwellenlabilität läßt keine konstanten Wahrnehmungen zu.

Die Güte der Farbwahrnehmung festzustellen, machte große Schwierigkeiten. Beim Hantieren mit den *Holmgreen*schen Wollproben ist Pat. sehr unsicher. Er nimmt jede Probe in die Hand und betrachtet sie, zum Teil sehr eingehend, ehe er sich entschließt, ob er sie in einem gegebenen Zusammenhang ablehnen oder annehmen soll. Rot und Grün werden als ähnliche Farben nebeneinandergelegt, aber richtig bezeichnet. Bei der Aufgabe, grüne Farben herauszusuchen, wird auch Grau angenommen, doch wird dasselbe Grau nicht Grün, sondern Grau benannt. Bei der Aufgabe, Farben der Ähnlichkeit nach in eine Reihe zu ordnen, kommen Abweichungen von der normalen Anordnung nach dem Farbton vor. Es wird überwiegend nach Helligkeit geordnet. Es bestehen also außerordentlich wechselnde Leistungen im Umgang mit Farben, ohne daß dabei eine eindeutige Farbsinnstörung festzustellen wäre. Die *Stilling*schen Tafeln können weder auf 1 m noch auf 10 cm Entfernung gelesen werden. Aus der Nähe wird aber die Farbe einzelner Punkte richtig angegeben. Untersuchungen am Anomaloskop sind wegen des schlechten Visus nicht möglich.

Bei der tachistoskopischen Darbietung eines Farbquadrats der Größe 20/1150 (*Engelking*sche Farben) wird nur Gelb erkannt, und zwar im linken oberen Quadranten, 2—3° vom Fixationspunkt entfernt bei einer Expositionszeit von $^1/_5$—½ sec. Das gelingt nur ganz zu Beginn der Versuchsreihe. Alle später gezeigten Farben werden nicht mehr erkannt, es tritt rasch einsetzende und lang anhaltende Ermüdung für Farben ein. Bei tachistoskopischer Darbietung von Wollproben aus 60 cm Entfernung werden die günstigeren Farben erkannt: Rot und Grün bei $^1/_{10}$ sec, Blau und Gelb bei $^1/_5$ sec, Braun bei $^1/_5$ sec. Hellblau, Rosa und Weiß erscheinen noch bei einer Expositionszeit von 1 sec als völlig gleich. Bei Dauerbetrachtung wird Hellblau erkannt. Rosa und Weiß werden beide als Beige oder dunkleres Weiß bezeichnet.

Vollständiges Verschwinden tritt für die *Engelking*schen Farben im gesamten Gesichtsfeld schon bei Zeiten ein, die alle unter 2 sec liegen. Bei Exposition eines Objektes Rot 20/1150 auf Grau 40/1150 im Fixierpunkt des schwarzen Kampimeters ergibt sich folgendes Protokoll:

„Etwas Rötliches auf einer grauen Platte. Ja, aber ob das rötlich ist? Das ist ..."

[Warum zweifeln Sie?]

„Weil ich, schauen Sie, weil ich, wenn ich direkt darauf sehe, es auch grau, nur ganz kurz auch mal etwas rötlich sehe. Wenn ich aber etwas weiter weg sehe (festgestellt wird, daß damit eine Verlagerung des Fixierpunktes um 3° nach 300° Tabo gemeint ist), dann sehe ich es rötlicher."

Mit der Verlagerung des Fixierpunktes nach rechts unten rückt das Objekt in den in der Funktion am wenigsten geschädigten linken oberen Quadranten. Werden in diesem Quadranten 3° vom Fixierpunkt entfernt umschriebene Sehfeldstellen konstant gereizt, so verschwindet die Farbe für Rot 20/1150 nach 1,3 sec, für Grün nach 1,4 sec, Blau nach 1,4 sec, Gelb nach 1,4 sec. Unmittelbar im Fixierpunkt betragen die Verschwindezeiten für die Farben der gleichen Objekte 1—1,2 sec. Pat. bemerkt dazu: „Kann es hier schlechter sehen als links oben".

Eine eigentliche Farbsinnstörung ist nicht erwiesen und unwahrscheinlich. In der Auffassung der Farben macht sich aber eine erhöhte Ermüdbarkeit und Labilität bemerkbar, die von der gleichen Art und dem Grade nach noch stärker ausgeprägt ist als die übrigen in der Wahrnehmung des Pat. festgestellten Störungen.

Epikrise: Bei *Wey.* besteht eine rechtsseitige Hemianopsie mit nicht genau senkrechter Trennungslinie, also im Vergleich zu den bisherigen Fällen ein relativ geringfügiger Gesichtsfeldausfall. Dieser ist aber kompliziert durch eine Opticusatrophie mit einer erheblichen Herabsetzung vor allem der zentralen Sehschärfe auf 1/50. Schon aus diesem Grunde wäre dieser Fall niemals als agnostischer diagnostiziert worden, wenn die Sehschärfe genügend berücksichtigt worden wäre. Auch sonst erweist sich bei fast allen Prüfungen gerade das Gesichtsfeldzentrum als minderwertig. Dazu kommt noch, daß bei *Wey.* ein besonders starker pathologischer Funktionswandel auf allen Gebieten besteht, dessen Ausmaß vielleicht auf die Kombination einer corticalen Läsion mit einer peripheren zurückzuführen ist, die sich in ihrer Auswirkung gegenseitig steigern. Die Art der Fehlleistungen bei der Prüfung der gnostischen Funktion unterscheidet sich aber nicht von der der sog. „echten" Agnosie, sofern lediglich das Resultat ins Auge gefaßt wird.

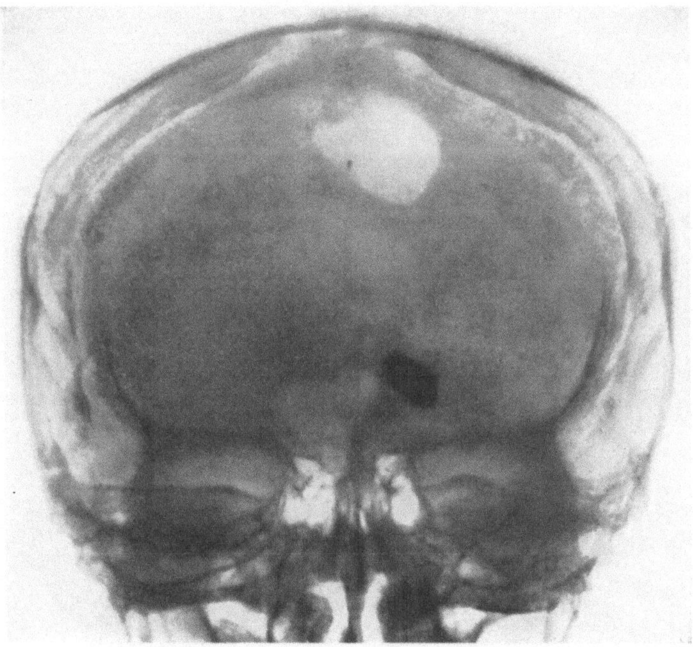

Abb. 57. *Spi.* Schädel frontal.

Daß und wie dieses Resultat schwerster Beeinträchtigung des Erkennens auf Grund der schlechten Sehleistungen entsteht, läßt sich aus den Protokollen eindeutig entnehmen. Wenn *Wey.* überhaupt zu den gezeigten Leistungen kommt, so nur auf Grund starker kombinierender Verarbeitung der ihm zur Verfügung stehenden Sinneseindrücke. Daß dabei natürlich auch Fehlkombinationen auftreten müssen, die den Eindruck von Konfabulationen machen, ist verständlich.

Bei dem letzten „agnostischen" Fall sind die Ausfälle im Optischen verhältnismäßig gering. Trotzdem kommt es auch hier zu erheblichen Fehlleistungen im Erkennen, die durch den deutlichen Schwachsinn des Patienten mitbedingt sind.

Fall 18: Gefr. *E. Spi.*, geb. 15. 3. 1920. Eisendreher. Wurde am 26. 7. 1943 durch Granatsplitter am rechten Hinterhaupt verwundet. Es bestand eine Impressionsfraktur des Schädeldaches mit vorquellenden Hirnmassen. Bei einer Trepanation am gleichen Tag wurde ein großer Splitter aus der Hirnwunde entfernt, dabei trat eine schwere Sinusblutung auf, die durch Tamponade und provisorische Naht gestillt wurde. Eine Kopfschwartenphlegmone heilte in den nächsten Wochen wieder ab. Am 13. 8. bestand eine rechtsseitige homonyme Hemianopsie, Oculomotoriuslähmung links und eine geringe rechtsseitige Hemiparese. Aufnahme am 17. 9. 1943 nach abgeschlossener Wundheilung.

Eigene Angaben: Bei der Verwundung lag er flach auf dem Boden, hörte den Einschlag der Granate, spürte einen Schmerz am Kopf, war weder bei der Verwundung noch später bewußtlos. Nach der Verwundung sah er doppelt und konnte nach rechts hin nichts sehen, völlig erblindet war er aber nicht. Das Doppelsehen verschwand in reichlich 4 Wochen, der Gesichtsfeldausfall und ein etwas verschwommenes Sehen blieb. Sonst hat er keine Klagen.

Körperlicher Befund: 15 cm lange Narbe vom linken Hinterhaupt zum rechten Scheitelbein, darunter pulsierender Knochendefekt. Röntgenologisch 3 cm großer, rundlicher Knochendefekt am linken Scheitelbein. Weiter vorn und unten ein haselnußgroßer Granatsplitter und dicht dahinter und etwas oberhalb ein haselnußgroßer Knochensplitter. Beide sitzen 1 cm links von der Mittellinie, etwas hinter und unter der Gegend der Zirbel. In der Umgebung des Knochendefektes einzelne feinste Granatsplitter in den bedeckenden Weichteilen

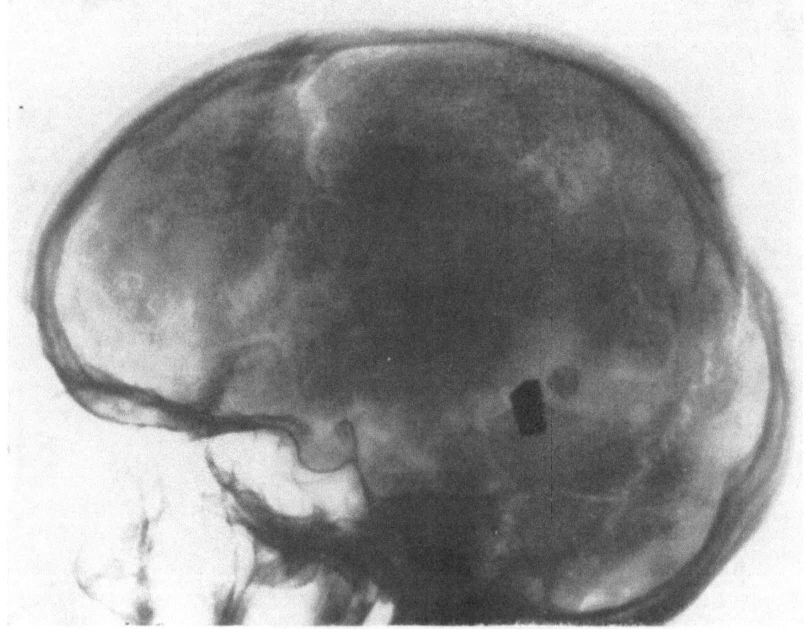

Abb. 58. *Spi.* Schädel seitlich.

(Abb. 57, 58). Im Encephalogramm ist das linke Hinterhorn stark nach hinten ausgeweitet, sonst normale Verhältnisse. Ebenso im Liquor kein krankhafter Befund. Es besteht eine homonyme rechtsseitige Hemianopsie mit macularer Aussparung und einem Hinüberreichen des Defektes in den linken unteren Quadranten. Der zentrale Visus beträgt nach Korr. beiderseits 5/5 part. Als Folge einer Halsverletzung besteht ein linksseitiger Horner mit enger Lidspalte und Pupille, sonst ist der neurologische Befund durchgehend regelrecht. Von der Oculomotoriuslähmung und der rechtsseitigen Hemiparese sind keine Reste mehr vorhanden.

Psychischer Befund: Klar, geordnet, völlig orientiert. Ist in seinen psychischen Abläufen deutlich verlangsamt. Es besteht eine gewisse Neigung zum Haften; bei der *Schröder*schen Treppe ist der Rhythmus der spontanen Umschläge deutlich verlangsamt, beim Vexierbild entdeckt Pat. die zweite Fassung erst mit starker Nachhilfe. Affektiv ausgesprochen stumpf, kommt kaum aus einer gleichmäßig indifferenten Stimmungslage. Intellektuell besteht eine erhebliche Minderwertigkeit in allen selbstständigen geistigen Leistungen, über die ein verhältnismäßig guter Wissensbesitz zunächst hinwegtäuschen kann. In der Dorfschule ist *Spi.* nicht sitzen geblieben, hat später als Eisendreher gelernt. In der Schule war er nach eigenen Angaben durchschnittlich, in der Werkschule hatte er Schwierigkeiten, vor allem beim technischen Zeichnen. Schulwissen und Erfahrungswissen sind leidlich, sofern es sich um praktische und real anschauliche Dinge handelt. Das Sinnverständnis fehlt aber weitgehend. Die christlichen Feste kann er aufzählen, kennt aber ihre Bedeutung nicht (obgleich er nach eigenen Angaben am Religionsunterricht besondere Freude gehabt hatte). Auf die Frage, wann Christus gelebt habe, antwortet er: „Vor Christi Geburt“, sieht den

Fehler dieser Antwort nur mit Mühe ein und findet auch dann die richtige nicht. Rechenaufgaben aus dem kleinen Einmaleins werden richtig gelöst, aus dem großen nicht (12×13 rechnet er: 10×12 und $2 \times 3 = 126$). Abstrakte Begriffe fehlen ihm weitgehend; als Definition von Neid gibt er: „Wenn man jemand bedauert. — Man sagt doch ‚man beneidet ihn' und ‚man bedauert ihn'". Daß Sprichworte außer dem direkten Sinn des Satzes auch noch eine allgemeine tiefere Bedeutung haben, ist ihm überhaupt nicht aufgegangen. So erklärt er z. B. das Sprichwort: ‚Der Apfel fällt nicht weit vom Stamm': „So einen großen Schwung hat der Apfel doch nicht, daß er meterweit fliegen könnte." Den Sinn von Analogieschlüssen erfaßt er trotz mehrmaliger Erklärung nicht, so daß er bei der Lösung der entsprechenden Aufgaben vollständig versagt. Dabei besteht die Neigung, Fehlendes durch Konfabulationen zu ersetzen. Die Erzählung vom ‚Brand unter dem Christbaum' aus dem Binetarium liest er flüssig, gibt sie folgendermaßen wieder: „Das Erste habe ich schon vergessen... Der ist gestolpert und hat die Petroleumlampe umgeworfen, hat das ganze Haus in Brand gesetzt (falsch) hat sich schwere Verbrennungen zugezogen und ist bald darauf gestorben." An das Kind und an den Weihnachtsbaum erinnert er sich nicht mehr; auf die Frage wie das Unglück passiert sei, konfabuliert er: „In betrunkenem Zustand." Die vorerzählte Geschichte vom ‚Salzesel' wiederholt er erst auf mehrfaches Drängen: „Der Mann (falsch) hat einen Sack auf dem Buckel gehabt, ist auf einem Steg gegangen (falsch), ausgerutscht und ins Wasser gefallen. Das Salz hat sich aufgelöst, und als er ihn herausnahm, merkte er daß er viel schwerer (!) war. Dann ging er nochmals mit einem Sack Schwämme, ist wieder ausgerutscht (falsch) und ertrank, weil die Schwämme zu schwer geworden waren." Auch hier vergißt er gerade die wesentlichen Einzelheiten, den Esel und die Furt, konfabuliert dafür den Mann und den Steg. Den Kernpunkt, daß sich der Esel beim zweitenmal absichtlich ins Wasser legt, hat er nicht erfaßt. Pat. gibt an, daß er auch früher niemals gern gelesen habe, weder Zeitungen noch Bücher. Den Inhalt gesehener Filme, die ihm gut gefallen haben, vermag er nicht wiederzugeben. Dabei ist die Merkfähigkeit an sich nicht gestört. Von 3 Rechenaufgaben wiederholt er nach 10 min 2 richtig und weiß auch die Gesamtzahl 3. Der Vorstellungsreichtum ist für konkrete Dinge gut, für abstrakte fehlt ihm das Verständnis. Den Oberbegriff ‚Werkzeuge' findet Pat. sofort, den Oberbegriff ‚Charaktereigenschaften' dagegen nicht. Bei allen Untersuchungen arbeitet *Spi.* willig, aufmerksam und konzentriert mit, ist kaum ablenkbar. Ein Dauerversuch nach *A. Karsten*[97] ergab nach 2 Std nicht das geringste Anzeichen für psychische Sättigung.

Der Vp. wird hierbei ein großer Papierbogen vorgelegt, und sie wird aufgefordert, am oberen Rande beginnend mit dem Bleistift lauter kleine Striche zu ziehen. Ist der Bogen gefüllt, so legt der Versuchsleiter stillschweigend den nächsten hin usw., wobei darauf zu achten ist, daß für die Vp. deutlich sichtbar ein sehr großer Vorrat an Papier vorhanden ist. Die Aufgabe nimmt damit den Charakter einer endlosen Handlung an, bei der die Vp. keinen rechten Fortschritt erlebt. Es ist ein „auf der Stelle treten". Im allgemeinen kommt es dann nach kürzerer oder längerer Zeit zuerst zu spontanen Abwandlungen der Aufgabe durch die Vp., die Striche werden zu Mustern zusammengefaßt usw., und schließlich ist es ihr ganz unmöglich, die Tätigkeit fortzusetzen, wobei es zu heftigen Gefühlsausbrüchen kommen kann. Diese Erscheinungen blieben bei *Karsten* nur bei relativ primitiven Vpn. aus, Arbeitslosen, die überdies stundenweise bezahlt wurden, für die mit der Tätigkeit also insofern ein Fortschritt verbunden war, als sie mit längerer Dauer des Versuchs auch mehr verdienten. *Spi.* führte die Tätigkeit 2 Std lang ununterbrochen aus, ohne daß sich die geringste Neigung zu irgendwelchen spontanen Abwandlungen der Aufgabe zeigte. Anfangs wurde er durch Übung schneller, aber nach 25 min etwa blieb er sehr konstant auf einem Durchschnittswert von rund 40 sec für 100 Striche. Dieses Ergebnis spricht in gleicher Weise für die geistige Primitivität des Pat. wie für ein starkes Haften an der einmal übernommenen Aufgabe.

Nur bei dem Versuch, sein langsames psychisches Tempo zu beschleunigen oder die Lösung einer für ihn unlösbaren Aufgabe zu erzwingen, kommt es zu einem völligen Versagen mit ganz unsinnigen Antworten im Sinne einer Katastrophenreaktion.

Optische Untersuchungen: Bei Dauerdarbietung wurden Gegenstände ohne weiteres erkannt. Bei tachistoskopischer Darbietung ergab sich zunächst dadurch ein falsches Bild, daß *Spi.* eine Myopie von — 2 D bisher nicht bemerkt hatte und infolgedessen keine Brille besaß. Er behauptete, früher immer ganz gut gesehen zu haben, nur beim Schießen sei es „so komisch gewesen". Augenärztlich wurde festgestellt, daß *Spi.* zur vollen Sehschärfe beiderseits Gläser — 2,0 D benötigte und daß die Sehschärfe ohne diese beiderseits nur $^5/_{25}$ betrug. Bei Untersuchungen ohne Brille ergaben sich für Gegenstände, die in 115 cm Entfernung dargeboten wurden, Protokolle, die an Objektagnosie erinnerten. Eine Flasche wurde erst bei 1 sec Expositionszeit erkannt, ein Schwamm auch bei 10 sec langer Darbietung nicht. Bei Prüfung mit Brille wurden alle Gegenstände, auch noch unbekannte, bei völlig normalen Zeiten von $^1/_{50}$—$^1/_{100}$ sec erkannt. Dies ist ein recht lehrreiches Beispiel dafür, daß auch eine verhältnismäßig geringe Visusverschlechterung (auf $^1/_5$) eine Objektagnosie vortäuschen kann.

Bei der Dauerdarbietung von Binet-Bildern werden Versager beobachtet, die offensichtlich nicht in erster Linie auf optische Schwierigkeiten, sondern auf die geringe geistige Begabung des Pat. zurückzuführen sind. Gerade hierauf müssen wir besonderes Gewicht legen, weil wir damit einen zweiten entscheidenden Faktor kennen lernen, der neben einer Störung der optischen Wahrnehmung zu dem Zustandsbild einer (Simultan-)Agnosie führen kann.

(Schneeball): „Der kleine Junge hat die Fensterscheibe zerschlagen, und der eine, der hier sitzt, will mit Steinen werfen... Nein Schneeballen."

[Wen ?]

„Den alten Mann da."

[Weshalb versteckt ?]

„Will ihn überraschen."

[Wer hat das Fenster eingeworfen ?]

„Der da, sonst würde ihn doch der Mann nicht schlagen. Der zeigt doch auch aufs Fenster."

[Hat er Schneeball ?]

„Vielleicht war es auch der andere. (Erfaßt dies sofort als die richtige Lösung). Ich dachte zuerst, weil der andere die Prügel bekommt, der sei auch der Täter."

Bei *Spi.* ist offenbar die optische Wahrnehmung für das Erkennen der Bildteile ausreichend; infolge seiner geringen geistigen Differenziertheit kommt er zunächst zu dem primitiven Schluß, daß der Bestrafte auch der Täter ist. Auf diese Weise zeigt *Spi.* ein Verhalten, das dem *Wolpert*schen Fall durchaus entspricht.

(Blindekuh): „Die streiten hier. Der Mann, der die Augen zugebunden hat, will das kleine Mädel schnappen. Die Kaffeetassen fliegen alle herunter vom Tisch. Die Frau in dem blauen Kleid will ihm das Tuch von den Augen wegnehmen. Der kleine Junge (rechts vorn) will den Mann schmeißen, er hat die Hand schon bereit dazu... Sonst könnte ich nichts daraus entnehmen."

[Wer streitet ?]

„Der mit den verbundenen Augen hat schon die Kaffeetasse in der Hand und schnappt sich das Tischtuch."

[Er hat doch eine Binde um.]

„Vielleicht spielen sie auch Blindekuh."

[Weshalb Streit ?]

„Ich dachte, sie streiten, weil die Frau hinten so ein trauriges Gesicht macht."

Auch hier erkennt *Spi.* den wesentlichen Bildteil, nämlich die Binde um die Augen, sofort, erfaßt ihn aber nicht in seiner Bedeutung, sondern stellt andere Momente, nämlich die Unordnung und das bewegte Durcheinander der Person in den Vordergrund seiner Sinndeutung. Dieses Verhalten, das wir in derselben Art auch bei der Auffassung gelesener und gehörter Erzählungen fanden (s. o.) entspricht dem Intelligenzdefekt des Patienten, nicht aber einer spezifisch optischen Störung.

(Fensterpromenade — nach langem Betrachten): „Das ist was Schweres. Der hat den da umgeworfen".

[Weshalb ?]

„Er ist vielleicht betrunken."

[Was tut er sonst noch ?]

„Den Blick hat er zum Fenster hinaus (!) zu den 2 Frauen, oder ist das ein Bild ?"

[Wo ist er denn ?]

„Draußen im Freien. Zuerst dachte ich, es wäre im Zimmer (!). Er blickt ins Zimmer zu den 2 Frauen, als ob er sie begrüßen wollte".

[Weshalb hat er den andern umgeworfen ?]

„Vielleicht hat der sich zu Boden geworfen zur Begrüßung, wie es in manchen Gegenden Sitte ist, z. B. bei den Türken".

[Weshalb hat er ihn nicht umgeworfen ?]

„Der Lage nach; er hat die Hände so, als ob er beten wollte. (Richtige Deutung wird gesagt). Das glaube ich nicht. Wie der liegt, macht man nur einen Gruß."

Hier macht *Spi.* zunächst einen optischen Fehler (verlegt den Vordergrund ins Zimmer), den er aber rasch korrigiert. Im übrigen erfaßt er den Zusammenhang dieses schwierigsten Bildes überhaupt nicht, hilft sich zunächst mit der willkürlichen Erklärung, der Mann sei betrunken, und bei genauerer Betrachtung kommt er zu der ganz unsinnigen Annahme eines Kotau, bei der vielleicht die ungewöhnliche Bekleidung und die tatsächlich ganz falsch gezeichnete Haltung des Liegenden eine Rolle spielen. Er scheint diesen offenbar auch nicht als Kind aufzufassen. Auch hier handelt es sich um die Versagerreaktion eines Schwachsinnigen.

Bei tachistoskopischer Darbietung von Bildern ergab sich nichts wesentlich Neues zum Thema Agnosie. Das Bild „Weinlese" wurde am 14. 6. 1944 ohne Brille gezeigt. Bei Expositionszeiten bis zu $^1/_5$ sec wurden nur „allerhand Farben durcheinander" gesehen. Von $1/2$ sec an wurden die ersten Einzelheiten erkannt: Häuser, einzelne Personen, der Wagen (bei 1 sec), Berge, Kirche, Wasser, Stadt im Hintergrund (bei 2 sec). Als Gesamteindruck wird einmal „Märchenbild" angegeben, weil die Leute „so komische Volkstracht tragen und die Häuser so bunt sind". Schließlich:

5 sec: „Was das Ganze ist, kann ich nicht sagen. Die Leute stehen alle so rum. Der Größere, der da rechts steht im blauen Anzug, der rennt."

Dauerdarbietung: „Die ernten vielleicht. Der Mann hat auf dem Rücken so allerhand drin, Obst oder was das sein soll. Der kleine Junge hat einen Korb bei sich stehen und spricht mit dem Alten. Und hinten auf der Straße kommt auch ein Mann mit einem Ding auf dem Rücken. Dahinter auf dem Berg sind noch Frauen, die ernten. Das müssen Weintrauben sein, weil da Stangen drin stehen. An den Stangen habe ich es erkannt. Die konnte ich vorher nicht sehen. Auf dem Wagen sind so Fässer, da kommt der Wein rein. Vorher konnte ich nur den Wagen sehen, aber was darauf war, wußte ich nicht. In dem Haus links ist ein Mann. Das sieht so aus, als ob das eine Hütte wäre, wo der Wein zerquetscht wird."

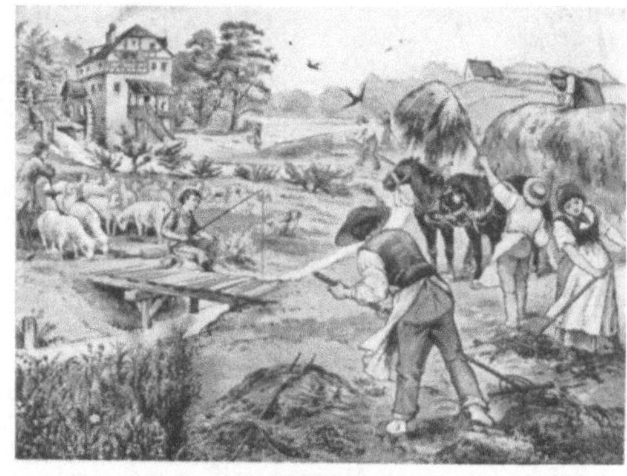

Abb. 59.

Daß *Spi.* so sehr lange braucht, bis er zu der richtigen Gesamtdeutung kommt, dürfte auf seiner allgemeinen Langsamkeit und Unbeweglichkeit beruhen. Es ist für die Bildbeschreibung Schwachsinniger charakteristisch, daß sie sich zunächst nur an die Einzelheiten halten. Immerhin wäre denkbar, daß das Nichtbemerken der Stangen im Weinberg auch durch die verringerte Sehschärfe bedingt ist. Wir führten deshalb 2 Monate später, am 14. 8. 1944, einen zweiten gleichartigen Versuch mit Brille durch, bei dem ein anderes Bild aus der gleichen Sammlung „Heuernte", dargeboten wurde (Abb. 59). Die Reaktion bei diesem Bild ist nun äußerst charakteristisch für *Spi.* Zunächst wirkt sich die Verbesserung der Sehschärfe darin aus, daß die ersten Einzelheiten schon bei viel kürzeren Zeiten erkannt wurden. Die bei diesen Zeiten aber offenbar noch undeutlichen Eindrücke verleiten den Pat. in Übereinstimmung mit dem, was schon im psychischen Allgemeinbefund festgestellt wurde, zu den stärksten Konfabulationen.

$^1/_{100}$ sec „Fässer, einige Leute, dahinter ein Berg, Häuser."

$^1/_{50}$ sec „Wie Ernte, vielleicht Weinernte, weil lauter Stangen auf dem Berg stehen". [Berg rechts oder links?] „Links."

$^1/_{25}$ sec „Mitten durch das Dorf zieht eine Straße. Im Hintergrund ein größeres Dorf. Rechts auf dem Feld arbeiten einige Leute, die pflücken vielleicht Weintrauben, einige haben Gefäße auf dem Rücken. Links stehen Fässer, da ist der flüssige Wein drin. Und in dem Haus links, da wird der Wein zerquetscht."

$^1/_{10}$ sec „Auf der Straße steht ein Wagen. Da hat's auch einige Fässer drauf, wo's vielleicht Wein drin hat."

$^1/_5$ sec „Weiter nichts erkannt."

$^1/_2$ sec (Lange Pause.) „Jetzt kam es mir so vor, als wenn es eine Heuernte wäre. Vorne zwei Leute wie vorher, die haben was in der Hand und arbeiten, vielleicht mit einem Rechen."

$^1/_{10}$ sec „Links im Hintergrund ein Haus."

$^1/_5$ sec „Nicht mehr gesehen."

$^1/_2$ sec „Auf der linken Seite hat's Schafe."

1 sec „Rechts steht ein Wagen mit Heu beladen, links auch noch einige Leute bei den Schafen."

Dauerdarbietung: „In der Mitte ein kleiner Bach. Am Ufer sitzt einer und angelt. Das Haus ist eine Mühle mit einem Wasserrad. Zwei Krähen fliegen herum. Im Hintergrund noch ein kleines Haus auf einer Anhöhe. Rechts wird Gras zusammengerecht. Einer gabelt das Heu auf den Wagen hinauf. Eine Frau sitzt oben und nimmt es ab."

Bei den kurzen Zeiten, d. h. unter sehr ungünstigen Beobachtungsbedingungen, hatte *Spi.* offenbar nur einen ganz allgemeinen Eindruck, daß wieder so etwas ähnliches dargeboten werde wie bei dem letzten Versuch mit der gleichen Versuchsanordnung. Und dieser allgemeine Eindruck genügte für ihn, um unter dem Einfluß der Erinnerung an den früheren

Versuch hemmungslos zu konfabulieren. Nicht immer wird man so deutlich wie hier aufzeigen können, woher das Material stammt, aus dem die Konfabulationen gebildet werden. Es leuchtet aber wohl ein, daß solche Konfabulationen agnostische Verkennungen vortäuschen können. Der Kranke *Lissauers* z. B., und auch der Fall *A. T.* von *Pötzl* zeigten sinnlose Objektbenennungen, die stark an die Konfabulationen *Spi.*s erinnern. (*Pötzl*[135], S. 41.)

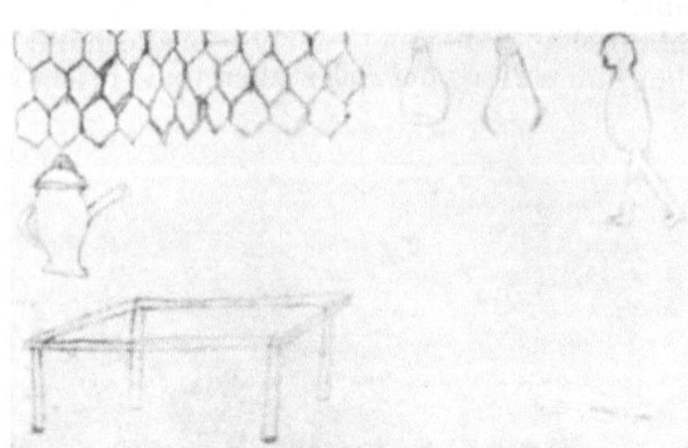

Abb. 60. *Spi.* Zeichnungen.

Die Versuche über optische Analyse ergaben außer der schon bekannten Langsamkeit des Pat. nichts Neues. Er zeigte sich sehr ungewandt im Zeichnen (Abb. 60), ohne daß man daraus auf eine Störung der höheren Sehfunktion schließen dürfte. Die verschlungenen Linien wurden alle fehlerlos mit den Augen verfolgt, wobei die benötigten Zeiten von 10 bis 37 sec länger als normal waren. Bei dem Wabenmuster wurden häufig die Striche zu lang gemacht oder auch falsch angesetzt, doch wurden alle Fehler in häufigem Nachfahren aller Linien verbessert, so daß zum Schluß eine richtige und auch befriedigend gleichmäßige Lösung resultierte. Für die Zeichnung einer Kaffeekanne benötigte Pat. die lange Zeit von 96 sec. Bei der Zeichnung eines Tisches wurde ein im ganzen geglückter Versuch zu perspektivischer Darstellung unternommen. Die Zeichnung erfolgt deutlich nach einem schulmäßig eingelernten Schema und nicht nach der optischen Vorstellung. Obgleich *Spi.* weiß, daß das eine Bein durch die Tischplatte zum Teil verdeckt sein muß, gelingt es ihm nicht, das richtig darzustellen. In der Zeichnung eines Mannes weiß er nicht, wie er die Arme unterbringen soll, und er läßt sie deshalb nach längerem Überlegen fort. Im Gesicht fehlen Augen, Ohren und Haare. Es wird von der ganzen Figur nur der äußere Umriß gezeichnet, eine Leistung, die im allgemeinen für Fälle von leichtem Schwachsinn charakteristisch ist (*F. Goodenaugh*).

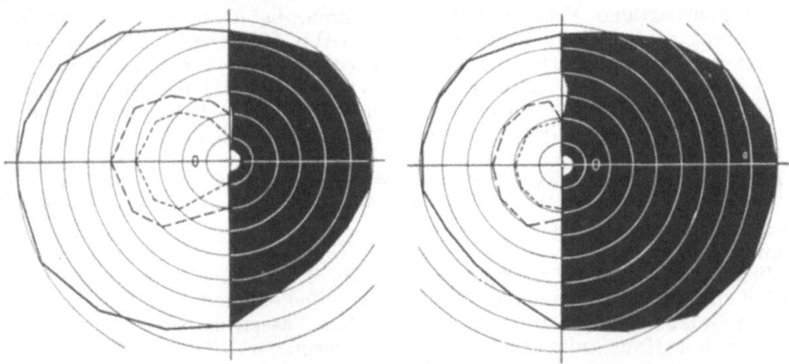

Abb. 61. *Spi.* Gesichtsfeld. Bezeichnungen wie Abb. 17 (S. 49).

Die Prüfung der optischen Vorstellungen ergibt eine markante Minderleistung bei der Aufgabe, eine Flasche genau von oben gesehen zu zeichnen. Pat. weiß, daß man dann nur den Flaschenhals, nicht aber den Boden sieht, und zeichnet deshalb den Hals in Seitenansicht, ohne den unteren Teil daran zu schließen. Ganz befriedigt ist er von dieser Lösung nicht und er beginnt deshalb spontan ein zweites Mal, aber es wird wieder fast dasselbe (Abb. 60). Die zweite Zeichnung, bei der der Umriß unten nicht geschlossen ist, um den nicht sichtbaren Boden anzudeuten, hält *Spi.* selbst für die bessere Lösung der Aufgabe. Auch diese Fehlleistung, die wieder stark an das Zeichnen des Kranken *Lissauers* nach der Vorstellung erinnert, ist auf seinen Schwachsinn zurückzuführen. Daß die optische Vorstellung selbst intakt ist, zeigt sich bei der Würfelaufgabe. Pat. benötigt am Anfang viel Hilfe, um auf den richtigen Lösungsweg zu kommen. Die letzten Fragen nach der Anzahl der Würfel mit einer und mit keiner roten Seite kann er aber dann ohne Hilfe beantworten, obgleich sonst gerade die Aufgabe, sich die Würfel ohne Farbe, die ganz im Inneren des großen Würfels sitzen, vorzustellen und ihre Zahl anzugeben, besonders schwierig ist, und die Versuchspersonen gern, statt den Weg über die Vorstellung zu gehen, die Anzahl durch Subtraktion bestimmen wollen. Von den Heilbronner-Bildern wurde die Kirche beim ersten Bild richtig erkannt.

Der Fisch beim ersten Bild als „Bombe“, beim zweiten richtig bezeichnet. Die Windmühle wurde zuerst „Kaffeekanne“ genannt, beim vierten Bild dann richtig erkannt. Auch hieraus geht hervor, daß das optische Vorstellungsvermögen in Ordnung ist.

Die *sinnesphysiologische Prüfung* ergibt eine fast normale Funktion der erhaltenen Gesichtsfeldhälfte. Es besteht eine absolute rechtsseitige homonyme Hemianopsie mit macularer Aussparung von etwa 5 bis 6° bei Prüfung mit weißem Objekt der Größe 10/330 am grauen Perimeter (Abb. 61). Bei Prüfung am schwarzen Kampimeter mit weißem Objekt 5/1150 kommt dazu noch ein homonymer Ausfall im linken unteren Quadranten, so daß die Trennungslinie nasenförmig in die linke Gesichtsfeldhälfte vorspringt und die absolute rechtsseitige Hemianopsie mit einem relativen Skotom im linken unteren Quadranten kombiniert ist.

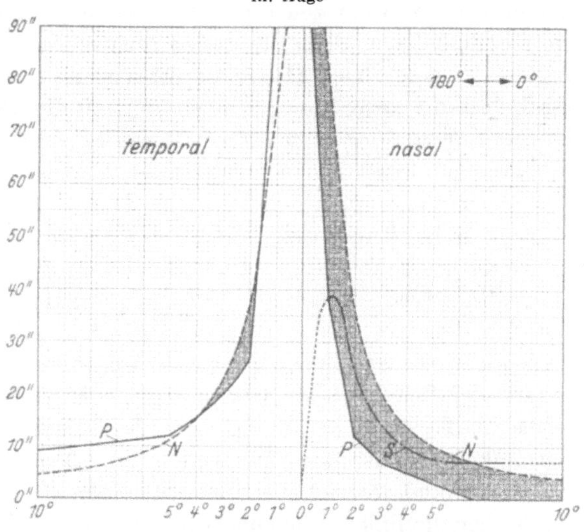

Abb. 62. *Spi.* Funktionsdiagramm für Rot 10/1150. Bezeichnungen wie bei Abb. 19 (Abb. 52).

Die lokaladaptometrische Untersuchung ergibt normale Funktion in der ganzen linken Gesichtsfeldhälfte (Abb. 62), aber keineswegs im Bereich der rechtsseitigen maculären Aussparung. Hier liegen vielmehr die Verschwindezeiten durchweg erheblich unter der Norm, das ganze Gebiet ist stark unterwertig.

Die zentrale Sehschärfe betrug mit Glas — 2,0 D beiderseits 5/5 partiell, ohne Korrektur beiderseits 5/25. Das Sehschärfegesichtsfeld wurde mit weißen Doppelquadraten auf schwarzem Perimetergrund bestimmt. An der hemianopischen Trennungslinie fällt die Grenze des Getrenntsehens für alle Abstände der Doppelquadrate mit der Grenze zusammen, an der die Quadrate überhaupt auftauchen (etwa 5° vom Fixierpunkt entfernt). Nach links und oben sind die Sehschärfegrenzen recht schwankend und jedenfalls nicht so genau festzulegen, daß man ein eindeutiges Kurvenbild zeichnen könnte. Im linken Auge (temporal) sind die Grenzen etwas weiter als im rechten (nasal). Die Quadrate mit einem Abstand von 1/1150 (= 3′) werden noch bei 18—27° exzentrisch vom Fixierpunkt getrennt gesehen, die Quadrate mit 8/1150 Abstand bei 24—35° exzentrisch. Bei Dauerdarbietung von Doppelquadraten findet man im ganzen Gesichtsfeld eine rasche Abnahme der Sehschärfe. Die Quadrate fließen fast unabhängig von ihrem Abstand überall innerhalb von 2—10 sec zusammen. Pat. gibt dabei an, daß nach dem Zusammenfließen der schwarze Strich in der Mitte zwischen den Quadraten völlig verschwunden war; das Ganze war nur noch ein undeutliches Gemisch von Weiß und Grau, hatte keine richtige deutliche Farbe und auch keine Form mehr. Nur genau im Fixationspunkt bleiben die Quadrate länger getrennt, bei 1/1150 Abstand 27 sec lang, bei 8/1150 Abstand 50 sec lang. Diese Befunde bewegen sich hinsichtlich der Sehschärfegrenzen nach der gesunden Gesichtsfeldseite und hinsichtlich der Sehschärfeermüdung bei Dauerfixation noch im Bereich des Normalen. Deutlich vom Normalen abweichend ist nur der Befund, daß die Quadrate auch im Fixierpunkt innerhalb der Beobachtungszeit zusammenfließen. Bei den Kontrollpersonen bleiben sie auch bei dem Abstand von nur 1/1150 in einem Umkreis von mindestens 3° um den Fixierpunkt bei einer Fixation von über 3 min Dauer noch getrennt. Es besteht also eine geringe Minderleistung der Macula-Region bei *Spi.*

Im Bereich des Farbensehens wurde für die erhaltene Gesichtsfeldhälfte keinerlei Abweichung vom normalen Verhalten festgestellt. Bei den *Holmgreen*schen Wollproben begreift *Spi.* die gestellte Aufgabe nur sehr schwer; gezeigte Farben werden richtig benannt. Die *Stilling*schen Tafeln werden alle richtig erkannt, einige davon mühsam. Am Anomaloskop ergibt sich als absolute Einstellungsbreite die genau im Bereich des normalen liegende Formel: Links 62—65 = rechts 22—20. Bei Dauerdarbietung keine wesentliche Erweiterung dieses Bereiches, also auch keine Farbenasthenopie nach *Engelking.* Bei tachistoskopischer Darbietung von Farben sind die zum Erkennen benötigten Zeiten nur geringfügig gegenüber der Norm verlängert. Die intensiven Farben der *Holmgreen*schen Wollproben werden bei $^1/_{10}$—$^1/_{50}$ sec erkannt, Rosa und Hellblau bei $^1/_2$, bzw. $^1/_5$ sec. *Engelking*sche Farben der Größe 10/1150 werden bei $^1/_4$ sec erkannt.

Epikrise: Bei *Spi.* besteht eine Hemianopsie nach rechts mit macularer Aussparung. Diese maculare Aussparung ist aber keineswegs dadurch entstanden, daß der maculare Bereich von der Schädigung ausgenommen ist. Wie sich aus der lokaladaptometrischen Schadenskurve in Abb. 62 ergibt, ist er vielmehr am stärksten geschädigt und wie schon am Falle *Bei.* gezeigt wurde (S. 52), verdankt die maculare Aussparung ihre Entstehung lediglich der viel größeren Funktionshöhe des Macularbereichs, von der eine Restfunktion auch bei einer solchen Schädigung, übrig bleibt, die in der Gesichtsfeldperipherie die gesamte Sehfunktion vernichtet. Wenn wir von dem zentralen Anstieg der Schadenskurve absehen, so verläuft sie ziemlich flach, d. h. die ganze rechte Gesichtfeldhälfte, bzw. die linke Sehregion hat eine gleichmäßige Funktionseinbuße erlitten von einem solchen Ausmaß, daß die normaliter geringe Funktion der Gesichtsfeldperipherie aufgehoben ist und nur von der normaliter höheren Funktion des zentralen Bereichs ein Rest erhalten geblieben ist in Gestalt der macularen Aussparung. Es handelt sich also streng genommen nicht um eine Hemi*an*opsie, sondern um eine hochgradige konzentrische Einengung bei einer Hemi*amblyo*pie. Die Form der Schadenskurve unterscheidet *Spi.* grundsätzlich von den meisten unserer bisherigen Fälle, etwa *Hil.* (S. 65), *Schm.* (S. 75), *Bek.* (S. 91) oder *Ste.* (S. 97). Bei diesen sinkt der Schaden von einem nahe dem Fixierpunkt gelegenen Maximum nach allen Seiten ab. Diesem Typus entspricht anatomisch eine relativ umschriebene Schädigung der Sehregion am Occipitalpol, während bei *Spi.* die gleichmäßige Funktionseinbuße durch eine diffusere Schädigung des ganzen optischen Systems der linken Hemisphäre entstanden ist. Nach dem Röntgenbild (Abb. 57, 58, S. 105) handelt es sich bei ihm um einen Stecksplitter, der von der Parietalregion her die linke Hemisphäre bis zur Tiefe des Temporallappens durchbohrte, ohne die Gegend der Area striata zu berühren. Nach diesem Schußverlauf ist es mehr als wahrscheinlich, daß die Schädigung des optischen Systems im vorderen Teil der Sehstrahlung erfolgte, wo diese dicht geschlossen zusammenliegt und deshalb eine Schädigung den ganzen Querschnitt in gleicher Weise trifft. Dieser Verletzungsmechanismus erklärt auch das völlige Verschontbleiben der linken Gesichtsfeldhälfte bei *Spi.* (abgesehen von einem an die Mittellinie angrenzenden Skotom im unteren Quadranten), das sich aus den hier normalen Verschwindezeiten (Abb. 62) ergibt. Denn die beiderseitigen Sehstrahlungen liegen keineswegs in so enger Nachbarschaft, wie die beiden Areae striatae, so daß eine Schädigung der einen nicht mit gleicher Regelmäßigkeit auf die andere übergreifen muß. Dieser guten Übereinstimmung zwischen genauer lokaladaptometrischer Funktionsanalyse und anatomischem Befund scheint nur der Anstieg der Schadenskurve im Zentralbereich zu widersprechen. Dieses Verhalten finden wir aber konstant bei allen unseren Sehhirnverletzten[(32)] und sehen seine Erklärung im *Jackson*schen Prinzip vom stufenweisen Abbau der nervösen Leistungen. Das Maculargebiet weist innerhalb des Sehorgans die höchsten und differenziertesten Leistungen auf; es wird daher auch von einem Abbau zuerst und am stärksten betroffen. Es ist kein Widerspruch hierzu, wenn trotzdem der verbliebene Funktionsrest im Maculargebiet meist noch höher ist als in der Peripherie, denn die normale Funktionshöhe der Macula liegt so weit über der der Peripherie, daß sie auch bei einem stärkeren relativen Abbau ihr funktionelles Übergewicht noch behält.

Die Schädigung des optischen Systems führte also bei *Spi.* zu einer rechtsseitigen homonymen Hemianopsie, während die linken Gesichtsfeldhälften funktionell nur wenig gestört sind. Abgesehen von dem kleinen parazentralen Skotom im unteren Quadranten, das sich an die ausgefallene rechte Gesichtsfeldhälfte anschließt, ist nur die Labilität der zentralen Sehschärfe bei Dauerbetrachtung vom Normalen abweichend. Dies ist wohl so zu erklären, daß dabei auch die rechtsseitige maculare Aussparung in Aktion tritt und diese weist ja einen pathologischen Funktionswandel auf, der sich auf die integrative Sehschärfenleistung auswirkt. Alle übrigen untersuchten Leistungen sind intakt.

Im Gegensatz zu diesen geringen sinnesphysiologischen Störungen scheinen erhebliche agnostische Minderleistungen zu bestehen. Eine zunächst zu beobachtende Objektagnosie ist allerdings vorgetäuscht durch den mangelhaften Visus infolge der nicht korrigierten Brechungsanomalie. Durch entsprechende Brillenkorrektur läßt sie sich beheben. Erhebliche Fehlleistungen ergaben sich beim Erfassen von bildlich dargestellten Handlungen. Hier liefert *Spi.* in der Tat typische simultanagnostische Protokolle mit Aufzählung aller Einzelheiten und ausbleibender oder falscher Sinndeutung. Dieses entspricht aber durchaus seinem Verhalten bei der Auffassung nicht optisch dargebotener Gegebenheiten. Auch hierbei ist die Sinndeutung höchst mangelhaft. Bemerkenswert ist, daß bei *Spi.* erhebliche Konfabulationen bei der Sinndeutung sowohl optisch wie nicht-optisch gegebener Sachverhalte auftreten. Daraus geht hervor, daß die Konfabulationen hier eine ganz andere Ursache haben als bei *Wey.*, wo sie zwangsläufig aus dem Versuch einer Kompensation des schlechten Visus hervorgingen und auf das optische Erfassen beschränkt blieben. Bei *Spi.* dagegen handelt es sich um den Versuch eines Schwachsinnigen, unter besonderem Aufgabedruck seine intellektuellen Minderleistungen (oder was er im optischen für Minderleistungen hält) zu verdecken; ein Versuch, der bei Zunahme des Drucks zu unsinnigen Versagerreaktionen führt. Hier liegen die Fehlleistungen also auf allgemeinpsychischem Gebiet und erfahren im Optischen lediglich eine Akzentuierung durch die geringen sinnesphysiologischen Störungen.

Bei den bisher beschriebenen Fällen bestand unter Berücksichtigung der Intelligenz und der durch die Verwundung bedingten psychischen Allgemeinschädigung eine genaue Korrelation zwischen der Art und dem Ausmaß der Wahrnehmungsstörung und den Leistungen des Erkennens. Insbesondere konnten wir in Übereinstimmung mit *Poppelreuter* zeigen, daß in allen Fällen, in denen das Erkennen von Objekten irgendwie beeinträchtigt ist, eine Minderleistung des gesamten Gesichtsfeldes u. U. mit Ausnahme eines nur sehr kleinen intakten Bereiches nachgewiesen werden kann. Natürlich ist nicht bei jeder Hemianopsie der erhaltene Gesichtsfeldteil derart allgemein geschädigt. Es bleibt also noch zu zeigen, daß bei normalem Verhalten eines größeren funktionstüchtigen Gesichtsfeldrestes keine an Agnosie erinnernden Minderleistungen des Erkennens auftreten. Bei Verletzungen des Hinterhaupts wird das aus anatomischen Gründen so gut wie niemals der Fall sein, wenn auch die optische Allgemeinschädigung sehr geringe Grade annehmen kann. Anders liegen dagegen die Dinge beim folgenden Fall *Kal.*, bei dem es sich um eine Hemianopsie infolge Verletzung des Tractus opticus ohne Beteiligung der Sehrinde handelt. Hier ist die erhaltene Gesichtsfeldhälfte funktionell vollwertig und entsprechend sind auf optische

Minderleistungen zu beziehende (objekt)-agnostische Störungen nicht einmal andeutungsweise vorhanden. Aber es besteht bei ihm ein erheblicher Schwachsinn und deshalb liefert auch er eine klassische „simultanagnostische" Beschreibung der Binet-Bilder.

Fall 19: Gefr. *G. Kal.*, geb. 28. 10. 1918, Landwirt. Wurde am 3. 1. 1944 durch Granatsplitter an der linken Kopfseite verwundet. Es bestand ein erbsengroßer Einschuß vor dem linken oberen Ohrmuschelansatz, der glatt abheilte. Röntgenologisch fand sich ein Stecksplitter oberhalb der Hypophyse, links von der Mittellinie. Neurologisch fand sich lediglich eine rechtsseitige homonyme Hemianopsie. Aufnahme hier am 6. 7. 1944.

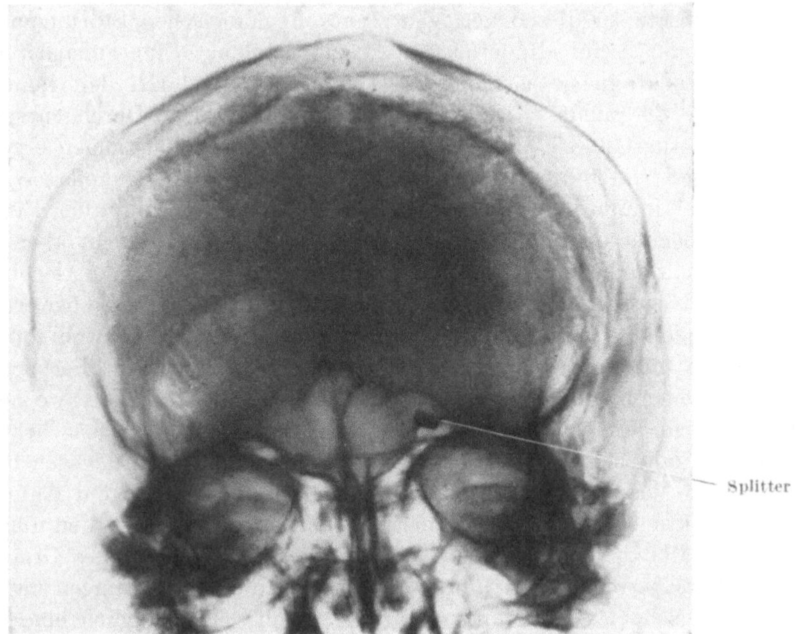

Abb. 63. *Kal.* Frontales Schädelbild.

Eigene Angaben: Bei der Verwundung lag er flach am Boden, verspürte von der Verwundung selbst gar nichts, bemerkte sie erst, als ihm das Blut ins Gesicht lief. Er ging daraufhin allein zurück, konnte aber den Weg zum Bunker nicht finden, obwohl er ihn genau kannte. Er wurde von einem Kameraden mitgenommen, blieb im Bunker bis zur Nacht und ging dann in Begleitung zum Hauptverbandplatz. Besinnungslos war er nach der Verwundung niemals, aber wohl in den ersten 8 Tagen doch nicht ganz klar. Lichterscheinungen hatte er im Augenblick der Verwundung nicht; er merkte sofort, daß er nach rechts hin nichts sehen konnte. In den ersten 8 Tagen war auch das Sehen nach links nicht ganz so klar, es hat „etwas geschimmert", er konnte aber stets alles erkennen. Nur mit dem Lesen hatte er anfangs Schwierigkeiten, weil er nach rechts hin nichts sah und deshalb längere Wörter nicht überblicken konnte. Jetzt hat er sich daran gewöhnt, liest besser, sieht auch wieder ganz gut. Nur der Gesichtsfeldausfall nach rechts ist bestehen geblieben, so daß er auf der Straße noch manchmal auf der rechten Seite gegen Passanten anrennt. Sonst klagt er nur selten über Kopfschmerzen bei heißer Witterung.

Körperlicher Befund: Linsengroße Hautnarbe vor dem linken oberen Ohransatz, darunter keine pathologischen Veränderungen zu tasten. Röntgenologisch erbsengroßer Granatsplitter schräg oberhalb des Dorsum sellae, 2 cm links von der Mittellinie (Abb. 63, 64). Encephalographischer Befund normal. Es besteht eine homonyme rechtsseitige Hemianopsie, Visus beiderseits 5/4. Im übrigen keinerlei krankhafte neurologische Befunde.

Psychischer Befund: Kal. ist klar, voll orientiert und geordnet. In seinen psychischen Abläufen ist er etwas langsam, schwerfällig. Es besteht deutliches Haften. Bei der *Schröder*schen Treppe treten keine spontanen Umschläge auf, obwohl sich ihm durch Drehung der Figur der Umschlag demonstrieren läßt. Beim Vexierbild entdeckt er die zweite Fassung erst mit starker Nachhilfe. Affektiv ist *Kal.* stumpf, kommt kaum aus seiner indifferenten Stimmungslage. Auf intellektuellem Gebiet besteht ein deutlicher Schwachsinn. In der achtklassigen Volksschule ist er fünfmal sitzen geblieben, so daß er nur bis zur dritten Klasse gekommen ist. Später hat er in der väterlichen Landwirtschaft gearbeitet. Schulwissen, Rechtschreibung und Rechnen sind äußerst mangelhaft. Abstrakte Begriffe fehlen ihm fast vollständig und

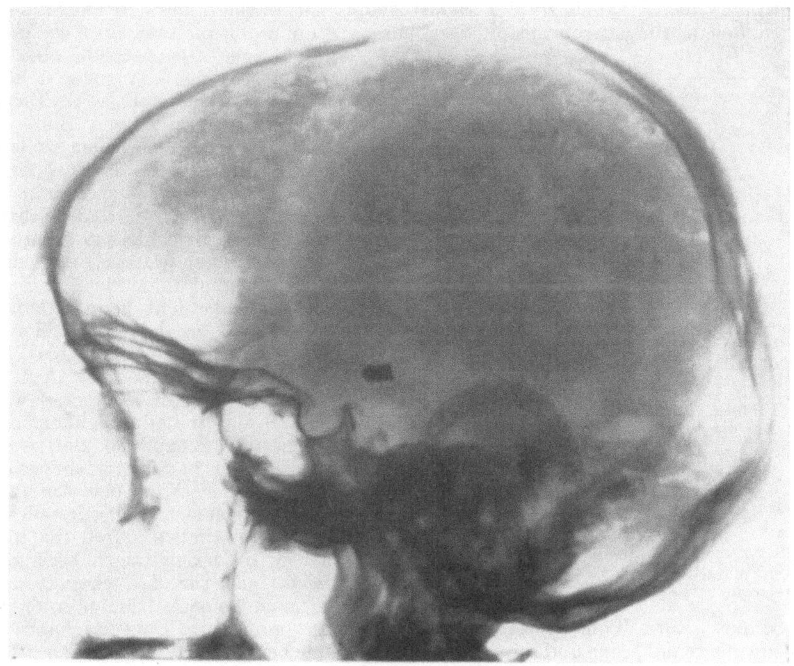

Abb. 64. *Kal.* Seitliches Schädelbild.

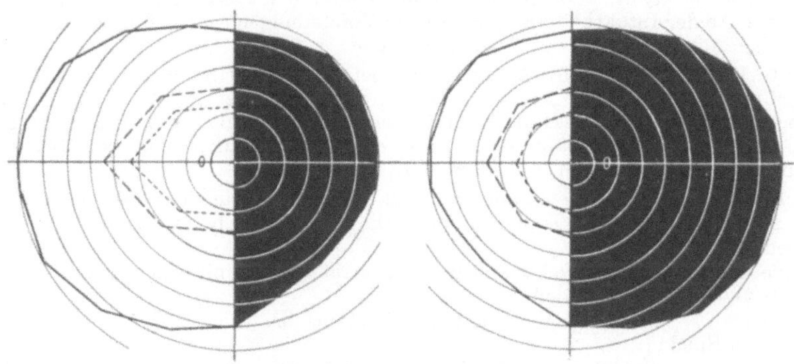

Abb. 65. *Kal.* Gesichtsfeld. Bezeichnungen wie bei Abb. 17 (S. 49).

auch bei konkreten, ihm geläufigen Begriffen haftet er an eigenem Erfahrungsmaterial. Die Merkfähigkeit ist gut, entsprechend reproduziert er auch einfache Erzählungen, die er gut auffaßt, richtig. Den Sinn von Sprichworten kennt er nicht; auch hier haftet er am realen Inhalt, z. B. ‚Lügen haben kurze Beine': „Wenn einer viel lügt, sagt man, er hat kurze Beine ... ist auch so ein Sprichwort." Den Sinn von Analogieschlüssen faßt er nicht, so daß er bei entsprechenden Aufgaben versagt.

Die *sinnesphysiologische Untersuchung* ergibt eine komplette rechtsseitige Hemianopsie ohne maculare Aussparung (Abb. 65) mit hemianopischer Pupillenstarre bei völlig normaler

Funktion des Restgesichtsfeldes. Die Verschwindezeiten für Farbobjekte sind in der linken Gesichtsfeldhälfte völlig normal (Abb. 66). Visus beiderseits 5/4. Adaptometer- und Nyktometerkurven normal. Farbsinn ungestört; von den *Holmgreen*schen Wollproben werden sämtliche, auch die blassen Farben bei tachistoskopischer Darbietung bei $^1/_{100}$ sec erkannt; braun wird allerdings konstant als „orange“ bezeichnet, doch kennt *Kal.* offenbar den orangen Farbton nicht.

Untersuchung des optischen Erkennens: Bei Dauerexposition von Gegenständen bestehen keine Störungen des Erkennens. Bei tachistoskopischer Darbietung wird eine unter sehr ungünstigen Beleuchtungsverhältnissen dargebotene Aluminiumtube erst bei 3 sec erkannt, alle übrigen Gegenstände aber schon bei $^1/_{25}$ sec, vielfach sogar schon bei $^1/_{100}$ sec (Flasche, Zollstock). Das tachistoskopisch dargebotene Bild „Weinlese“ erfaßt er in seiner vollen Bedeutung erst bei Dauerexposition über 10 sec, nachdem er schon von $^1/_{25}$ sec ab zahlreiche Einzelheiten richtig beschreibt. Diese schlechte Leistung erklärt sich aber daraus, daß der aus Bessarabien stammende *Kal.* diese Art des Weinbaus nicht kennt. Demgegenüber erfaßt er das Bild „Heuernte“ (Abb. 59, S. 109) schon bei $^1/_{10}$ sec richtig. Im Zeichnen ist *Kal.* ungewandt, den Mann zeichnet er wie *Spi.* (S. 110) nur in der Außenkontur ohne Arme und Einzelteile des Gesichts. Eine Flasche in der Ansicht von oben und einen Tisch in der Ansicht von unten kann er sich nicht vorstellen, doch ist dies zweifellos durch die intellektuellen Minderleistungen bedingt. Das gleiche gilt für das charakteristische Versagen beim Aufzählen roter Dinge, wobei ihm nur „Rote Wolle, roter Stoff, rote Farbe“ einfallen. Dagegen kann er die Unterschiede der Waldbäume und ihrer Blätter richtig angeben. Von den Heilbronner-Bildern erkennt er die Kirche beim ersten, den Fisch beim dritten Bild richtig, nachdem er ihn vorher ebenfalls zutreffend als „Griff einer Feile“ bezeichnet hatte. Nur die Windmühle, die er aus seiner Heimat nicht kennt, benennt er erst beim letzten (achten) Bild richtig, vorher als „Steinpfeiler“. An der Intaktheit seiner optischen Vorstellungen ist also ebenso wenig Zweifel, wie an der Ungestörtheit seines optischen Erkennens.

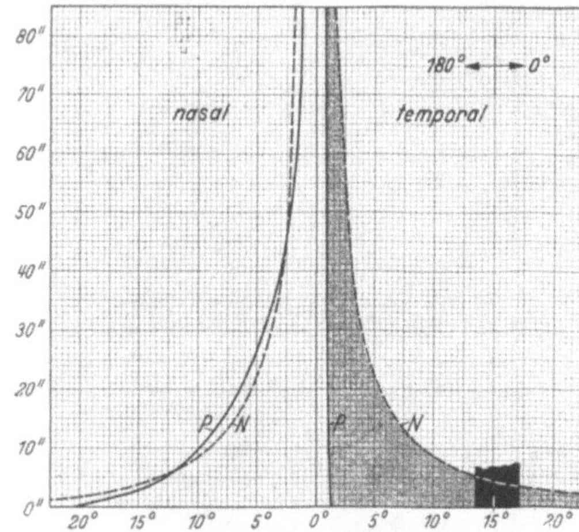

Abb. 66. *Kal.* Funktionsdiagramm für Rot 20/1150.
Verschwindezeit ——— P ———
Mittelnormkurve – – – – N – – – –

Eklatante Fehlleistungen zeigt *Kal.* dagegen bei der Beschreibung der *Binet*-Bilder. Zunächst beschränkt er sich bei jedem Bild darauf, die Anzahl der Personen anzugeben. Auf Drängen beschreibt er dann die Haltung und allenfalls die Tätigkeit der einzelnen Personen, ohne sie in einen sinnvollen Zusammenhang zu bringen. Wird auch noch diese Leistung von ihm erzwungen, so kommt es zu groben Fehlern.

(Blindekuh): „Da sind 5 Menschen drauf. 2 springen auseinander und 3 springen sich entgegen. Auf dem Tisch sind Töpfe, Kannen, die sind umgeschmissen.“

[Was bedeutet das?]

„Der eine hat die Augen zugebunden und das sieht aus, als ob er sie halten wollte.“

[Weshalb die Augen verbunden?]

„Weiß nicht ... Vielleicht haben sie ein Spiel gemacht.“

[Was für ein Spiel?]

„Muß jemand fangen und wenn er ihn erwischt hat, raten, wer es ist. ‚Augen zubinden‘ haben wir gesagt.“

[Wer hat die Kannen umgeworfen?]

„Ich glaube, die 2 haben sie umgeworfen (zeigt auf die 2 Kinder im Vordergrund), weil sie jetzt davonspringen.“

(Fensterpromenade): „Das ist ein Bild, wo 6 Menschen drauf sind. Da liegt einer auf dem Buckel und die alte Mutter hat ein Kleines auf dem Arm. Das sieht so ähnlich aus, als ob sie den bedauern täten, der da liegen tut. Die oben schauen so heraus.“

[Weshalb liegt er?]

„Das weiß ich nicht.“

Die Bärenpostkarte (Abb. 77a, S. 154) dagegen, die keine komplizierten Zusammenhänge darstellt, wird richtig beschrieben.

Epikrise: Bei *Kal.* ist der Fall verwirklicht, der in den Theoriebildungen über die optische Agnosie so oft zu Unrecht unterstellt wird, nämlich, daß zwar eine einseitige Hemianopsie besteht, die restliche Gesichtsfeldhälfte aber voll intakt ist. Daß diese dann für das optische Erkennen tatsächlich ausreicht, zeigt sich auch bei *Kal.*, der sich hierin auch unter erschwerten Bedingungen nicht vom Normalen unterscheidet. Die Voraussetzung hierzu, nämlich die volle funktionelle Intaktheit des Restgesichtsfeldes, ist aber von allen unseren Fällen nur bei *Kal.* erfüllt, bei dem nicht die Sehrinde, sondern weit entfernt davon der Tractus opticus verletzt ist. Bei allen anderen Kranken, bei denen das Occipitalhirn unmittelbar verletzt wurde, trifft dies nicht zu, sondern ist stets die ganze Sehregion in mehr oder minder schwerem Maß in Mitleidenschaft gezogen. Neben seiner Bedeutung als „Vergleichsfall" ist aber bei *Kal.* auch noch sein Verhalten gegenüber den Binet-Bildern von Wichtigkeit. Eine Verletzung der engeren und weiteren Sehsphäre ist bei ihm ja ausgeschlossen, somit kann auch nach der lokalistischen Lehre keine Agnosie vorliegen. Trotzdem liefert er wirklich klassische „simultanagnostische" Beschreibungen, die zunächst ganz auf der Stufe der „Und-Verbindungen" stehen und bei der erst unter äußerem Zwang erfolgenden Zusammenfassung grobe Fehlleistungen zeigen. Daß dieses Verhalten bei *Kal.* ausschließlich durch seinen Schwachsinn bedingt ist, ist klar und rückt ihn hinsichtlich des Sinnerfassens von Handlungen in die Nähe von *Spi.*, dessen Versagen dabei gleichfalls auf intellektuellem Gebiet liegt. Nur ist hierbei *Kal.* ein noch „reinerer" Fall.

3. Normale und pathologische Wahrnehmung.

Die hier ausführlich dargestellten Fälle bilden, wie oben erwähnt, nur eine Auswahl aus zahlreichen ebenso gründlich untersuchten. Allen „agnostischen" Fällen ist gemeinsam, daß eine genaue Prüfung auf Raum- und Zeitschwellen, auf die Funktionstüchtigkeit des Gesichtsfeldes und auf die Veränderlichkeit der lokalen Wahrnehmung bei konstanter Reizeinwirkung Abweichungen von dem normalen ergeben, die mit der Störung in den gnostischen Leistungen korrelieren. Entsprechendes fanden *Stein* u. *Bürger-Prinz*[169] an einem Kranken, dessen optischer Agnosie eine starke Labilität aller optischen Reizschwellen entsprach. Auch die Chronaxie stieg während der Untersuchung auf das 4fache an. Eine Abnahme der Sehschärfe während der Untersuchung ist nicht ausdrücklich angegeben, nach unseren Erfahrungen aber wohl anzunehmen.

Auch diese Störungen sind aufzufassen als Ausdruck eines pathologischen Funktionswandels, wie wir ihn bei allen unseren Sehhirnverletzten bei eingehender sinnesphysiologischer Untersuchung finden.

Wenn nun der normale Funktionswandel einer der Konstanterhaltung der Wahrnehmungsdinge dienenden Tätigkeit des Sinnesorgans entspricht, so muß seine pathologische Abwandlung diese Konstanterhaltung und damit die Ordnung der Wahrnehmungsdinge stören. Es wird ja schon beim Normalen die völlige Konstanz der Sehdinge und die Transformation oder Unterdrückung der Erregungsvariabilität keineswegs unter allen Umständen erreicht. Besonders schlecht ist die Konstanz immer dann, wenn die Breite der möglichen Totalerregung irgendwie eingeschränkt ist. Schon im sinnesphysiologischen Experiment mit den im Interesse der Sauberkeit des Versuchs eingeführten Einschränkungen findet man schlechtere Konstanzen, als man nach den Erfahrungen des täglichen Lebens erwarten sollte. Besonders auffallende Veränderungen ergeben sich aber in schwacher Dämmerung, bei Blickfixation, bei tachistoskopischer Darbietung, beim Sehen mit der Netzhautperipherie unter künstlichem Ausschluß des Netzhautzentrums, bei unscharfem Netzhautbild. In allen diesen Fällen finden wir eine Abnahme der Differenzierung und der gewöhnlichen Konstanzen, eine Zunahme gewisser einfachster Gestalttendenzen oder gar diffuse Ganzqualitäten auf Kosten komplexerer Gegebenheiten. Es scheint nun so, als ob die Wahrnehmung unserer zentral geschädigten Patienten auf ähnliche Weise verändert ist, wie es der Gesunde unter den beschriebenen einschränkenden Bedingungen erleben kann.

Prinzipiell könnte es zweifelhaft sein, ob man sich von der Wahrnehmung der Kranken ein richtiges Bild machen kann. Was uns vorliegt, sind im wesentlichen optische Leistungen und nur in ganz geringem Umfang Beschreibungen der unmittelbaren optischen Wahrnehmungswelt. Der von *Gelb* u. *Goldstein*[56] beschrittene Weg, den Kranken zu Selbstbeobachtungen zu erziehen, ist äußerst bedenklich, da durch diese Erziehung, wie wir vom Normalen her wissen, die Wahrnehmung selbst grundlegend verändert wird. Nicht umsonst ist der Introspektionismus so in Verruf gekommen und legt man heute bei wahrnehmungspsychologischen Experimenten mehr Gewicht auf die „naive“ als auf die „geschulte“ Versuchsperson. Ein anderer Weg ist der von *Siemerling*[161] zuerst eingeschlagene, dann von *Poppelreuter*[140] mit großem Erfolg beschrittene, die Wahrnehmung des Gesunden experimentell so zu verändern, daß die Leistungen und die spontanen Beschreibungen des Gesehenen denen der Kranken ähnlich werden, soweit sich das erreichen läßt.

Wir beschränken uns darauf, an 3 Beispielen aufzuzeigen, daß unter gewissen ungewöhnlichen Umständen die Wahrnehmungsleistungen der Gesunden agnostisch erscheinende Formen annehmen können: Bei Einschränkung des Gesichtsfeldes, im peripheren Sehen und beim Sehen bei tachistoskopischer Darbietung. Diese Entsprechung ist nicht zufällig, denn diese besonderen Bedingungen bilden einen Teil der Veränderungen ab, die auch bei der sogenannten sinnesphysiologischen Untersuchung an der Wahrnehmung unserer Patienten festgestellt wurden. Auch bei stark herabgesetzter Beleuchtung ergeben sich ähnliche Verhältnisse. Der Leser wird aus eigener Erfahrung die Veränderung der Sehwelt in der Dämmerung kennen. Dabei tritt die Bildung diffuser Ganzqualitäten stärker und der Zerfall in isolierte Einzeleindrücke weniger stark hervor, als unter den nun zu besprechenden Bedingungen.

Bei einigen unserer Kranken erwies sich das für das Erkennen praktisch brauchbare Gesichtsfeld als außerordentlich klein. Bei *Bek.* hatte dieser Teil einen Durchmesser von etwa 5^0, bei *Ste.* von 1^0. Solche Fälle werden nicht allzu selten sein, denn die üblicherweise vorgenommenen Prüfungen auf Gesamtgröße des Gesichtsfeldes für Weiß und Farben und auf zentrale Sehschärfe ergaben auch hier ein genügend großes Gesichtsfeld und eine gute zentrale Sehschärfe. Da aber nur ein kleiner Ausschnitt des Gesichtsfeldes eine hinreichende Sehschärfe aufweist, liegt die Frage nahe, was denn von Normalen in einem so kleinen Ausschnitt erkannt werden kann. *Poppelreuter* führte derartige Versuche mit einer vor das Auge gesetzten Röhre durch, in die an ihrem distalen Ende verschiedene Blenden eingesetzt werden konnten. Das auf diese Weise freigegebene Gesichtsfeld betrug etwa 45′ bis 7^0 im Durchmesser. Bei kleinem Ausschnitt konnten einfache Strichfiguren durch Nachfahren, kompliziertere dagegen gar nicht erkannt werden. Die Ergebnisse blieben prinzipiell dieselben, wenn die Blende am Ende der Röhre durch eine bis auf ein kleines zentrales Loch mit Fett beschmierte Glasplatte ersetzt wurde. Durch diesen Versuch wurde ein Gesichtsfeld nachgebildet, das bei erhaltener zentraler Sehschärfe perimaculär eine rasche Abnahme der Sehschärfe aufweist. Um einen Anhaltspunkt für den Einfluß eines eingeschränkten Sehschärfe-Gesichtsfeldes bei den von uns verwendeten Prüfungen zu erhalten, führten auch wir diese Kontrolle an Normalpersonen durch. Wir bedienten uns dazu eines vereinfachten Verfahrens ohne besondere technische Hilfsmittel. Die Versuchsperson bekam einen Bogen grauen Papiers in die Hand, in dem in der Mitte durch Ausreißen ein unregelmäßig geformtes Loch hergestellt war. Sie hatte die Aufgabe, den Bogen mit ausgestrecktem Arm vor das Gesicht zu halten und durch das Loch die vorgelegten Sehproben zu betrachten. Durch seitliches Verschieben des Bogens konnte sie den Ausschnitt über das ganze Bild hinwegführen. Wir führten diesen Versuch für die wichtigsten der von uns verwendeten Sehprüfungen durch.

Bei der Bärenpostkarte (Abb. 77a, S. 154) ergab sich bei einem künstlichen Gesichtsfeldausschnitt von $2{,}3^0$, entsprechend einem Ausschnitt von etwa 13 mm Durchmesser auf der Karte, folgendes Protokoll:

„Da ist ein Stab. Und da ein Gesicht. Das kann ich überhaupt nicht erkennen. Ein Auge ist da. Da ist ein grünes Quadrat und in diesem Quadrat ist ein Seehund oder so etwas, und der hält mit einer Hand ... Halt! Das ist ein Fenster. Ich sehe die Angeln. Der Fensterrahmen wird auch umfaßt von .. Das sieht auch aus wie ein Seehund, es hat so einen Schnauzbart. Unten sind ein paar Tatzen, die zu dem Zweiten gehören. Ich kann mir aber kein richtiges Bild von dem Zweiten machen. Der zweite Fenterrahmen wird zum Teil von dem Zweiten verdeckt. Jetzt sehe ich, daß der Erste durch die Fensterscheibe hindurchgegangen ist. Man sieht die Glassplitter. Der Zweite reißt gewaltig das Maul auf, um den Ersten anzufahren. Der Eine hat eine blaue Krawatte um. Tiere sind es, denn sie haben Tatzen. Was können das für Tiere sein? Darüber kann ich mir nicht klar werden."

Wenn auch zum Schluß der Zusammenhang im ganzen erkannt wird, so doch erst nach erheblicher Mühe. Es ergeben sich schwere objektagnostische Verkennungen, und zu Beginn erhält man eine typisch simultanagnostische Aufzählung von Einzelheiten. Die sehr intelligente Vp. (stud. med.) sucht bewußt nach Kriterien und zieht sofort die richtigen Schlüsse, nachdem diese gefunden sind (Angeln — Fensterrahmen, Scherben — zerbrochene Scheibe). Die Bären werden bis zum Schluß nicht erkannt, ebenso wie bei allen unseren schwerer geschädigten Kranken. Als der Vp. nach Beendigung des Versuchs die Postkarte zu freier Betrachtung überlassen wurde, sagte sie ergänzend:

„Der Leib der Tiere wurde überhaupt nicht gesehen, nur die Köpfe und die Tatzen, und deshalb bestand kein richtiger Zusammenhang. Auch die rechte Fensterscheibe wurde nicht gesehen, nur der Rahmen. Auch sonst waren viele

Einzelheiten nicht zu sehen. Überblickt man das Ganze, so ist sofort klar, daß es sich um Bären handelt. Aber wenn man durch das Loch nur Teile sieht, dann gibt es keinen Gesamteindruck. Man muß viel mehr überlegen.“

Aus diesen Bemerkungen wird deutlich, wieviel an der gelieferten Beschreibung nicht unmittelbar anschaulich gegeben war, sondern auf Schlußfolgerungen beruht. Es leuchtet ein, daß die Fähigkeit, solche Schlüsse zu ziehen, bei verminderter Intelligenz oder im Zustand der Benommenheit stark herabgesetzt sein wird. Gesehen werden in der Hauptsache nur kräftige Konturen, Flächen, die in sich wenig gegliedert sind (der Leib der Bären, die rechte Fensterscheibe), tragen zum Erkennen nichts bei. Man vergleiche mit diesem Protokoll das von unserem Patienten *Ste.* bei der zweiten Darbietung am 25. 4. 1944 erhaltene (S. 93). Abgesehen davon, daß es weniger ausführlich ist, stimmt es in der Reihenfolge der Beschreibung fast Punkt für Punkt mit dem von einer normalen und intelligenten Vp. erhaltenen überein.

Ähnliche Kontrollversuche an den anderen von uns verwendeten Bildern ergaben ganz entsprechende Resultate. Wir gehen nur noch auf Ergebnisse bei den *Stilling*schen Farbtafeln ein, weil sich gezeigt hatte, daß unsere Kranken bei diesen ganz besondere Schwierigkeiten hatten, auch wenn das Vorliegen einer Farbsinnstörung ausgeschlossen zu sein schien. Bei dem wiedergegebenen Versuch wurden die *Stilling*-Tafeln in 115 cm Entfernung dargeboten, der Gesichtsfeldausschnitt betrug 2^0, was einem Ausschnitt von 20 mm Durchmesser auf der Tafel entspricht. Durch diese Gesichtsfeldeinschränkung wurde das Erkennen einzelner Tafeln außerordentlich erschwert. Es gelang nicht immer gleich, zu erkennen, aus welchen Farben sich eine Linie zusammensetzen ließ, und wenn das gefunden war, dann mußte der Anfang gesucht und die Zahl in der Richtung der geläufigen Schreibweise nachgefahren werden, ehe die Zahl endgültig erkannt werden konnte. Es war allerdings nicht immer notwendig, die ganze Zahl nachzufahren. Oft genügte auch ein Kriterium (bei der 5 z. B. die linke obere Ecke), nachdem einmal klar war, daß immer Zahlen zu lesen waren. Besonders aufschlußreich ist das Protokoll von Tafel 35, bei der farbtüchtige Vpn. sonst eine 49 lesen. Bei Farbsinnschwäche, bei der im allgemeinen die Empfindlichkeit für Helligkeitsunterschiede gesteigert ist, kann dagegen die Vexierzahl 2 gelesen werden, die der Normale gar nicht bemerkt. Unser Versuch zeigt, daß auch bei Gesichtsfeldeinschränkung der Helligkeitsunterschied wirksamer ist als der Farbunterschied.

„Das ist schwer. Dunkelblau, hellblau, dunkelgrün und hellgrüne Punkte. Da ist eine hellgrüne schräge Linie. Unten daran geht es nach rechts. Ich dachte, es wäre eine 2, aber oben fehlt der Kopf. Ich kann nichts erkennen, wenn es nicht eine 2 sein soll.“

Neben der Gesichtsfeldeinschränkung findet sich nun bei unseren Patienten in der sinnesphysiologischen Untersuchung eine gesteigerte Labilität aller Schwellen. Diese ist nun im Experiment an normalen Versuchspersonen schwer nachzuahmen. Es wäre dabei etwa an Versuche mit Rauschgiften (Meskalin) zu denken. Die gleiche Schwellenlabilität aber, die unsere Kranken im Fixierbereich oder seiner unmittelbaren Umgebung aufweisen, findet sich beim Gesunden in einem näher dem Rande des Gesichtsfeldes gelegenen Gebiet (normaler Funktionswandel). Die Sättigung von Farben nimmt bei festgehaltener Fixation und konstanter lokaler Reizeinwirkung rasch bis zu völliger Farblosigkeit ab und die gleiche rasche Abnahme findet sich für die Sehschärfe und das Formensehen. In dieser Hinsicht zumindest gleichen die peri- und paramaculären Gebiete der Occipitalhirnverletzten in ihrer Funktion weitgehend der Netzhautperipherie der Gesunden. Einen Eindruck von ihrer Leistung für das Erkennen kann man also dadurch gewinnen, daß man beim Gesunden die Wahrnehmung im indirekten Sehen untersucht. Auf die geringe Formbestimmtheit (und nebenbei auch auf die veränderte Erscheinungsweise der Farben) im indirekten Sehen hat *Poppelreuter*[140] (S. 60 f.) mit Nachdruck hingewiesen. Was in der einschlägigen Literatur aber weniger berücksichtigt wird, das ist die starke Veränderlichkeit der indirekten Wahrnehmungen, die dem normalen Funktionswandel bei Schwellenuntersuchungen entsprechen, ohne auf ihn zurückgeführt werden zu können. Wir können uns hier unter anderem auf Versuche von *Korte*[103] beziehen, die der Bedeutung des indirekten Sehens für das Lesen galten. Es wurden schwarze Buchstaben auf einem weißen Schirm vom äußeren Rande des Gesichtsfeldes her allmählich dem Fixationszentrum genähert. Sobald das Objekt überhaupt gesehen wird, erscheint es als ein ganz undefinierbares Etwas. Die Eindrücke wechseln und die Auffassungen schwanken. Als Erstes erscheinen ganz allgemeine Eigenschaften, Haupterstreckung, Rundung, Eckigkeit, Verworrenheit oder Einfachheit. Bei weiterer Annäherung an das Blickzentrum setzt dann eine zunehmende Differenzierung ein. Dabei wird aber noch immer eine starke Labilität des Eindrucks beobachtet. Relativ selbständige Teile, die Häkchen und i-Punkte an den Buchstaben, oder einzelne Buchstaben innerhalb der Worte können nicht richtig zum Ganzen lokalisiert werden. Sie schwimmen haltlos durcheinander. In dieser Phase kommen beim Lesen deshalb häufig Inversionen der Buchstabenreihenfolge vor. Erst bei weiterer Annäherung (bei den von *Korte* gewählten Umständen in 6—10^0 Entfernung vom Fixierpunkt) ergeben sich so stabile Eindrücke, daß fehlerfrei gelesen werden kann. Die hier beobachteten Erscheinungen beschränken sich natürlich nicht auf das Lesen und Buchstabenerkennen. Man kann sich leicht einen Eindruck von den allgemein vorliegenden Verhältnissen verschaffen, indem man bei festgehaltener Blickrichtung den äußeren Rand seines eigenen Gesichtsfeldes beachtet. Gewisse deutlich abgehobene Einzelheiten der Umgebung können hier wohl unterschieden werden. Ihre gegenseitige Lokalisation und Beziehung ist aber nur äußerst unbestimmt gegeben. Ist diese Variabilität der Eindrücke und diese relative Selbständigkeit von Einzelheiten nun auch in dem zentralen Sehen unserer Kranken vorhanden, so muß eine derartige Gegebenheitsweise von Objekten dazu führen, daß sie isoliert und ohne Zusammenhang aufgezählt werden, wie wir das in typisch agnostischen Protokollen finden.

Noch deutlicher zeigen sich ganz ähnliche Veränderungen in unserem dritten Beispiel für die Art normaler Wahrnehmung bei gelockerter Reizbindung, als das wir die Ergebnisse tachistoskopischer Versuche anführen. Bei kürzesten Darbietungszeiten gelingt es zunächst noch nicht, irgendwelche Einzelheiten aufzufassen, es herrscht ein mehr oder weniger unbestimmter Gesamteindruck vor. Durch genaue Analyse kann man aber häufig schon in diesem Stadium feststellen, daß das reizmäßig Gegebene mit ganz ungleichmäßiger Gewichtsverteilung zum Entstehen dieses Gesamteindrucks beiträgt, und daß manchmal gewisse Einzelheiten, die selbst noch keineswegs bewußt wahrgenommen werden, einen bestimmenden Einfluß ausüben bei Unterdrückung der Wirksamkeit anderer. Bei geometrisch einfacher Reizverteilung gehen die Veränderungen in Richtung auf bessere und prägnantere Formen hin. Verlängert man nun die Expositionszeit so, daß die ersten Einzelheiten unterschieden werden, so verstärkt sich der Eindruck, daß manche Einzelheiten, und zwar oft ziemlich zufällig, über Gebühr in den Vordergrund treten, während andere unterdrückt werden. Grobe Verkennungen müssen die Folge sein. Eine Labilität der Wahrnehmung äußert sich hier darin, daß dieselbe Reizmannigfaltigkeit bei wiederholten Expositionen gleicher Dauer zu immer wieder anderen Wahrnehmungen führt. Es scheinen sich Unterbereiche von relativer Selbständigkeit zu bilden, was auch darin zum Ausdruck kommt, daß diese Unterbereiche der Wahrnehmung, die gewissen gesehenen Einzelheiten entsprechen, in ihrem gegenseitigen Zusammenhang und sogar in ihrer gegenseitigen Lokalisation ganz unbestimmt sind. Bei tachistoskopischer Darbietung von Druckschrift kommen infolgedessen Vertauschungen der Buchstabenreihenfolge und Kontaminationen vor (insbesondere wird häufig statt zweier gleicher Buchstaben nur einer gesehen — *Ranschburg*-Phänomen). Geht man zu noch längeren Darbietungszeiten über, so kann man die Labilität des Eindrucks unmittelbar beobachten: Die Einzelheiten, die vorher nur bei jeder einzelnen Exposition anders lokalisiert waren, verändern ihre gegenseitige Lage und Beziehung jetzt schon während der Dauer einer einzigen Darbietung. Der Eindruck kann so verwirrend sein, daß es in diesem Stadium oft viel schwerer ist, ausführliche Beschreibungen zu erhalten, als bei den kürzeren Darbietungszeiten. Gerade in diesem Stadium aber, in dem die Einzelheiten noch relativ selbständig gesehen werden und ihr Zusammenhang labil und schwer zu fassen ist, scheint die Wahrnehmung des Normalen dem zu ähneln, was der sogenannte Agnostische immer erlebt, wenn er etwa ein Bild beschreiben soll. Um das Gesagte zu illustrieren, geben wir ein Protokoll wieder, das wir bei der tachistoskopischen Darbietung des Anschauungsbildes „Weinlese" (Abb. 24, S. 59) von einer normalen, intelligenten Versuchsperson (stud. med.) erhielten. Das Protokoll kann gleichzeitig als Vergleichsmaßstab für die mitgeteilten Protokolle dienen, die wir von unseren Patienten erhielten.

1. $^1/_{100}$ sec „Im Vordergrund belebte Personen, laufend, roter Pullover, blaue Hosen, 2 Stück. Im Hintergrund brauner Gegenstand, könnte aussehen wie ein Schiff oder Segelschiff. Die oberen zwei Drittel des Bildes Himmel, in der Mitte durch die Masten des Schiffes geteilt. Vordergrund ist auch bräunlich, braungrau."

2. $^1/_{100}$ sec „Es sind mehrere Personen. Die ganze Szene diesmal weiter entfernt, nicht so farbenkräftig. Vielleicht links irgendwelche Gebäude, Schuppen oder Häuser, darüber Himmel. Grundton gelb-braun. Über Kleidung der Personen nur allgemeiner Eindruck."

3. $^1/_{100}$ sec „Größerer Bildausschnitt, vorstechende Farbe gelbbraun. Bewegte Szene. Zwischen dem zweiten und dritten Fünftel von links ein höherer Gegenstand, vielleicht eine Person, die das ganze Bild in 2 Teile teilt. Rechts und links noch kleinere Gegenstände."

4. $^1/_{50}$ sec „Grundfarbe gelbbraun. Hafenszene. Die Kaimauer verläuft von links vorn nach rechts hinten. Daran ist etwas angelegt; wenn es ein Hafen ist, wird es ein Schiff sein. Vorn in der rechten Hälfte 2 Personen, einander zugewandt. Die linke läuft auf die rechte zu; die rechte hat beide Arme ausgestreckt. Die linke scheint kleiner, ein Junge. Rechts im Hintergrund Häuser. Sind das eigentlich immer andere Bilder? Dies sieht etwa aus wie das erste. Das dritte Bild sah aber anders aus."

5. $^1/_{50}$ sec „Genau in der Mitte steht eine Person, im oberen Drittel des Bildes, Farbe gelbbraun. Steht ziemlich allein, nach beiden Seiten gelber Zwischenraum, könnte Straße sein. Dann ganz symmetrisch rechts und links weitere belebte Personen. In der Mitte des Bildes ist ein Strich oder Knick. Worum es sich überhaupt handelt, Bedeutung des Ganzen, kann ich nicht sagen."

6. $^1/_{25}$ sec (Pause) ... „Es kommt mir irgendwie bekannt vor. Es könnte dasselbe Bild wie gerade vorher sein, nur daß sich eine Figur vom rechten Bildrand gelöst hat und mehr in die Mitte gerückt ist. Ungefähr auf halbem Weg zwischen der Person, die genau in der Mitte des Bildes steht, und der belebten Szene rechts am Rande befindet sich jetzt eine sich bewegende Figur."

7. $^1/_{25}$ sec „In der Mitte eine belebte Gruppe von 2 bis 3 Personen, nach beiden Rändern kleiner Zwischenraum. Seitlich rechts und links irgendwelche Szenen, Personen oder Gegenstände. Hinter und über der mittleren Gruppe eine geometrische Fläche, vielleicht ein Zelt."

8. $^1/_{10}$ sec „Links eine Häuserfront, Fachwerk- und Giebelhäuser, bis etwa zur Mitte des Bildes. Mitte und rechts Personengruppen. Rechts oben Hintergrund, wahrscheinlich Himmel, vielleicht noch hohe Masten."

9. $^1/_{10}$ sec „Das sieht aus, als wenn es das erste Bild wäre. 2 Figuren wieder im Vordergrund, die gleiche Häuserfront wie im vorigen Bild. Die rechte Figur in Bewegung."

10. $^1/_5$ sec „Die ganze Szene etwas weiter und freier. Dieselben Figuren im Vordergrund. Zwischen beiden, etwas mehr nach hinten, ein Zelt oder eine Bude, etwas Rundes."

11. $^1/_5$ sec „Die gleichen Personen. Der mit dem roten Oberkleid ist ein Junge. Hinter dem Jungen ein Leiterwagen mit etwas drauf, können Personen sein."

12. $^1/_5$ sec „Die gleichen Figuren. Links die Häuserreihe; in der Mitte, etwa in der Höhe des grünen Mannes rechts, ein hoher, senkrechter Gegenstand. Soll das ein Mast oder Segel sein?"

13. $^1/_2$ sec „Links scheint es sich um ein Dorf zu handeln. Die grüne Figur rechts vorn trägt etwas auf dem Rücken, einen braunen Sack oder so etwas. Rechts hinten ein Kirchturm, davor eine leicht bläuliche Fläche, Wasser oder Bach. Ich scheine ermüdet zu sein, habe im Verhältnis nicht so viel erfaßt wie bei den ersten kurzen Zeiten. Ich hatte im Moment viel mehr erkannt, aber beim Beschreiben war die Erinnerung schon wieder weg."

14. 1 sec „Ein Weinberg! Man sieht die in Reihen ausgerichteten Stöcke. Vorn die beiden Personen haben Weintrauben. Rechts hinten ist eine Person gerade dabei, einige Stufen auf den Weg hinunterzusteigen, die hat auch eine Kiepe auf dem Rücken. Rechts hinten ein Dorf mit Kirchturm. Davor blauer Flußlauf."

Dauerdarbietung:

[Was noch nicht gesehen?]

„Links die ganze Szene nicht gesehen, bzw. nicht erkannt: die Kelter, die Bottiche. Zuletzt war mir auch der Wagen nicht mehr aufgefallen. Die Kapelle hinten habe ich nicht gesehen und auch nicht, daß der Weinberg rechts unten weiter geht. Der Mann rechts vorn ist blau und nicht grün. Bei den kurzen Expositionen hat der Weg nach rechts hinten immer den Blick dort hinüber gezogen, deshalb fallen die großen Gegenstände links vorn nicht auf. Zuerst haben sie aber ein anderes Bild gezeigt, wo das Schiff drauf war."

Die scheinbar konfabulatorische erste Deutung des Bildes ist bestimmt durch die zunächst nicht einmal bewußt wahrgenommenen Einzelheiten „Mauer" und „Wasser" in der rechten Hälfte des Bildes, wobei die Mauer als „Kaimauer" aufgefaßt wird. Hierzu passend werden die Fässer auf dem Wagen in der Mitte des Bildes zum Bug eines Schiffes und der an ganz anderer Stelle befindliche Kirchturm zu dem dazugehörigen Mast umgedeutet. Daß die gegenseitige Lokalisation und die relative Größe der Einzelheiten Schwankungen unterworfen sind, geht aus den aufeinander folgenden Aussagen deutlich hervor. Bei der vierten Exposition werden der Mann und der Junge im Vordergrund des Bildes gesehen, der Junge aber in der vorgebeugten Haltung, die eigentlich der Mann hat, und diese Haltung wird (wie auch sonst häufig) als Laufen gedeutet. (Natürlich handelt es sich dabei nicht um bewußte und beabsichtigte Deutungen, sondern um spontane Umformungen der Wahrnehmung.) Bei den Expositionen von mittlerer Länge ($^1/_{25}$ bis $^1/_5$ sec) ist die Versuchsperson in ihren Beschreibungen merklich unsicherer als am Anfang. Das beruht darauf, daß die Labilität des Eindrucks jetzt unmittelbar als Verschiebungen während der Dauer der Darbietung wahrgenommen wird.

Die Abweichung von der normalen Wahrnehmung, die wir in unseren Kontrollversuchen und den herangezogenen Literaturbeispielen fanden, bestehen nicht darin, daß unter gewissen, die Wahrnehmung erschwerenden Bedingungen alles gleichmäßig undeutlich wird. Stark differenzierte Formen treten gegenüber einfacherer zurück, lösen sich wohl auch in diffuse Ganzqualitäten auf. Teile des optischen Feldes erlangen eine gewisse Selbständigkeit; ihre gegenseitige Lokalisation und Beziehung verliert an Festigkeit. Daraus folgt eine gewisse Labilität des Gesamteindrucks. Diesen Veränderungen im Gebiet der sogenannten höheren Wahrnehmung steht eine Labilität im Bereich von Schwellenuntersuchungen zur Seite, die wir zuvor besprochen haben. Alle diese Veränderungen fassen wir unter dem Begriff normaler Funktionswandel zusammen. Zum normalen Funktionswandel würde demnach auch die Lokaladaptation gehören, soweit sie zum vollständigen Verschwinden von optischen Objekten führt. Bei unseren Occipitalhirnverletzten finden wir denselben Funktionswandel pathologisch gesteigert. In allen Fällen ergibt sich eine mehr oder weniger erhöhte Labilität der Wahrnehmung farbloser Perimeterobjekte, der Farbwahrnehmung und der Sehschärfe. Häufig ist auch, was im normalen Fall niemals vorkommt, das Gesichtsfeldzentrum von dieser Labilität mitbetroffen. Fast alle Schwellen erweisen sich als erhöht und ungewöhnlich schwankend. In jedem einzelnen Fall ließ sich nun zeigen, daß die Schwere der Störungen im Erkennen der Art und Schwere der bei sinnesphysiologischer Untersuchung festgestellten Schädigung genau entsprach. Die Fälle *Bru*, *Bek.*, *Ste.* und *Wey.* (Fall 14 bis 17) bilden eine Reihe zunehmend schwerer sinnesphysiologischer Schädigungen und ebenso zunehmender gnostischer Minderleistungen. In den leichtesten Fällen drückt sich diese Minderleistung nur in dem erhöhten Zeitbedarf aus. Simultangnostische Störungen erscheinen in diesem Zusammenhang lediglich als eine leichtere Form der Agnosie, deren schwerere die Objektagnosie ist. Die besonderen Veränderungen der Wahrnehmung aber, die zu agnostischen Minderleistungen führen, scheinen genau denen zu entsprechen, die wir in unseren Kontrollversuchen beobachten konnten: Es tritt eine Verwischung von Differenzierungen und ein Zerfall des Wahrnehmungsganzen in relativ selbständige, isolierte Bereiche ohne gegenseitige Beziehung ein.

Aus der von der normalen abweichenden Wahrnehmung der Occipitalhirngeschädigten allein läßt sich allerdings der Grad der gnostischen Minderleistungen nicht ableiten. Wie sich der Verletzte mit seiner veränderten Wahrnehmung in der Welt praktisch zurecht findet, hängt auch von seinem allgemeinen psychischen Zustand und vor allem von der Geschicklichkeit ab, mit der er die ihm gegebenen optischen Daten verwertet. Diese Geschicklichkeit ist aber keine Eigenschaft des optischen Sektors, sondern gehört in das Gebiet der allgemeinen geistigen Leistungsfähigkeit. Sie wird sowohl bei angeborenen und erworbenen Intelligenzdefekten (Schwachsinn oder senile Demenz) herabgesetzt sein, wie im Zustand der Benommenheit. Besonders der letztere Umstand, daß eine Bewußtseinstrübung zu gnostischen Störungen führen kann, wird in der Literatur viel zu wenig berücksichtigt. Daß Schwachsinn agnostische Symptome machen kann, wird ohne weiteres einleuchten, wenn man bedenkt, daß die Binet-Bilder z. B., die so gern zur Feststellung der Simultanagnosie benutzt werden, ursprünglich aus einer Serie von Intelligenztests stammen.

Man kann also agnostische Beschreibungen bei reinem Schwachsinn ohne jede optische Störung erhalten (ein Umstand, der *Wolpert*[194] nicht entgangen ist). Man kann auch, wie die Kontrollversuche an gesunden Versuchspersonen beweisen, agnostische Protokolle bei reiner optischer Störung ohne jede psychische Beeinträchtigung erhalten. Infolge der psychischen Allgemeinschädigung bei Hirnverletzung werden sich bei den Occipitalhirnverletzten die beiden Ursachen der Agnosie im allgemeinen kombinieren. Eine solche Kombination mit Überwiegen der optischen Schädigung ist bei unserem Patienten *Ste.* (Fall 16) anzunehmen, während es sich bei *Wey.* (Fall 17) um eine reine optische Störung handelt. Bei *Spi.* (Fall 18) überwiegt eindeutig der Intelligenzdefekt und bei *Kal.* (Fall 19) liegt nur ein solcher vor. So finden wir bei unseren Kranken Störungen der optischen Wahrnehmung und intellektuelle Minderleistungen als die beiden Wurzeln simultanagnostischer Symptome und unsere Fälle lassen sich nach dem jeweiligen Anteil dieser beiden Komponenten in eine Reihe ordnen, bei der am einen Ende *Wey.* und am anderen *Kal.* steht.

Eine besondere Rolle kommt bei den agnostischen Verkennungen den Konfabulationen zu. Man darf sich ihre Entstehung nicht allzu intellektualistisch und vor allem nicht als auf einer bewußten und beabsichtigten Ergänzung beruhend vorstellen. Eine Tendenz zur Ergänzung unvollständiger Gegebenheiten (zur „Prägnanz der Gestalt“ nach *Wertheimer*[191]) finden wir in allen Bereichen des Psychischen. Dazu gehört das unmittelbare Bedürfnis, unvollendete Handlungen zu Ende zu führen, ebenso wie die Ergänzung optisch gegebener Figuren, die nicht, wie *Poppelreuter* meint, auf totalisierender Gestaltauffassung beruht, sondern ein auch beim Normalen zu beobachtender unmittelbarer Wahrnehmungstatbestand ist. Da die Ergänzungen innerhalb der Wahrnehmung (und des Gedächtnisses) im allgemeinen „richtig“ sind, fallen sie uns als pathologisch nur dann auf, wenn sich gröbere Abweichungen von der objektiven Wirklichkeit ergeben. Dabei ist weniger das Auftreten der Ergänzungen pathologisch als der Mangel an Kritik ihnen gegenüber. Die Möglichkeit einer Kritik basiert darauf, daß größere Zusammenhänge hergestellt werden. Dieses kann im Bereich der optischen Wahrnehmung — wie im Falle *Wey.* — dadurch unmöglich werden, daß der Kranke überhaupt nichts deutlich und konstant sieht, trotzdem aber nicht darauf verzichten will, sich optisch zu orientieren; oder aber — wie bei *Spi.* — auf einem allgemeinen Schwachsinn beruhen, dem die kritische Bezugnahme auf größere Zusammenhänge nicht möglich ist. Auch sonst sind ja beim Schwachsinn die Grenzen von Realität und Irrealität nicht so scharf, und insbesondere unter dem Druck einer Aufgabe kommt es leicht zu einem Ausweichen in die Irrealität.

Diese Betrachtungen zeigen, daß im optischen Bereich die Dinge ganz ähnlich liegen wie im taktilen. Wir sind auch hier nicht in der Lage, gnostische Minderleistungen von Veränderungen der Wahrnehmung abzutrennen, so daß sich auch im optischen Bereich die Frage erhebt, ob es überhaupt notwendig ist, eine agnostische Störung als unabhängige Schädigung des optischen Erkennens anzunehmen. Zwar sind hier die Verhältnisse verwickelter gestaltet wegen der größeren Mannigfaltigkeit der Gesichtseindrücke, wegen der kurzen Wahrnehmungszeiten des „quasi-simultanen" Gesichtssinns und vielleicht auch wegen seiner größeren Bedeutung für den Menschen. Insbesondere scheinen beim Zustandekommen der optischen Wahrnehmungen und bei ihrer Störung allgemein-psychische Faktoren eine größere Rolle zu spielen als auf taktilem Gebiet, obwohl natürlich auch auf diesem eine gewisse Intelligenz Voraussetzung ist für ein richtiges Erkennen. Aber unter Berücksichtigung dieser Verhältnisse lassen sich auch bei unseren Sehhirnverletzten die Minderleistungen im Bereich des optischen Erkennens zurückführen auf Störungen der Wahrnehmung oder allgemeiner psychischer Faktoren oder einer Kombination von beiden, so daß sich die Annahme einer besonderen gnostischen Leistung erübrigt, die nicht in jeder Wahrnehmung enthalten wäre.

4. Objektagnosie.

Damit erhebt sich aber die Frage, wie weit die gegebene Deutung auch für die Agnosiefälle der Literatur zutrifft. Ein Unterschied zwischen den klassischen Fällen der Literatur und unseren eigenen Fällen von Occipitalhirnverletzung liegt ja zunächst darin, daß wir unter unseren eigenen keinen finden mit einer so schweren Seelenblindheit, wie sie bei den cerebralen Gefäßprozessen der Literatur bestanden hat, etwa in den Fällen von *Lissauer*[117], *v. Stauffenberg*[164] (Fall *Buch.*), *Heidenhain*[82] und *Pötzl*[135], (Fall *A. T.*). Dies deckt sich mit der bekannten Tatsache, daß die eigentliche Seelenblindheit (Objektagnosie) bei traumatischen Schädigungen als Dauerfolge nicht vorkommt. Ebenso wie *Best*[17, 18], fand sie *Kleist*[101] unter seinem großen Material von Hirnverletzten des Weltkrieges nur dreimal als passageres Symptom (bei seinen Fällen *Nad.*, *West.* und *Frag.*). *Poppelreuter*, der seine Fälle durchschnittlich in größerem Abstand von der Verwundung untersuchte, findet stärkere objektagnostische Störungen nur bei seinem Fall *Merk*[140], auf den wir später noch genauer eingehen werden und bei dem wir die Ansicht *Poppelreuters* über das Vorliegen spezifisch agnostischer Störungen nicht teilen können. Sonst liegen in der Literatur Angaben über traumatisch entstandene Seelenblindheit außer dem Fall *Schnei.* von *Gelb* u. *Goldstein* nur bei einem Fall von *Macewen* vor, der uns aber im Original nicht zugänglich war. Bei anderen traumatisch entstandenen Fällen, etwa von *Resnikow* u. *Dawidenkow*[147] handelt es sich nicht um agnostische, sondern um aphasische Störungen. Dieses Fehlen der echten Seelenblindheit beim traumatischen Hirnschaden, das wir aus den früher angegebenen Gründen nicht mit *Pötzl*[135] als Ausdruck einer besonderen Lokalisation der Verletzung auffassen können, brachte schon *v. Monakow*[126] zu der Annahme, daß zur Entstehung der Seelenblindheit eine herdförmige Hirnläsion allein, wie sie normalerweise beim traumatischen Hirnschaden vorliegt, nicht ausreichend ist, sondern daß dazu noch allgemeinere psychische Störungen treten müssen. Dies ist in gewissem Umfang bei unserem Patienten *Spi.* der Fall, bei dem die Sehstörung durch einen Schwachsinn kompliziert ist und der ohne Korrektur seiner Brechungsanomalie eine Objektagnosie und mit Korrektur wenigstens eine klassische Simultanagnosie bietet. Wenn unsere Auffassung der optischen Agnosie zutrifft, dann werden wir bei den schweren Fällen der Literatur noch schwerere sinnesphysiologische Ausfälle oder allgemeine psychische Störungen erwarten müssen, als bei unseren eigenen.

Versuchen wir nun unter diesen Gesichtspunkten die Fälle der Literatur mit unseren eigenen zu vergleichen, so müssen wir zunächst alle diejenigen ausschließen, bei denen die Objektagnosie ganz im Rahmen eines allgemeinen cerebralen Abbaus steht und aus diesem nur durch ganz willkürliche Abstraktionen herausgehoben werden kann. Hierzu gehört der verblödete Paralytiker *Reinhards*[146] ebenso wie die senil Dementen *Picks*[132, 133], der Fall *Bonhoeffers*[22] und die Kranken von *Redlich* u. *Bonvicini*[144, 145], die im übrigen völlig blind waren, so daß ihre Zurechnung zur optischen Agnosie durch *Pötzl* nicht recht verständlich ist. Von den verhältnismäßig „reinen" Fällen von Seelenblindheit ist nur ein Teil so genau untersucht, daß eine nachträgliche Analyse auf Grund der mitgeteilten Protokolle möglich ist. Hierzu gehört zunächst einmal der Originalfall *Lissauers*[117]. Dieser hatte deutliche sinnesphysiologische Ausfälle. Außer der rechtsseitigen Hemianopsie bestand trotz scheinbar intakten Macularbereichs nur ein Visus von 1/5 und eine konzentrische Einengung der restierenden linken Gesichtsfeldhälfte. Dies beides zeigt aber, daß auch im angeblich intakten Restgesichtsfeld eine funktionelle Beeinträchtigung mit einem erheblichen pathologischen Funktionswandel bestand, analog etwa unseren Kranken *Hil.* (Fall 10), *Schä.* (Fall 11) u. a. Hierzu passen auch die Schwierigkeiten im Umgang mit Farben, die wohl auf einer Farbenasthenopie beruhen, wie sie auch unsere Kranken zeigen.

Die „agnostischen" Störungen bestehen bei diesem Kranken darin, daß er Objekte nach äußerlichen Ähnlichkeiten verkennt, z. B. eine Kerze als „Bleistift", ein zusammengefaltetes Papier als „Taschentuch" usw. Dazu kommen noch ausgesprochene Perseverationen, so daß er etwa nacheinander die verschiedensten Gegenstände als „Leuchter" bezeichnet. Dabei macht er auch schwere Fehler im taktilen Erkennen, verkennt beim Betasten eine Wasserkaraffe und bei einer anderen Gelegenheit einen Türdrücker als „Leuchter" usw. Außerdem hatte der Kranke, entgegen den Behauptungen *Lissauers*, einen schweren allgemeinen cerebralen Abbau. Schon ein Jahr vor dem Auftreten der Seelenblindheit hatte sich bei ihm eine Merkstörung mit Verwechslung von Personen und Objekten eingestellt, später fand er sich in der Hantierung mit seinen Kleidungsstücken und mit seinem Besteck nicht zurecht, verkannte (nicht nur optisch) seine Tochter, war urteilsschwach, hatte Größenideen und die beschriebenen Perseverationen. Auf emotionellem Gebiet zeigte er eine senile Charakterveränderung. Dem klinischen Bild entspricht ja auch der Sektionsbefund *Hahns*[75], der neben der lokalen Erweichung eine schwere Cerebralsklerose mit allgemeiner Hirnatrophie fand. Aus alldem geht hervor, daß es sich auch bei dem Originalfall *Lissauers* um eine Störung der optischen Wahrnehmung handelt, die unseren schweren Fällen analog, aber noch durch einen allgemeinen cerebralen Abbau kompliziert ist. Durch diese beiden Dinge sind die Fehlleistungen im optischen Erkennen völlig erklärt, die Annahme einer besonderen, darüber hinausgehenden gnostischen Störung erübrigt sich.

Der zumindest hinsichtlich der Darstellung reinste Fall von Seelenblindheit ist wohl *v. Stauffenbergs* Kranke Frau *Buch.*[164], eine Cerebralsklerose mit wiederholten Insulten, bei denen es u. a. nacheinander zu einer rechtsseitigen und zu einer linksseitigen Hemianopsie kam. Im Anschluß an die letztere traten dann die Symptome der optischen Agnosie auf. Die sinnesphysiologischen Ausfälle bestanden zu dieser Zeit in einer kompletten Hemianopsie nach links und einer erheblichen konzentrischen Einengung der rechten Gesichtsfeldhälften. Der Visus war anfangs ganz schlecht, später besserte er sich bis auf maximal 1/6. Der Farbensinn war schwer gestört, z. T. allerdings wohl auch infolge einer begleitenden Aphasie. Daß bei der Kranken ein schwerer pathologischer Funktionswandel bestand, zeigt sich nicht nur in dem elektiven Einfluß der „Ermüdung" auf die optischen und auf die gleichfalls gestörten taktilen Leistungen, sondern auch im Verschwinden der Objekte bei längerem Fixieren: „Ich sehe, daß Sie da sind . . . und nachher sehe ich nichts". Die Agnosie beschränkt sich bei der Kranken auf kleine Gegenstände, die bei der Untersuchung fast nie erkannt wurden, während große Objekte wie Möbelstücke und Personen in der späteren Zeit, als sich der Visus auf 1/6 gebessert hatte, richtig identifiziert wurden (aber natürlich die Gesichtszüge der Personen nicht). Daß das Erkennen vom Vorhandensein grober, auch mit dem schlechten Visus der Kranken wahrnehmbarer Merkmale abhing, ergibt sich z. B. aus der Unterscheidung von Ärzten und Schwestern, die durch die weißen Hauben und schwarzen Röcke der letzteren erfolgte. Solche Beispiele, die sich aus den umfangreichen Protokollen beliebig vermehren lassen, zeigen, daß eine „Agnosie" da nicht auftritt, wo der Kranken charakteristische optische Merkmale trotz der schlechten Sehleistung zur Verfügung stehen. Allerdings erklärt die schlechte Sehleistung allein nicht die Diskrepanz zwischen der relativ geringgradigen agnostischen Störung beim Umgang mit Objekten im täglichen Leben und den schweren Ausfällen beim Benennen derselben in der Untersuchungssituation. Neben der Aphasie mit einer ausgesprochenen Wortfindungsstörung, die sich natürlich in der Prüfungssituation besonders bemerkbar macht, spielt hier vor allem ein allgemeiner psychischer Abbau eine Rolle. Der Autor versucht zwar im Interesse der „Reinheit" des Falles diesen zu bagatellisieren; immerhin bestand außer den häufigen Perseverationen eine Störung von Gedächtnis und Merkfähigkeit, und die zeitliche Orientierung war anfangs schwer gestört, während aus der späteren Zeit darüber keine Angaben mehr vorliegen. Die Intelligenz soll dem Alter und Stand der Kranken entsprechend „mindestens ausreichend" gewesen sein, jedoch waren die Anforderungen, die *v. St.* dabei stellte, recht gering, wie aus den näher mitgeteilten Daten hervorgeht. In deutlichem Widerspruch zur Behauptung einer normalen Intelligenz steht die Angabe, daß bei der Kranken „der Kreis ihrer Assoziationen eingeengt und ihre Erweckung verlangsamt war", sowie, daß sie „an manchen Tagen durch ganz normale Reaktionen überraschte". Es hat also offenbar doch ein allgemeiner intellektueller Abbau vorgelegen, der zusammen mit der Aphasie das Versagen der Kranken in der Untersuchungssituation und alle die Fehlleistungen restlos erklärt, die zunächst über die Wahrnehmungsstörung hinauszugehen scheinen. Die Annahme einer besonderen agnostischen Störung ist auch in diesem „reinsten" Fall der Literatur nicht erforderlich, wenn man nur die einseitig auf die Beschreibung einer Agnosie gehende Darstellung richtig interpretiert.

Ähnlich liegen die Dinge bei dem Fall von *Heidenhain*[82], einem dekompensierten Herzfehler mit embolischen Erweichungen im Gehirn, u. a. in beiden Occipitallappen. Dieser Kranke hatte eine unvollständige Quadrantenhemianopsie nach rechts oben, einen Visus von 1/5 und eine schwere Farbsinnstörung, so daß er Farben nur nach Helligkeit unterschied. Ein pathologischer Funktionswandel läßt sich aus der kurz gehaltenen klinischen Schilderung nicht entnehmen, er ist aber bei den doppelseitigen occipitalen Herden sehr wahrscheinlich. Die Merkfähigkeit war wenig herabgesetzt. Die agnostischen Störungen waren geringer als bei den bisher besprochenen Fällen. Er erkennt optisch einfache Objekte (Schlüssel, Löffel, Kugel) und Bilder mit einfachen, glatten Konturen, nicht aber weich getönte Bilder sowie optisch kompliziertere und ungewöhnliche Gegenstände wie Bürste und stereometrische Körper, die er nach Ähnlichkeit als Gebrauchsgegenstände mißdeutet (z. B. Würfel als Schachtel). An einer Schraube unterscheidet er Kopf und Gewinde, erkennt diese aber nicht, sondern hält sie für Teile verschiedener Farbe. Die Lesbarkeit von Buchstaben, die ebenfalls gestört ist, „ist der optischen Reichhaltigkeit umgekehrt proportional", d. h. die verschnörkelten Lettern der großen Frakturschrift werden am schlechtesten erkannt. Es handelt sich also hier um einen leichteren Fall, bei dem aber gleichfalls das Erkennen abhängt vom Vorhandensein charakteristischer und mit den verbliebenen Sehleistungen auflösbarer Merkmale.

Bei *Plötzl*s Fall *A. T.*[135], den dieser Autor ebenfalls zur Objektagnosie vom *Lissauer*schen Typ rechnet, sind die Untersuchungen sehr unvollständig. An sinnesphysiologischen Daten ist nur erwähnt, daß eine Hemianopsie nach rechts mit Aussparung des Fixierbereichs bestand, und an anderer Stelle, daß der Visus 6/8 betrug. Für das Vorliegen eines pathologischen Funktionswandels spricht der Umstand, daß der Kranke tachistoskopisch Farben gut erkannte, während bei längerer Betrachtung die Farbwahrnehmung unsicher wurde. Auch dieser Fall ist kompliziert durch eine aphasische Störung, die wir im Gegensatz zu *Pötzl* nicht als Teilsymptom der Agnosie ansehen können. Während des Bestehens der Agnosie, die später von einer Aphasie und einem allgemeinen cerebralsklerotischen Abbau abgelöst wurde, sollen Gedächtnis und Merkfähigkeit „ohne Störungen" gewesen sein. Diese Angabe steht jedoch im Widerspruch zu dem Untersuchungsprotokoll der folgenden Seite, nach dem der Kranke eine unmittelbar zuvor gegebene Benennung sofort wieder vergessen hatte. Daß auch bei ihm Wahrnehmungsstörungen im Spiel waren, ergibt sich daraus, daß er einen Leuchter richtig erkennt, aber die darin steckende Kerze (vor hellem Hintergrund?) nicht bemerkt. Und wie diese Störungen der Wahrnehmung das Erkennen beeinflussen, zeigt als Beispiel der Kamm, den er erst erkennt, nachdem er die Zinken wahrgenommen hat. Im übrigen ist schon die Beschreibung des Falles so stark mit hypothetischen Ausdeutungen belastet, daß sie für eine objektive Analyse nicht brauchbar ist.

Dagegen ist *Poppelreuter*s Fall *Merk*[140] ebenso wie alle seine anderen Fälle sehr eingehend untersucht. Allerdings bildet bei *Poppelreuter* das Kernstück der sinnesphysiologischen Untersuchungen eine sehr sorgfältige Bestimmung des Gesichtsfeldes und der Funktionstüchtigkeit seiner einzelnen Teile ohne Berücksichtigung des Funktionswandels, d. h. der Veränderung der Leistungen unter der Beanspruchung. Bei dieser Untersuchung findet sich bei *Merk.* eine hochgradige konzentrische Einengung mit einer erheblichen funktionellen Unterwertigkeit des Restgesichtsfeldes, so daß nur ein ganz kleiner paramaculärer Bezirk rechts unten leidlich funktionstüchtig ist. Der Visus ist optimal 1/5; bei gewöhnlicher

Bestimmung ist aber nur Fingerzählen in 1 m Entfernung möglich. Es besteht totale Farbenblindheit. Entsprechend diesen Ausfällen ist auch das Erkennen von Objekten schwer gestört und nur dann möglich, wenn *Merk* durch Nachfahren der Konturen (Maculatransport — *Poppelreuter*) zu einem charakteristischen Eindruck von dem Objekt kommen kann. Wenn dies nicht der Fall ist, reichen seine Wahrnehmungen nicht zu einem eindeutigen Erkennen aus, wie besonders schön hervorgeht aus seiner Beschreibung einer Zigarette als „etwas länglich Weißes", das er nicht erkennt, da es aus Papier, Stahl oder Holz sein könne. Die hieraus sich ergebenden schweren Störungen führt *Poppelreuter* mit Recht auf die schlechten Sehleistungen zurück. Die diesen aufgelagerten agnostischen Störungen erschließt er lediglich daraus, daß *Merk* einfache Umrißzeichnungen (von einer Katze oder einer Kanne) trotz richtigen Nachfahrens nicht erkennt. Wenn man dabei aber die Schwierigkeiten des Erkennens bei hochgradig eingeengtem Gesichtsfeld in Rechnung stellt, wie sie gerade *Poppelreuter* selbst und auch wir in normalpsychologischen Untersuchungen nachgewiesen haben, so erscheint uns auch für diese Fehlleistung *Merk*s die Annahme einer besonderen agnostischen Störung nicht erforderlich, zumal es sich dabei um einen Kranken handelt, der der Untersuchung ausgesprochen ablehnend gegenüberstand, so daß zeitweilig der Verdacht auf eine psychogene Überlagerung bestand. Auch beim Vergleich des *Merk* mit *Poppelreuters* gleich noch zu besprechenden Fall *Trömp.*, bei dem er eine agnostische Störung ausdrücklich ablehnt, wirkt die Annahme einer solchen bei *Merk* doch recht gezwungen.

Poppelreuters Fall *Trömp.*[140] leitet die Gruppe von Kranken ein, bei denen sich eine scheinbare optische Agnosie bei genauerer Untersuchung als Wahrnehmungsstörung erwies. *Trömp.*, der von *Poppelreuter* in Parallele gesetzt wird zu *Gelb* u. *Goldsteins* Fall *Schnei.*, hatte eine etwas weniger hochgradige konzentrische Gesichtsfeldeinengung als *Merk* mit einem zentralen Skotom, so daß er nur perimaculär sehen konnte und hier einen Visus von 1/10—1/4 erreichte. Beim Betrachten von Objekten war er wegen der Kleinheit des funktionstüchtigen Gesichtsfeldes auf ausgiebige Augen-, bzw. Kopfbewegungen zum „Maculatransport" angewiesen, d. h. er „erkannte nur nachfahrend". Dementsprechend nahm er im tachististoskopischen Versuch, bei dem Blickbewegungen wegen der Kürze der Expositionszeit unmöglich sind, nur Helligkeiten, aber keine Formen wahr und erkannte deshalb nichts. Während *Gelb* u. *Goldstein* das ganz analog beschriebene Verhalten *Schnei.*s als Ausdruck einer apperzeptiven Seelenblindheit auffassen, konnte *Poppelreuter* dies bei *Trömp.* als Folge der Wahrnehmungsstörungen d. h. der Gesichtsfeldeinschränkung und der Amblyopie nachweisen.

Weiter gehören hierher die schon besprochenen Fälle von *Siemerling* (S. 42) und von *Stein* und *Bürger-Prinz* (S. 117), bei denen sich ebenfalls die Seelenblindheit auf Wahrnehmungsstörungen zurückführen ließ. Besonders wichtig scheint uns der letztere Fall, bei dem sich den unsrigen ganz analoge Befunde ergaben. Faßt man diese Fälle, unsere eigenen und die von angeblich echter Objektagnosie der Literatur zusammen, so zeigt sich, daß es eine solche Störung nicht gibt. Das mangelhafte optische Erkennen von Objekten ist stets durch „periphere" Störungen der Wahrnehmung verursacht, zu denen bei den schweren Fällen noch eine allgemein-psychische Komponente in Form einer Bewußtseinstrübung oder einer Intelligenzstörung tritt, die konstitutionell oder durch allgemeinen cerebralen Abbau bedingt sein kann. Anhaltspunkte für eine besondere gnostische Funktion und die isolierte Störung einer solchen finden sich nicht.

5. Simultanagnosie.

Das Syndrom der Simultanagnosie, d. h. die gestörte Erfassung der Zusammenhänge einer bildlich dargestellten Handlung, ist häufiger als die Objektagnosie. Es tritt aber meist nicht isoliert, sondern im Rahmen weitreichender hirnpathologischer Ausfälle auf. Wir haben schon darauf hingewiesen (S. 39), daß es sich bei der Simultanagnosie garnicht um eine einheitliche cerebrale Störung handelt, sondern um eine abnorme Verhaltensweise, die durch Minderleistungen auf den verschiedensten Gebieten verursacht sein kann. Dabei sahen wir, daß der Originalfall *Wolperts* fälschlich zu den agnostischen Störungen gerechnet wird, da er ebenso wie die Fälle *Heads* zu den Aphasien gehört. Ebenso sind von den optischen Agnosien die Fälle abzutrennen, bei denen die ,,Simultanagnosie" Ausdruck einer Bewußtseinstrübung oder einer allgemeinen Intelligenzstörung ist, wie bei unseren Fällen *Spi.* und *Kal.* und dem Kranken von *Eliasberg* u. *Feuchtwanger*[41]. Darnach bleibt aber noch eine Gruppe von Fällen, bei denen die Störung wirklich auf das optische Gebiet beschränkt ist, so daß hier in der Tat die Frage auftaucht, ob eine spezifisch gnostische Störung vorliegt. In diese Gruppe gehören unsere Fälle *Bru.*, *Ste.* und *Wey.* und die Fälle *Poppelreuters*, bei denen die Auffassung bildlich dargestellter Vorgänge (geprüft mit Serienbildern oder Kinofilmen) gestört ist. Bei unseren drei eigenen Fällen nimmt in der angegebenen Reihenfolge das Ausmaß der Störung zu, parallel zur Schwere der allgemeinen optischen Ausfälle und ergibt sich unmittelbar aus diesen. Insbesondere sind es stärkere Einschränkungen des (funktionstüchtigen) Gesichtsfeldes, die den Überblick über das ganze Bild, die Erfassung der charakteristischen Details und damit das Sinnverständnis beeinträchtigen. Wenn vollends — wie bei *Wey.* — ein schlechter Visus die Auflösung der zum Verständnis notwendigen Einzelheiten unmöglich macht, kann auch die Gesamtdarstellung nicht erfaßt werden. In vermehrtem Maß gilt dies natürlich, wenn es sich nicht um ein einzelnes Bild handelt, sondern um zusammengehörige Bildserien oder um Filme. *Poppelreuter*, der diese Untersuchungen in ausgedehntem Maß anwendet, projiziert farbige Diapositive für eine Laterna magica, wie sie vor Einführung des Films gebräuchlich waren. Es handelt sich dabei um humoristische Serien von 4 Einzelbildern, die einen Überraschungseffekt enthalten. Diese Bilder sind für unsere heutigen Begriffe außerordentlich grob und undeutlich gezeichnet und sind in der Projektion eher noch schlechter erkennbar als in *Poppelreuters* Reproduktion ([139], S. 198). Das gleiche gilt für die Filme aus der Zeit des ersten Weltkrieges, die *Poppelreuter* zur Verfügung standen; sie dürfen keinesfalls mit den heutigen Produkten der Filmtechnik verwechselt werden. Wir müssen deshalb bei *Poppelreuters* Kranken mit den gleichen Schwierigkeiten rechnen, wie sie sich uns bei den *Binet*-Bildern ergaben (S. 59). Überblickt man unter diesen Gesichtspunkten *Poppelreuters* Protokolle, so findet man stets Verkennungen oder Nichtbemerken von wesentlichen Bildteilen, die ein Sinnverständnis unmöglich machen. Als Beispiele, die sich beliebig vermehren ließen, seien nur erwähnt die Verkennung eines Schirms als Seitengewehr und als Spazierstock, das Übersehen eines Balls, fehlerhafte Identifizierung von Personen und Objekten (Gartenmauer), wenn diese in verschiedenen Stellungen oder Ansichten gezeigt werden. Daß bei verlängerter Darbietungszeit der Bilder die Kranken in der Lage sind, mehr Einzelheiten zu erfassen und damit zu einem besseren Verständnis zu gelangen, liegt auf der Hand. Besonders instruktiv ist die „agnostische" Beschreibung eines Filmes mit einer Verkleidungsszene (a. a. O. S. 209), bei der der Kranke (*Siegw.*) mit einem Visus von 6/12 die Gesichtszüge der Personen nicht differenzieren kann und deshalb die Identifizierung nur nach den Kleidern vornimmt. Damit muß er natürlich zu einer völligen Verkennung der Situation kommen. Eine besondere Störung einer spezifischen optischen Auffassung können wir aber in dieser Fehlleistung nicht erblicken, sie reiht sich vielmehr durchaus in die übrigen optischen Wahrnehmungsstörungen ein. Da aber die gleiche Fehlleistung auch durch ganz andere — z. B. intellektuelle oder aphasische — Störungen hervorgerufen werden kann, ist sie natürlich auch bei einer Kombination mehrerer dieser Faktoren zu erwarten. Hieraus erklärt sich das viel häufigere Auftreten bzw. Überwiegen einer „Simultanagnosie" gegenüber der eigentlichen Seelenblindheit, der Objektagnosie, sowohl bei unseren Fällen, wie bei denen der Literatur. Wenn man daher ein simultanagnostisches Verhalten feststellt, darf man daraus nicht ohne Weiteres den Schluß auf eine optische Agnosie ziehen, sondern muß zunächst einmal fragen, wodurch es bedingt ist. In einer Reihe von Fällen wird ihm eine Störung auf optischem Gebiet, oder eine Aphasie, eine Intelligenzdefekt oder eine Bewußtseinstrübung zugrunde liegen. In anderen Fällen sind aber auch mehrere dieser Faktoren im Spiel. Eine Simultanagnosie als umschriebenes und lokalisierbares hirnpathologisches Symptom gibt es dagegen nicht.

6. Gestaltzerfall.

Betrachten wir in diesem Zusammenhang noch die eigentümliche, von *Balint*[3] beschriebene „Seelenlähmung des Schauens", die bei seinem Patienten darin bestand, daß jeweils nur *ein* Objekt und auch dieses nur ungenau ohne Details wahrgenommen wurde, und die von *Pötzl*[135] als Störung der räumlichen Wahrnehmung aufgefaßt wird. Leider ist der Befund des *Balint*schen Originalfalles sehr lückenhaft, insbesondere hinsichtlich der sinnesphysiologischen Daten; er zeigt aber eine unverkennbare Ähnlichkeit mit einem unlängst von *Faust*[44] beschriebenen Fall, die von diesem Autor auch ausdrücklich betont wird. Es handelt sich bei *Faust* um einen Hirnverletzten *Gla.* mit einem horizontalen Durchschuß durch die beiderseitige parieto-occipitale Übergangsregion, bei dem die Untersuchung eine ganze Reihe von Störungen ergab und zwar in der räumlichen und zeitlichen Ordnung, auch am eigenen Körper, eine Rechenstörung, konstruktive Apraxie, eine optisch bedingte Schreib- und Lesestörung infolge von Zeilenfehlern und mangelnder Überschau und eine Erschwerung des Erfassens von komplizierten Bildern und bildlich dargestellten Handlungen. Diese vielfältigen Störungen, die hier im einzelnen nicht interessieren, führt *Faust* zurück auf eine optische „Grundstörung", die er als Gestaltzerfall bezeichnet und die seinen Kranken *Gla.* in die Nähe des *Balint*schen Falles bringt. Dieser Gestaltzerfall bestand darin, daß *Gla.* ein größeres Objekt, z. B. einen Lastwagen, sofort erkannte und offenbar auch richtig wahrnahm, daß dieser aber bei Dauerbetrachtung sehr rasch in seine einzelnen Teile zerfiel — Motor, Fahrgestell und Führerhaus — und er jeweils nur einen dieser Teile sehen konnte. Nach kurzem Wegblicken oder Schließen der Augen sah er wieder das ganze Objekt um erneut dessen alsbaldigen Zerfall zu erleben. Eine anfangs richtig gesehene und erkannte Landkarte von Afrika löste sich in gleicher Weise in die verschiedenen Farbflecke der einzelnen Staaten auf. Dementsprechend waren die Leistungen des Patienten bei tachistoskopischen Untersuchungen, bei denen dieser Gestaltzerfall wegen der Kürze der Expositionszeit nicht auftreten konnte, annähernd normal. Daß diese außerordentlich starke Labilität der optischen Wahrnehmungen das Erfassen komplexerer optischer Gegebenheiten wie etwa der *Binet*-Bilder, das Abzählen von Mengen, Schreiben, Zeichnen, Lesen usw. aufs schwerste beeinträchtigen mußte, ist naheliegend. *Faust* sieht deshalb mit Recht in ihm eine wesentliche Ursache der übrigen Minderleistungen.

Auf sinnesphysiologischem Gebiet stand dem gegenüber anfangs eine tagelange völlige Blindheit, dann eine hochgradige konzentrische Gesichtsfeldeinengung und später bei voller zentraler Sehschärfe eine fast vollständige Hemianopsia inf. mit einer konzentrischen Einengung in den oberen Gesichtsfeld-

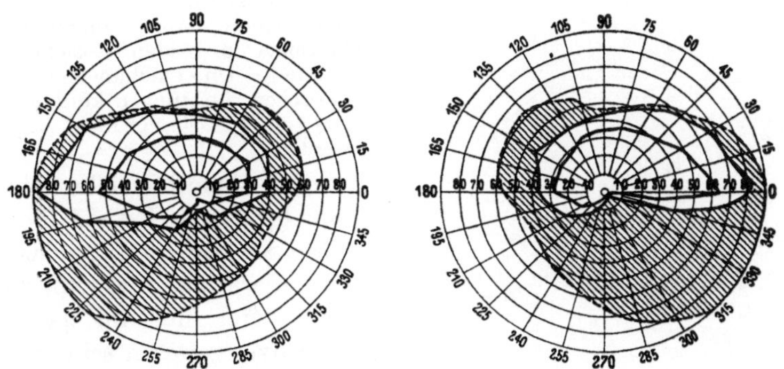

Abb. 67. Gesichtsfeld des Falles *Gla.* von *Faust.*

hälften (Abb. 67). Dieser Gesichtsfeldbefund, der mit dem symmetrischen Schußverlauf quer durch das obere Hinterhaupt gut übereinstimmt, beweist eine doppelseitige Verletzung der Sehregion. Solche doppelseitigen Sehhirnverletzungen führen aber gesetzmäßig zu einer schweren funktionellen Beeinträchtigung im gesamten Sehfeld mit einem erheblichen pathologischen Funktionswandel(32). Als Beispiel sei hierfür ein eigener Fall von Hemianopsia inf. angeführt.

Fall 20: J. Boh., geb. 20. 5. 1919. Wurde am 20. 6. 1942 durch einen Pistolensteckschuß am Hinterkopf verwundet. Er wurde bei der Verwundung nicht unmittelbar bewußtlos, konnte aber sofort nichts mehr sehen. Kurze Zeit darauf verlor er das Bewußtsein und kam erst nach 2 bis 3 Tagen wieder zu sich. Er war auch jetzt noch blind, dann stellte sich das Sehvermögen langsam wieder ein. Eine Schwäche und Gefühlsstörung im rechten Bein, die ebenfalls seit der Verwundung bestanden hatte, verschwand wieder vollständig. Im November 1944 klagte *Boh.* neben cerebralen Allgemeinbeschwerden noch über Sehstörungen. Neurologisch war kein krankhafter Befund zu erheben. Röntgenologisch fand sich ein 3 cm großer Knochendefekt an der Grenze von Scheitel- und Hinterhauptbein in der Mittellinie und das Revolvergeschoß rechts über der Felsenbeinpyramide innen an der seitlichen Schädelwand.

Visus beiderseits 5/5. Die Gesichtsfelduntersuchung ergibt einen unvollständigen Ausfall beider unteren Quadranten und eine periphere Einengung in den beiden oberen (Abb. 68). Im Restgesichtsfeld sind die Verschwindezeiten (Abb. 69) an der Grenze des Defektes erheblich herabgesetzt und nähern sich nach oben hin der Norm; jedoch besteht im ganzen Restgesichtsfeld ein pathologischer Funktionswandel, der insbesondere in dem nahe der Defektgrenze gelegenen Fixierpunkt sehr erheblich ist, so daß hier die Verschwindezeit für das blaue 20/1150-Objekt nur 33 sec beträgt. Die Werte sind in beiden Gesichtsfeldhälften etwa gleich,

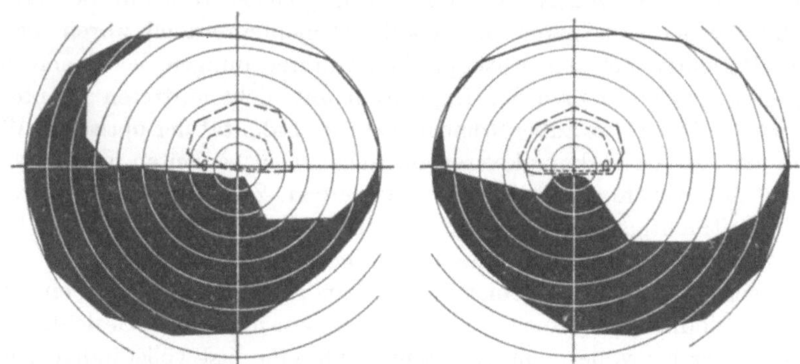

Abb. 68. *Boh.* Gesichtsfeld. Bezeichnungen wie Abb. 17 (S. 49.)

so daß das Diagramm in Abb. 69, das dem senkrechten Meridian entspricht, die Verhältnisse in beiden Gesichtsfeldhälften darstellt. Untersuchungen der höheren optischen Leistungen konnten bei *Boh.* aus äußeren Gründen nicht vorgenommen werden.

Die sinnesphysiologischen Ausfälle bei *Fausts* Patient *Gla.* müssen wir uns prinzipiell gleichartig vorstellen wie bei unserem Fall *Boh.*, sie dürften nur im ganzen noch intensiver gewesen sein. Sie führten einmal zu der bekannten schweren Beeinträchtigung des Lesens, Schreibens und Zeichnens, die bei jeder unteren Hemianopsie auftreten und von *Faust* in typischer Weise beschrieben werden. Weiterhin führt aber der schwere Funktionswandel im ganzen, bei der üblichen Perimetrie verhältnismäßig groß gefundene Restgesichtsfeld dazu, daß ein größeres, dieses ganze Restgesichtsfeld erfüllendes Objekt zwar zunächst vollständig wahrgenommen wird. Nach ganz kurzer Zeit aber (bei unserem Fall *Boh.* nach 1—10 sec, bei *Gla.* vermutlich in noch kürzerer Zeit) scheidet die ganze Gesichts-

re. Auge

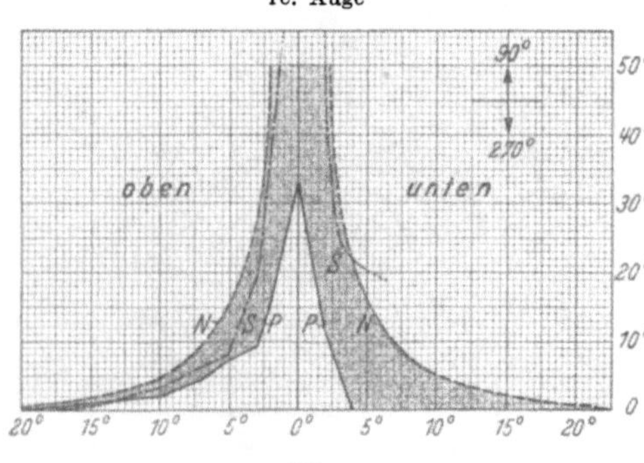

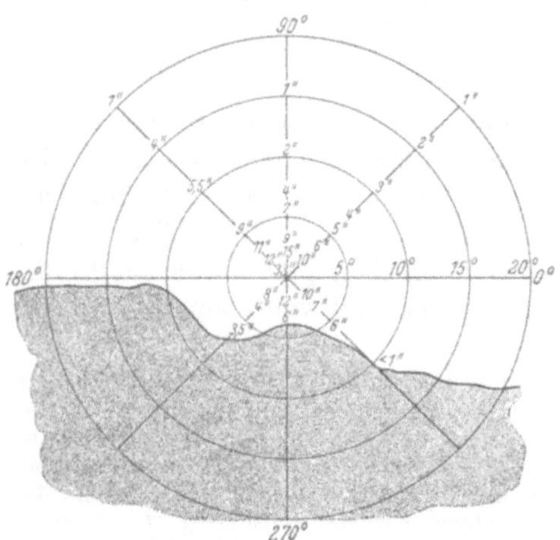

Abb. 69. *Boh.* Oben: Funktionsdiagramm für Blau 20/1150. Unten: Gesichtsfeldausfall für Weiß 10/330 im Zentralbereich — grau. Im erhaltenen Gesichtsfeldteil sind die Verschwindezeiten für Blau 20/1150 an den entsprechenden Gesichtsfeldstellen eingetragen.

feldperipherie für den Sehakt aus, so daß nur noch das zentrale Sehen erhalten bleibt: die vorher richtig gesehene Gestalt „zerfällt" in die jeweils fixierten Teile. Bei Veränderung der Blickrichtung oder nach kurzem Schließen der Augen tritt eine Erholung auf und es wird wieder das ganze Restgesichtsfeld für kurze Zeit funktionstüchtig. Bei tachistoskopischer Betrachtung kann natürlich die pathologisch verstärkte Lokaladaptation und damit der „Gestaltzerfall" nicht wirksam werden. Es muß also gerade die Symptomenkonstellation eintreten, die *Fausts* Patient *Gla.* in ungewöhnlich eindrucksvoller Weise geboten hat. Sie ist aber nicht Ausdruck einer „höheren" gnostischen Störung, sondern der unmittelbaren sinnesphysiologischen Ausfälle und mithin direkte Folge einer Verletzung der Sehbahn oder der Area striata. Neuerdings hat auch *Faust* selbst noch eine weitere Beobachtung mitgeteilt[44b], die er als „Pseudoagnosie" seinem Fall *Gla.* gegenüberstellt. Bei diesem Kranken *Ba.* bestand infolge einer Granatsplitterverletzung am Hinterhaupt nach Restitution der initialen Blindheit bei anscheinend vollem zentralem Visus eine allgemeine konzentrische Gesichtsfeldeinengung und ein kleines, fast bis an den Fixierpunkt reichendes homonymes Parazentralskotom im rechten unteren Quadranten; die Dunkeladaptation war herabgesetzt. Bei der Fixation von Objekten wurden nach 2—3 sec die Konturen verschwommen und verwischt, die Farben blaßten ab; nach kurzem Wegblicken oder Schließen der Augen waren die Sehleistungen wieder besser, erfuhren aber bei längerer Beanspruchung des Sehorgans auch eine bleibende Verschlechterung, so daß z. B. bei einer längeren Prüfung mit den *Holmgreen*schen Wollproben zunehmend Farbfehler auftraten, die zu Beginn der Prüfung nicht bestanden, und daß das zunächst ungestörte Lesen immer mehr beeinträchtigt wurde. Bei der tachistoskopischen Untersuchung fiel ein vermehrter Zeitbedarf auf und bei verschiedenen Untersuchungen ein Wechsel der Leistungen in Abhängigkeit von der vorhergehenden Beanspruchung des Sehorgans. Diese Minderleistungen führt *Faust* auf den im ganzen Restgesichtsfeld anzunehmenden pathologischen Funktionswandel zurück. Trotz der unverkennbaren Ähnlichkeit sieht er aber einen Unterschied des Patienten *Ba.* gegenüber dem Fall *Gla.* darin, daß beim letzteren die Objekte in gegliederte Teile zerfallen, bei *Ba.* aber insgesamt verschwimmen. Diese elektive Störung bei *Gla.* glaubt er mit einem Funktionswandel nicht erklären zu können und hält daher bei diesem an der agnostischen Natur der Störung fest. Nun liegen aber bei beiden auch die sinnesphysiologischen Verhältnisse insofern verschieden, als bei *Ba.* das Parazentralskotom auf eine besonders schwere Schädigung des Macularbereichs hinweist, der bei *Gla.*, wie schon ausgeführt, verhältnismäßig gut erhalten war. Daher engt bei diesem der Funktionswandel das funktionstüchtige Sehfeld auf den Zentralbereich ein, während er bei *Ba.* mehr gleichmäßig das ganze Sehfeld beeinträchtigt. Diese verschiedenartige Verteilung des Funktionswandels beeinträchtigt auch die Leistungen des Organs in verschiedener Weise.

Eine ähnliche Störung wie bei *Fausts* Fall *Gla.* findet sich bei verschiedenen in der Literatur beschriebenen Fällen. Soweit die sehr lückenhaften Befunde eine Beurteilung erlauben, scheint die gleiche Störungsart bei dem Fall *Balints* vorgelegen zu haben, vor allem aber bei dem hinsichtlich der optischen Leistungen sehr eingehend untersuchten Kranken von *Scheller* u. *Seidemann*[156]. Bei diesem bestand — wahrscheinlich infolge doppelseitiger encephalomalazischer Herde —

bei fast vollem zentralem Visus anfangs eine doppelseitige konzentrische Gesichtsfeldeinengung für weiße Objekte 10/330, die in der Folgezeit rechts stärker als links zurückging, so daß „der hemianopische Charakter der Störung, der schon von vorneherein ausgeprägt war, immer deutlicher hervortrat". Dieser Kranke konnte ebenso wie *Fausts* Fall *Gla.* kompliziertere Bilder zunächst richtig erkennen; sobald er aber Details angeben sollte, z. B. die einzelnen Teile eines richtig erkannten Autos, geriet er in zunehmende Schwierigkeiten, da er die einzelnen richtig gesehenen Bildteile nicht mehr in den Gesamtzusammenhang einordnen konnte. Außerdem hatte er noch erhebliche Schwierigkeiten in der räumlichen Orientierung, im Lesen, Abzählen usw., die die Autoren selbst mit dem „Gestaltzerfall" identifizieren und die anschließend gesondert besprochen werden sollen.

Die beschriebene Störung im Umgang mit reichgegliederten Bildern führen *Scheller* und *Seidemann* in Übereinstimmung mit *Balint, Poppelreuter, Pötzl* u. a. zurück auf eine Einengung der optischen Aufmerksamkeit, analog *Poppelreuters* Begriff der hemianopischen Aufmerksamkeitsschwäche, also auf die Störung eines der sinnesphysiologischen Perzeption übergeordneten seelischen Aktes. Dabei wird ohne Diskussion die sinnesphysiologische Leistung als konstant vorausgesetzt, d. h. das bei der Perimetrie gefundene Restgesichtsfeld als voll funktionstüchtig angenommen. Daß dies ein Trugschluß ist, zeigt die Untersuchung der Dauerleistung unter der Beanspruchung etwa in Form der Lokaladaptation, die in allen diesen Fällen einen pathologischen Funktionswandel, weit über den bei der Perimetrie festgestellten Totaldefekt hinaus ergibt. Dieser Funktionswandel führt immer wieder zu einer Ausschaltung der Gesichtsfeldperipherie, so daß sich die „konzentrische Einengung" nicht im psychischen Bereich, in der Aufmerksamkeit vollzieht, sondern auf sinnesphysiologischer Ebene im Sehorgan. Die sogenannte — hemianopische oder allgemeine — optische Aufmerksamkeitsschwäche beruht auf einer ganzheitsbestimmten Schwellenlabilität. In den einem stärkeren Funktionswandel unterliegenden Bereichen werden Objekte im allgemeinen nur dann gesehen, wenn sie dort entweder isoliert (bei im übrigen homogener Gesichtsfeldausfüllung) dargeboten werden, oder wenn sie Teile einer zentral exponierten zusammenhängenden Figur sind, die sich zu einem größeren Teil auch in den funktionstüchtigen Bereich erstreckt. Wird aber — bei einer Hemiamblyopie etwa — im Experiment in der amblyopischen und in der gesunden Gesichtsfeldhälfte je ein selbständiges Objekt gleichzeitig exponiert, so wird das in der amblyopischen Hälfte dargebotene nicht gesehen, die Schwelle ist also in diesem Gebiet erhöht. Wir sind nicht berechtigt, davon zu sprechen, daß der Kranke seine Aufmerksamkeit von der amblyopischen Gesichtsfeldhälfte abgewandt habe, solange dafür keine Beweise vorliegen (zumindest die Selbstbeobachtung dies nicht bestätigt). Daß eine absichtliche Aufmerksamkeitshinwendung das Objekt auch im amblyopischen Felde sichtbar machen kann, ist kein solcher Beweis. Durch aktive Aufmerksamkeitszuwendung oder durch unwillkürliche objektive Einstellung wird auch beim Normalen das Erscheinen von Figuren im Schwellenbereich aufs stärkste beeinflußt, wie *Gottschaldt*[69] experimentell gezeigt hat. Durch aktive Aufmerksamkeitsverteilung werden eben die Gestaltbedingungen der Wahrnehmung im labilen Schwellenbereich erheblich verändert. Schwellenunterschiede und Wahrnehmungsstörungen bei neutraler Aufmerksamkeitsverteilung dürfen daher nicht willkürlich der Aufmerksamkeit zur Last gelegt werden. Es ist nicht berechtigt, die Herabsetzung der Funktion in verschiedenen Bereichen des Gesichtsfeldes als eine Störung der Perzeption zu bezeichnen, solange sie bei den gewählten Untersuchungsbedingungen konstante Werte ergibt, und auf eine Aufmerksamkeitsschwäche zurückzuführen, soweit sie sich als variabel erweist. Daß auch im taktilen Bereich der pathologische Funktionswandel zu einer ganz analogen „Aufmerksamkeitsschwäche“ führt (S. 13, 15, 17), sei hier nur der Vollständigkeit halber erwähnt.

Bei dem Kranken von *Scheller* u. *Seidemann* geht auch aus der eingehenden Schilderung klar hervor, daß die „Aufmerksamkeitsschwäche“ in der linken Gesichtsfeldhälfte sehr viel ausgeprägter ist als in der rechten, also den sinnesphysiologischen Ausfällen streng parallel geht. Wenn diese Autoren im übrigen die zahlreichen Fehlleistungen ihres Kranken auf die hochgradige Einengung des auf die Dauer für die Wahrnehmung verfügbaren Gesichtsfeldes zurückführen, gleichgültig wodurch diese Einengung bedingt ist, so ist ihnen darin nur zuzustimmen. So kommen sie insbesondere auch hinsichtlich der simultanagnostischen Störungen ihres Falles zu einer Deutung, die der unsrigen (S. 131) sehr nahekommt. Der Unterschied liegt eben nur darin, daß auch für diese Gruppe von scheinbar so exquisit psychischen Wahrnehmungsstörungen die Ursache im sinnesphysiologischen Bereich zu suchen ist und nicht in irgendwelchen übergeordneten, spezifisch gnostischen Zentren.

7. Optisch-räumliche Agnosie.

In diesem Zusammenhang ist auch der sogenannten optisch-räumlichen Agnosie zu gedenken, einer Störung der Orientierung im Raum. Eine erschöpfende Darstellung des Problems und der in der Literatur als optisch-räumliche Agnosie beschriebenen Fälle würde allerdings den Rahmen dieser Abhandlung weit überschreiten, da naturgemäß die räumliche Orientierung aus den verschiedensten Gründen gestört sein kann, vor allem bei einer Bewußtseinstrübung oder bei einem allgemeinen Abbau der Intelligenz; und gerade bei den Orientierungsstörungen wird im allgemeinen in der Literatur noch weniger kritisch unterschieden zwischen solchen allgemein-psychischen und spezielleren Ursachen des Symptoms. Andererseits kann zweifellos die räumliche Orientierung aus rein optischen Gründen gestört sein. Auch wenn man *Gelb* u. *Goldstein*[56] nicht in der Annahme folgt, daß überhaupt nur ein *Seh*raum existiert, ist der Gesichtssinn zumindest beim Menschen der weitaus wichtigste Faktor für die Orientierung im Raume und diese kann durch bestimmte Sehstörungen in Mitleidenschaft gezogen werden. Diese optisch bedingten Orientierungsstörungen sind hier zu erwähnen, und es ist kein Zufall, daß gerade bei den Kranken der zuletzt besprochenen Kategorie schwere Orientierungsstörungen bestehen. Besonders eingehend untersucht und analysiert sind sie wieder bei dem Fall von *Scheller* u. *Seidemann*, der als Paradigma dieser Gruppe gelten kann (bei *Fausts* Fall *Gla.* bestanden gleichartige Störungen, die aber nicht so eingehend untersucht sind).

Abgesehen von dem schon beschriebenen Verhalten gegenüber reichgegliederten Abbildungen war die räumliche Orientierung des Kranken schwer gestört. Er fand sich in der Klinik weder in den Gängen noch in den verschiedenen Zimmern zurecht, wohl allerdings innerhalb seines eigenen Zimmers. Auch aus der Erinnerung vermochte er die räumlichen Verhältnisse in der Klinik nicht zu schildern, selbst dann nicht, wenn er einen zu beschreibenden Weg „wenige Minuten zuvor erst gegangen ist“. Hierbei fiel wieder eine Vernachlässigung der linken Sehraumhälfte auf. So hatte er z. B. bei der ohnehin dürftigen Beschreibung des Untersuchungszimmers „überhaupt keine Erinnerung an die linksgelegenen Gegenstände“. Diese schlechten Raumvorstellungen beschränken sich aber auf rezente, erst in der Krankheit gewonnene räumliche Eindrücke, während seine räumlichen Vorstellungen aus früherer Zeit (ebenso wie alle übrigen optischen Vorstellungen) sehr gut waren. So beherrschte er den Grundriß seiner eigenen Wohnung ebenso vorzüglich wie den Stadtplan von Berlin, und zwar, wie *Scheller* u. *Seidemann* ausdrücklich und mit Recht betonen, nicht mit Hilfe von sprachlich vermittelten Erinnerungsvorstellungen, sondern auf Grund eines „unversehrten optischen Vorstellungsvermögens.“

Der Orientierungsstörung im Raum entsprachen beim Lesen Schwierigkeiten im Auffinden und Innehalten der Zeilen, bei ungestörter Fähigkeit zum Lesen von einzelnen Buchstaben und Worten. Bei ungestörtem Kopfrechnen traten im schriftlichen Umgang mit Zahlen Fehler auf, die deutlich die Stellung im Raum (Stellenwert und Anordnung bei Rechenoperationen) betreffen. Das Abzählen von Reihen und anderen Mengen war gestört, insbesondere, wenn sie aus in sich gleichen oder wenigstens ähnlichen Gliedern bestanden. Schwere Störungen nach Art der konstruktiven Apraxie *Kleists* traten auf beim Zeichnen, Bauen mit Streichhölzern oder Bauklötzen usw.

In einer eingehenden Analyse führen *Scheller* u. *Seidemann* alle diese Ausfälle auf eine Grundstörung zurück, nämlich auf eine Störung der optischen Auffassung der Art, daß es dem Kranken unmöglich ist, sich einen Überblick zu verschaffen über eine optisch gegebene Situation, wie sie etwa ein reichgegliedertes Bild, mehrstellige Zahlen, Schriftzeilen oder andere Mengen und endlich die räumliche Umgebung darstellen. Er erfaßt nur einzelne und dazu noch spärliche Details und kann diese daher nicht in eine räumliche Ordnung bringen. Dieser Deutung, die die Autoren mit zahllosen Einzelheiten aus dem Verhalten und den Fehlleistungen ihres Kranken belegen, kann nur zugestimmt werden. Wir weichen von ihrer Ansicht nur insofern ab, als sie glauben, diese Auffassungsstörung nicht durch die Gesichtsfeldausfälle erklären zu können. Wie schon dargelegt wurde, ist anzunehmen, daß auch bei ihrem Kranken so wie bei unseren einschlägigen Fällen der pathologische Funktionswandel im gesamten Sehbereich schon nach kurzer Inanspruchnahme des Sehorgans zu einem Ausfall der ganzen Gesichtsfeldperipherie für den Sehakt geführt hat, daß also der Kranke für die Dauerbeanspruchung nur über ein hochgradig eingeengtes Röhrengesichtsfeld verfügt, wobei es noch dahingestellt bleiben muß, ob nicht auch noch die ohnehin nicht ganz volle zentrale Sehschärfe (rd. $^5/_6$ beiderseits) ebenfalls noch eine gewisse Abnahme erfuhr. In der Tat unterscheidet sich ja der Kranke von einem solchen mit Röhrengesichtsfeld nur dadurch, daß er von einem reichgegliederten Bild zunächst noch einen richtigen Gesamteindruck bekommt, ehe der Zerfall des Sehfeldes einsetzt. Dies ist aber gerade typisch für den erst unter der Beanspruchung wirksam werdenden pathologischen Funktionswandel. Von diesem Unterschied abgesehen deckt sich sein Verhalten gegenüber solchen Bildern durchaus mit dem eines Normalen mit künstlich eingeengtem Gesichtsfeld (vgl. Protokoll S. 119).

Diese Einengung des „effektiven Gesichtsfeldes"* — ob infolge Störung der (psychischen) optischen Auffassung oder infolge sinnesphysiologischer Vorgänge ist dabei belanglos — machen *Scheller* u. *Seidemann* auch verantwortlich für die Störung der räumlichen Orientierung ihres Kranken. Sie wenden sich damit, wenigstens für ihren Fall, gegen die Einführung einer weiteren hypothetischen Funktion, die sonst vielfach herangezogen wird, nämlich gegen die Annahme eines besonderen Raumsinns oder eines räumlichen Vorstellungsvermögens, die hier isoliert gestört sein sollen. Die Annahme einer solchen isolierten Raumsinnstörung ist aber nicht nur in ihrem speziellen Falle überflüssig, sondern überhaupt eine Fiktion, die bisher durch nichts bewiesen ist. Zur Orientierung im Raum benötigt man zunächst einmal markante Richtpunkte, nach denen man sich orientieren kann. Es sind dies in geschlossenen Räumen die Einrichtungsgegenstände einschließlich Wänden, Türen usw., in der Stadt das Straßenbild, auf dem offenen Land Berge, Bäume u. ä. und auf hoher See die Sterne. Wenn solche Anhaltspunkte fehlen, ist eine Orientierung im Raume nicht möglich. Dabeiist es gleichgültig, ob man an einem fremden Ort aufmerksam nach solchen Orientierungspunkten sucht, oder ob man sich in vertrauter Umgebung unbewußt nach ihnen richtet. Daß sie auch in vertrauter Umgebung unbewußt wirksam sind, konnte jeder während des Krieges an sich selbst erfahren; einmal bei der Verdunkelung und dann wenn ein sonst wohlvertrauter Stadtteil nach einem Luftangriff sein Aussehen grundlegend verändert hatte. In beiden Fällen war die früher vorhandene räumliche Orientierung schwer gestört und mußte erst wieder neu erworben werden. Diese Orientierung erfolgt größtenteils unwillkürlich ohne bewußte Aufmerksamkeitszuwendung, und die Orientierungspunkte werden dabei überwiegend nur im indirekten Sehen in der Gesichtsfeldperipherie aufgenommen. Bei einem Ausfall der Gesichtsfeldperipherie fällt auch diese „automatische" Orientierung aus und kann durch bewußte Orientierung nur schwer ersetzt werden, da das dann notwendige Suchen nach (bekannten) Orientierungspunkten durch die Gesichtsfeldeinengung ebenfalls erschwert wird. Die Orientierung in einer neuen Umgebung ist aber für einen solchen Kranken ganz unmöglich, weil er wegen des mangelhaften Überblickes schon gar keine ausreichenden Richtpunkte und keine Vorstellung von deren räumlichen Beziehungen gewinnen kann. Besonders eindrucksvoll läßt dies die Fehlleistung des Kranken von *Scheller* u. *Seidemann* erkennen, daß er „auf Grund von unwesentlichen Einzelmerkmalen zwei voneinander verschiedene Räume fälschlich miteinander identifizierte". In diesem Zusammenhang kann auch unser eigener später (S. 168) ausführlich beschriebener Fall *Behl.* erwähnt werden, bei dem eine erhebliche, rein peripher durch Augenverletzung bedingte Gesichtsfeldeinschränkung besteht. Außer einer Störung des Physiognomieerkennens klagt er nur darüber, daß er sich in jeder neuen Umgebung zunächst gar nicht zurechtfindet und nur äußerst langsam eingewöhnt. Die gleichen Störungen weisen unsere ebenfalls später erwähnten Glaukomkranken mit einem Röhrengesichtsfeld auf (*Dan.*, S. 163, *Mar.*, S. 170), sowie der gleichfalls optisch schwer geschädigte *Wey.* (S. 97).

So scheint uns die von *Scheller* u. *Seidemann* für ihren Fall angenommene Deutung generell zuzutreffen, daß nämlich die Störung der räumlichen Orientierung, die sogenannte optisch-räumliche Agnosie, durch eine stärkere Einengung des Sehraumes bedingt ist, d. h. durch eine Einengung des Gesichtsfeldes. Es ist

* Wir verstehen hierunter den für höhere Wahrnehmungsleistungen und Dauerbeanspruchung brauchbaren Teil des Sehfeldes.

aber bei einer so komplizierten Leistung wie der Orientierung im Raum selbstverständlich, daß diese nicht direkt proportional ist der Größe des Gesichtsfeldes. Vielmehr hängt es weitgehend von der Intelligenz und sonstigen allgemeinpsychischen Faktoren ab, wieviel oder wie wenig an räumlicher Orientierung noch aus einem bestimmten lückenhaften Wahrnehmungsmaterial gewonnen werden kann. Allerdings scheint doch eine gewisse Mindestgröße des Gesichtsfeldes unerläßliche Voraussetzung einer ungestörten räumlichen Orientierung zu sein (S. 171). Vielleicht ist es auch beim Kranken von *Scheller* u. *Seidemann* nicht ohne Bedeutung für das Ausmaß der Störungen, daß er zumindest „sehr verlangsamt und schwerfällig" war. Der Vollständigkeit halber sei nochmals ausdrücklich betont, daß auch rein von solchen allgemein-psychischen Faktoren her die räumliche Orientierung gestört werden kann; insbesondere gilt dies für Bewußtseinstrübungen. Aber die Annahme einer isolierten optisch-räumlichen Agnosie als spezieller Störung eines besonderen Raumsinnes scheint uns entbehrlich und zumindest nach den bisherigen Erfahrungen durch nichts bewiesen.

8. Fall Schnei. von Gelb und Goldstein.

Im Zusammenhang mit dem „Gestaltzerfall" wie ihn die Kranken von *Scheller* und *Seidemann, Faust* u. a. bieten, ist ein Fall zu erwähnen, bei dem nach der ursprünglichen Auffassung die Störung darin besteht, daß es von vornherein gar nicht zu einer gestaltlichen Organisation der optischen Eindrücke kommt. Es ist dies der Fall *Schnei.* von *Gelb* u. *Goldstein*[56], der ein für einen Einzelfall ungewönliches Interesse erregte und zur Grundlage einschneidender und weit in das Gebiet der Normalpsychologie reichender Theorien gemacht wurde. Wegen dieser weittragenden Bedeutung bedarf der Fall, den wir gemeinsam mit *Lauenstein* u. *Cibis*;[14] nachuntersuchen konnten, einer eingehenderen Besprechung.

Es handelt sich bei *Schnei.* um eine im ersten Weltkrieg erlitene Minensplitterverletzung in der Mitte des Hinterhaupts und über dem linken Ohr. Außer vorübergehenden cerebellaren Störungen, die für das spätere Bild ohne Bedeutung sind, stellten *Gelb* und *Goldstein* bei ihm eine schwere Seelenblindheit fest:

Bei annähernd normalem sinnesphysiologischem Befund (außer einer allgemeinen Gesichtsfeldeinengung) fehlt ihm jegliche gestaltete optische Wahrnehmung. Er sieht keinerlei Formen, sondern ein wirrnisartiges Durcheinander von farbigen Flecken. Das Erkennen optischer Gebilde ist nur mit Hilfe von nachfahrenden Kopfbewegungen möglich: *Schnei.* fährt mit dem Kopf oder auch gleichzeitig noch mit dem Finger einfache Strichfiguren, Buchstaben oder die Umrisse von Flächengestalten nach und kommt auf dem Umweg über dabei auftretende kinästhetische Empfindungen zum Erkennen der nachgefahrenen Gebilde. Werden die nachfahrenden Kopfbewegungen verhindert — durch Fixieren des Kopfes oder durch Exposition der Objekte im tachistoskopischen Versuch, wobei ein Nachfahren infolge der kurzen Expositionszeiten unmöglich ist, so ist *Schnei.* ganz unfähig, optische Gestalten zu erkennen; es besteht eine völlige „Gestaltblindheit". Auch das Lesen erfolgt nur unter Zuhilfenahme der nachfahrenden Kopfbewegungen und ist deshalb im tachistoskopischen Versuch unmöglich. Ermöglicht die Vorlage kein eindeutiges Nachfahren, etwa bei komplizierten Strichzeichnungen oder wenn Schriftzüge von Durchstreichungen unterbrochen sind (Abb. 70), kommt es ebenfalls zu keinem Erkennen.

Gleichzeitig mit den gestalteten optischen Wahrnehmungen fehlen *Schnei.* auch alle optischen Vorstellungen und Erinnerungsbilder. Die Beschreibungen, die er trotzdem von gesehenen Gegenständen liefert, werden von *Gelb* und *Goldstein* als ,,nur sprachliche Reproduktionen" oder als kinästhetische Residuen erklärt, weil *Schnei.* selbst das Bestehen optischer Vorstellungen auf Befragen immer wieder leugnet. Außer der Gestaltwahrnehmung ist bei *Schnei.* ferner auch das Bewegungssehen gestört. Er nimmt zwar optisch die Ortsveränderung eines bewegten Objektes wahr (,,Jetzt hier — Jetzt dort"), nicht aber die Bewegung selbst, obwohl er auf taktilem Gebiet sehr wohl Bewegungseindrücke kennt. *Gelb* u. *Goldstein* sehen in diesem Verhalten *Schnei.*s einen Beweis für die Anschauung *Wertheimers*, daß es sich beim Bewegungssehen um ähnliche Vorgänge wie beim optischen Gestalterfassen handelt.

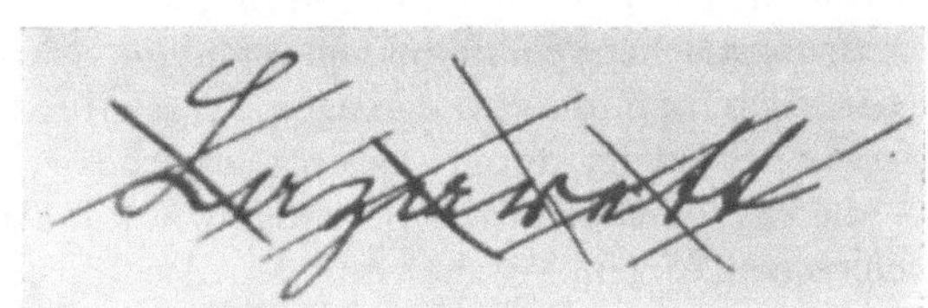

Abb. 70. Aus *Gelb* und *Goldstein.*

Endlich finden *Gelb* u. *Goldstein* bei *Schnei.* noch Ausfälle im Gebiet des Tastsinns. Während die unmittelbaren Tastempfindungen für Berührung, Schmerz und Temperatur völlig ungestört sind, bestehen schwere Störungen im Bereich aller mit Raumvorstellungen verknüpften Tastwahrnehmungen. So ist ihm die Lokalisation von Reizen auf der Körperoberfläche, die Diskrimination von zwei simultanen oder sukzessiven Reizen beliebigen Abstandes, das Erkennen von Gliedstellungen und von passiven Bewegungen der Extremitäten nur möglich mit Hilfe von ,,Tastzuckungen", d. h. er führt zunächst wahllose zuckende Körperbewegungen aus, die er allmählich auf die berührte Körperstelle einengt, um so schließlich auf dem Umweg über kinästhetische Empfindungen und ,,ausgezeichnete Gelenkstellungen" zu einer richtigen Wahrnehmung zu kommen. Bei ruhendem Körper, d. h. ohne ,,Tastzuckungen" kann *Schnei.* überhaupt keine Angaben über den Ort eines Reizes und über die Stellung seiner Extremitäten machen. Zwei Simultanreize an beliebiger Stelle des Körpers werden nur als *ein* Reiz wahrgenommen und von passiven Gelenkbewegungen hat er zwar eine ,,Bewegungsempfindung", kann aber über Ort, Richtung und Ausmaß der Bewegung ebenfalls keine Angaben machen. Infolge dieser Störungen des Körperschemas ist *Schnei.* auch nicht in der Lage, bei geschlossenen Augen ohne weiteres eine bestimmte willkürliche Bewegung auszuführen, etwa den Arm zu erheben oder mit der Fingerspitze auf die Nase zu fassen. Auch bei solchen Aufgaben muß er erst durch Tastzuckungen die in Frage kommenden Körperteile ermitteln und durch wahlloses Probieren den Anfang der gewünschten Bewegung finden. Erst dann kann diese, wieder auf Grund kinästhetischer Residuen, vollends richtig ablaufen. Die Aufgabe, nach der Kravatte zu greifen, erforderte daher folgende komplizierte Prozedur:

Da er die Kravatte als solche nicht bewegen konnte, so konnte er zunächst der Aufforderung überhaupt nicht nachkommen. Bei wiederholten Aufforderungen, doch zu probieren, gelang ihm dies, indem er sich durch andere Hilfen über die Stelle, die er zu berühren hatte, zu orientieren versuchte. Er wußte wohl rein sprachlich, daß die Krawatte irgendwie in der Nähe des Kopfes ist. Er führte deshalb zunächst Kopfbewegungen aus, griff nach dem Kopf, fuhr mit der Hand nach den Seiten und nach unten vom Kopf, also auf die Schultern und die

Brust (nach oben griff er nicht, denn „es ging ja da nicht weiter") und kam dabei natürlich an die Krawatte, machte an ihr Halt und führte gleichzeitig Bewegungen der Halsmuskulatur aus. Dadurch gewann er eine Beziehung zwischen dem Wort „Krawatte" und dem Wort „Hals", so daß er bei derselben Aufforderung nach einigen Tagen nun nicht mehr zunächst den Kopf suchte, sondern gleich den Hals und von dort aus die Krawatte fand.

Dieses eigentümliche Verhalten deuten *Gelb* u. *Goldstein* so, daß sie das Bestehen eines eigenen Tastraumes leugnen, vielmehr werden nach ihrer Ansicht die räumlichen Tastvorstellungen in den Sehraum lokalisiert. Da *Schnei.* zugleich mit den optischen Vorstellungen auch der Sehraum fehlt, kann er nicht zu räumlichen Tastempfindungen gelangen. Weshalb allerdings diese mithin im Optischen liegende Störung durch Gesichtseindrücke so grundlegend beeinflußt wird — alle die beschriebenen Störungen auf taktilem Gebiet bestehen nur bei geschlossenen Augen — geht aus den Ausführungen hierüber nicht ganz einleuchtend hervor.

Sonst sind in den beiden ursprünglichen Veröffentlichungen von *Gelb* u. *Goldstein* keine weiteren Störungen bei *Schnei.* festgestellt. Vielmehr wird ausdrücklich die Sprache als ungestört bezeichnet; Urteil und Kenntnisse weisen keine Defekte auf; Rechnen „mäßig, aber auch früher nicht gut gewesen". Dementsprechend wird *Schnei.* aufgefaßt als isolierte, ganz besonders reine Seelenblindheit, durchaus im Sinne der klassischen Lokalisationslehre, und zwar als die apperzeptive Form der Seelenblindheit, wie sie von *Lissauer* postuliert, aber bisher noch nie beobachtet worden war: Bei erhaltenen „elementaren Empfindungen" ist die Synthese dieser Empfindungen zu gestalteten Formen gestört und deshalb die Auffassung und das Erkennen der Gesichtseindrücke unmöglich — es besteht eine „totale Gestaltblindheit". Diese Störung wird ausdrücklich als Herdsymptom und zwar der außerhalb der Calcarina gelegenen occipitalen Rinde aufgefaßt.

Später allerdings erfuhr die ursprüngliche Auffassung des Falles eine beträchtliche Modifikation. 1922 veröffentlichte *Benary*[15] auf Veranlassung *Gelb*s Untersuchungen über die Intelligenz *Schnei.*s und fand nun plötzlich ganz schwere Störungen des Rechnens und der intellektuellen Leistungen. Nach diesem Autor fehlen *Schnei.* jegliche Zahl- und Mengenbegriffe. Er verfügt als Rechenhilfe nur über die mechanisch erlernte Zahlenreihe und rechnet auch einfachste Aufgaben unter Benützung motorischer Hilfen durch die Finger ausschließlich durch Abzählen an der Zahlenreihe. Größere Rechenoperationen löst er nach einem komplizierten System grundsätzlich auf die gleiche Weise. Auch sonstige, ihm optisch oder akustisch gegebene Menge erfaßt *Schnei.* nicht, sondern richtet sich beim Mengenschätzen nach äußeren, am Wesen der Sache vorbeigehenden Merkmalen. So schätzt er z. B. die Menge (Anzahl) einer optisch gegebenen Vielzahl nach der Größe des von ihr eingenommenen Raumes. Auch bei sonstigen Denkleistungen, Analogieschlüssen und Kombinationen findet *Benary* Störungen derart, daß *Schnei.* nicht in der Lage ist, eine gegebene Situation simultan zu überschauen, sondern zur Lösung nur in sukzessiven Einzelschritten gelangt — wiederum oft auf Umwegen und unter eigentümlichen „Bewegungshilfen" in Form von ausgesprochen theatralisch anmutenden Gesten. Diese ganzen Ausfälle führt *Benary* auf eine Störung im simultanen Überschauen räumlicher Strukturen in Wahrnehmung, Vorstellung und Denken zurück und faßt — ausdrücklich in Übereinstimmung mit *Gelb* u. *Goldstein* — die Seelenblindheit *Schnei.*s nur als einen

Spezialfall dieser allgemeineren Störung auf. Zu ähnlichen Schlüssen kam auch *Hochheimer*[90] bei einer Analyse des Falles von der Sprache aus.

Diesen schweren, in zahllosen Untersuchungen festgestellten Defekten standen auf der anderen Seite so gute Leistungen *Schnei.*s im täglichen Leben gegenüber, daß seine Störung anfangs überhaupt nicht bemerkt wurde und erst bei der tachistoskopischen Untersuchung in Erscheinung trat. Besonders auffallend war sein gutes Zeichenvermögen, das neben anderen Widersprüchen im Befund Zweifel an der Zuverlässigkeit des Falles aufkommen ließ (*Lange*[110]).

Wir selbst haben ihn vom 4.—19. 9. 1944 untersucht, wobei uns die Versorgungsakten und die alten Krankenblätter zur Verfügung standen.

Fall 21. J. Schnei. geb. 23. 10. 1892.

Vorgeschichte nach Akteninhalt: Er besuchte eine 8-klassige Volksschule mit im Durchschnitt befriedigenden Leistungen. Bei der Entlassung erhielt er in Rechnen, Raumlehre die Note befriedigend, in Zeichnen genügend. Nach der Schulentlassung war er als Rangierer, später als Steinbrecher im Steinbruch beschäftigt. Am 26. 10. 1914 wurde er zum Kriegsdienst eingezogen und am 4. 6. 1915 durch Minensplitter verwundet. Über die erste Zeit nach der Verwundung existieren keine Unterlagen, am 10. 6. 1915 wurde er ins Res. Laz. Frankfurt/M. aufgenommen. Außer bedeutungslosen kleinen Wunden am Rücken, die abheilten, fanden sich bei der Aufnahme am Hinterkopf 2 in die Tiefe gehende Wunden. „Die eine in der Mitte des Hinterhaupts anscheinend bis auf das freiliegende Gehirn führend, an dem jedoch nur undeutliche Pulsation sichtbar ist; die andere oberhalb des linken Ohrs, stark belegt und Eiter absondernd, in der Tiefe kein Gehirn sichtbar." Am 17. 6. hatten sich die Kopfwunden verkleinert und zeigten nur geringe Eiterabsonderung. Es bestanden keine Schmerzen, nur zeitweise etwas Benommenheit, keine Temperatursteigerung, aber dauernd starke Verlangsamung des Pulses. Beim Stehen Schwindelgefühl, Romberg positiv. Vorübergehend traten leichte Zuckungen in den Beinen auf, die auf Brom bald zurückgingen. Am 15. 7. ist subjektives Wohlbefinden bei anhaltender Pulsverlangsamung vermerkt, die Wunden sind jetzt geschlossen. Am 30. 7. kann *Schnei* bis auf kleine Gleichgewichtsstörungen gut gehen, am 20. 8. klagt er ab und zu noch etwas über Benommenheit, während sonst stets subjektives Wohlbefinden besteht. Im Oktober 1915 traten stärkere Allgemeinbeschwerden auf mit Kopfschmerzen, Schwindel, Ohrensausen; der Puls war anhaltend stark verlangsamt, so daß Bettruhe verordnet wurde. Daraufhin besserte sich im November der Zustand, über eine Pulsverlangsamung wird von nun ab nicht mehr berichtet; im Dezember stieß sich noch ein Metallsplitter aus der Narbe am Hinterkopf ab. Unter dem 4. 1. 1916 ist vermerkt: *Keine Störungen seitens des Nervensystems.* Am 25. 2. 1916 wurde *Schnei.* in ein neurologisches Fachlazarett verlegt. Bei der Aufnahme dort gab er an, er sei nach der Verwundung 4 Tage lang bewußtlos gewesen. Er klagte noch über Kopfschmerzen, Rauschen im Kopf, Schwindelanfälle, Zuckungen im Bein, leichte Ermüdbarkeit, schlechten Schlaf, Alkoholintoleranz. Neurologisch fand sich eine linksseitige Ataxie mit Vorbeizeigen beim Finger-Nasen- und Knie-Hacken-Versuch, positivem Romberg und Unsicherheit beim Blindgang. Der übrige neurologische Befund war normal, insbesondere auch die Sensibilität einschließlich *Gelenksinn.* Psychisch bestand leichte Ermüdbarkeit, „z. B. beim Lesen, beim Spazierengehen". Die Merkfähigkeit war bei der experimentellen Prüfung geringfügig herabgesetzt, sonst bestanden auch auf psychischem Gebiet keine Auffäligkeiten; *Rechenaufgaben* (6×18, $23 + 26$, 3×23) *wurden richtig gelöst.* In der Folgezeit enthält das Krankenblatt nur Eintragungen über vegetative Störungen.

Am 20. 6. 1916 —1 Jahr nach der Verwundung und 4 Monate nach der Aufnahme ins Fachlazarett —taucht zum ersten Mal die Angabe auf: „Pat. hat bei genauer Untersuchung eine Störung im Sinne partieller Seelenblindheit. Er kann auch nicht lesen, ohne die Buchstaben mit der Hand nachzufahren." Die nächste diesbezügliche Eintragung findet sich erst wieder am 25. 11. 1916: „Seelenblindheit ist immer noch deutlich vorhanden." Genauere Angaben darüber sind nirgends enthalten, bemerkenswert ist nur, daß *Schnei.* am 11. 9. 1916 beim *Kräpelin*schen Rechentest durchschnittlich 10 Aufgaben in der Minute löste. Im März 1917 klagte *Schnei.* vermehrt über Kopfschmerzen und Schwindel, der Puls war wieder verlangsamt, eine Lumbalpunktion am 22. 3. ergab aber außer 8 Zellen und 2/3 ‰ Eiweiß nichts Pathologisches. Am 5. 4. war der Augenhintergrund normal. Eine Gesichtsfelduntersuchung, deren genauer Zeitpunkt allerdings nicht festzustellen ist, ergab eine deutliche bitemporale und eine geringe konzentrische Einschränkung beiderseits (Abb. 71). Am 18. 1. 1918 wurde *Schnei.* aus der Lazarettbehandlung entlassen, nachdem er als Portefeuiller ausgebildet worden war. Er erhielt wegen „Seelenblindheit und Störungen von Seiten des Kleinhirns" eine 70%ige Rente.

Er arbeitete als Portefeuiller in einer Lederwarenfabrik. Verheiratete sich am 6. 6. 1919. Am 2. 1. 1920 Geburt eines Kindes. Am 7. 4. 1919 wurde er „infolge stärkerer Beschwerden" erneut ins Lazarett aufgenommen. Im Aufnahmebefund ist lediglich eine Ataxie der linken Körperhälfte mit Störungen beim Knie-Hacken- und Finger-Nasen-Versuch beschrieben; die Sensibilität war wiederum für sämtliche Qualitäten einschließlich „Gelenksinn" ungestört; Seelenblindheit wird im Aufnahmebefund nicht erwähnt. Erst im Mai 1920 findet sich der Eintrag: „Die genauere Untersuchung des Kranken ergab eine sehr schwere Störung auf optischem Gebiet: Er vermag z. B. Gegenstände und Buchstaben nur zu erkennen, wenn er dazu entsprechende unwillkürliche Kopfbewegungen oder Armbewegungen macht, mit denen er den Konturen folgen kann (eine Art Seelenblindheit)". 16. 9. 1920: „Die weitere sehr eingehende Untersuchung zeigt, daß Pat. auch bei der Sensibilitätsprüfung eine der optischen

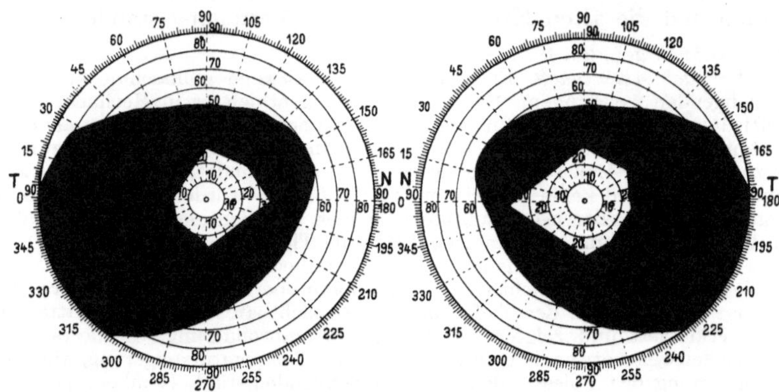

Abb. 71. *Schnei.* Gesichtsfeld 1916.

entsprechende tiefgreifende Störung aufweist. Auch hier können Eindrücke erst dann deutlich wahrgenommen und lokalisiert werden, wenn der Kranke entsprechende Bewegungen in der getroffenen Hautpartie — sogenannte ‚Tastzuckungen' — macht." 15. 3. 1921: „Die Fortsetzung der Sensibilitätsprüfung hat ergeben, daß die Tastzuckungen vom Pat. nur mit großer Mühe und auch dann nicht vollständig unterdrückt werden können. Willkürliche Lokalisation der berührten Stellen ist überhaupt nicht möglich. Lokalisationen erfolgen nur automatisch, wie beim Schlafenden. Pat. schießt auf die berührte Stelle mit der Hand zu, wenn's ihm gelingen soll, den berührten Punkt zu treffen." 22. 8. 1921: „Wie die weitere, sehr eingehende Untersuchung ergeben hat, muß die Störung, die auf optischem Gebiet als Seelenblindheit, auf taktilem Gebiet, besonders bei der Lokalisationsprüfung und bei der Prüfung der Reizschwellen, sowie bei der Erkennung von Gegenständen sich zeigt, als eine einheitliche Störung aufgefaßt werden, die in gleicher Weise nicht nur die sensorischen Gebiete, sondern auch die Denkvorgänge betrifft. Es fällt dem Kranken vor allem schwer, einen Gesamteindruck des Dargebotenen zu erfassen." 10. 10. 1922: „Geschmacksprüfung. Der Kranke ist nicht imstande, sich wie der normale Mensch irgend einen Geschmack vorzustellen. Soweit er Angaben über den Geschmack eines Stoffes machen kann, geschehen sie rein sprachlich: Zucker schmeckt süß, Kaffee bitter usw. Dargebotene Lösungen werden nur dann geschmeckt, wenn der Kranke — entsprechend wie bei der Sensibilitätsprüfung — Bewegungen mit der Zunge (die unwillkürlich erfolgen) ausführen kann. Dann allerdings sind die Angaben recht prompt." Am 6. 11. 1922 wurde *Schnei.* aus dem Lazarett entlassen mit weiterhin 70%iger Erwerbsminderung. Allerdings hatte er schon während der Lazarettbehandlung seit 22. 8. 1921 als Zuschneider in einer Lederfabrik gearbeitet und hier nur vom 12. bis 27. 8. 1922 wegen Krankheit gefehlt. Diese Beschäftigung wurde dem Versorgungsamt erst nachträglich bekannt, so daß während des Lazarettaufenthaltes Versorgungsgebühren überbezahlt wurden; auf eine Rückforderung wurde lediglich wegen der inzwischen eingetretenen Markentwertung verzichtet. *Schnei.* bewarb sich 1920/23 auch um den Beamtenschein, da er seinen Beruf als Zuschneider „wegen des langen Stehens" nicht ausführen könne; übte ihn aber trotzdem aus bis er sich 1931 selbständig machte. In einer Arbeitsauskunft berichtet 1928 die Firma, bei der er seit 1921 tätig war, daß er in seiner Arbeitsleistung beschränkt sei „insofern als er nur im Stande ist, *eine* Arbeit vorzunehmen und erst nachdem diese Arbeit ausgeführt ist, kann er seine Gedanken einer anderen Arbeit zuwenden." Von 1931 ab betrieb *Schnei.* mit seiner Ehefrau ein Lebensmittelgeschäft. Da *Schnei.* 1937 eine ständige Begleitung beantragte, wurde eine Ermittlung in der Wohnung angestellt. Bei dieser wurde er im Geschäft beim Bedienen der Kundschaft angetroffen „und konnte während dieser kurzen aber unvermuteten Beobachtung keine Störung wahrgenommen werden. Auf Befragen gab *Schnei.* an, auf der Straße bei lebhaftem Verkehr sich nicht allein fortbewegen zu können... Innerhalb der Wohnung war sein Gang normal ohne Auffälligkeiten.“ Daraufhin wurde eine Nachuntersuchung angeordnet, die am 16. 12. 1937 in einer versorgungsärztlichen Untersuchungsstelle vom Nerven- und Augenarzt vorgenommen wurde. Ophthalmologisch fand sich bei normalem Visus von beiderseits 5/5 eine deutliche Gesichtsfeldeinengung besonders der temporalen Hälften, sonst kein krankhafter Befund. Nervenärztlicherseits wurden keine cerebellaren Störungen mehr festgestellt und auch sonst außer der Seelenblindheit, auf die nicht näher eingegangen ist, lediglich eine Lagesinnstörung an den Zehen verzeichnet, sowie ein eigentümliches Verhalten bei der Stereognoseprüfung derart, daß die getasteten Gegenstände zuerst in ihren Einzelheiten beschrieben und dann richtig erkannt werden. Die Beschreibung einer Holzschraube lautet dabei folgendermaßen: Oben rund, dann ein Bolzen *mit einer Spirale,* unten spitz. Beim Rechnen zählte *Schnei.* an den Fingern ab in der Weise, wie es inzwischen *Benary* beschrieben hatte, sonst bot auch der psychische Befund keine Auffälligkeiten. Auf Grund dieser Untersuchung erhielt *Schnei.* wegen „Seelenblindheit und traumatischer Hirnschwäche“ eine 80%ige Rente. 1944 mußte *Schnei.* wegen erheblicher Geldverluste und falscher Dispositionen sein Lebensmittelgeschäft verkaufen und beantragte nunmehr die Vollrente.

Eigene Angaben: Familienanamnese ohne Besonderheiten. *Schnei.* selbst machte eine normale Kindheitsentwicklung durch, kam in der Volksschule immer gut mit. Nach der Schulentlassung habe er bis zum Weltkrieg als Bergmann gearbeitet, zuletzt als Lehrhäuer (vgl. dagegen S. 143). Erkrankungen und Unfälle hat er vor dem Krieg nicht durchgemacht. Im Oktober 1914 wurde er zum Kriegsdienst eingezogen und am 4. 6. 1915 durch Wurfminensplitter am Hinterkopf verwundet. An die Verwundung hat er keine eigene Erinnerung, auch nicht an die folgende Zeit. Er kam erst nach einigen Wochen in einem Lazarett in Frankfurt wieder zu sich. Er erinnert sich noch daran, daß er in einem großen Saal lag, es war „alles weiß“ und das Licht brannte. Diese Erinnerung dauert aber nur kurze Zeit, dann muß er wieder bewußtlos geworden sein. Dann kam er wieder zu sich am Tage, als der Bettnachbar ihn etwas fragte. Er erinnert sich noch an das weiße Bett, in dem der Nachbar lag. Von da ab war die Erinnerung stets klar. Er erinnert sich nicht, daß er zu einer Zeit völlig blind war, aber das Sehen war anders als vor der Verwundung, alles kam ihm „wie neu“ vor. Er konnte sich zunächst nicht zurechtfinden, mußte sich anfangs immer „durchfragen“. Lähmungen hatte er nicht, klagte aber über Kopfschmerzen und Schwindel und ging deshalb unsicher. Die Wunde am Hinterkopf war damals noch nicht vollständig geheilt, es entleerten sich auch noch mehrmals kleine Splitter. Ob er anfangs an der Wunde operiert wurde, kann er nicht angeben.

Er lernte allmählich, sich an die veränderten Seheindrücke anzupassen und sich besser zurechtzufinden. Das Sehen selbst hat sich aber nach seiner Ansicht von Anfang bis jetzt nicht verändert.

Im Frühjahr 1916 kam er in ein Hirnverletztenlazarett. Dort lernte er das Portefeuillerhandwerk, nachdem 2 Schulungsversuche für kaufmännische Bürotätigkeit gescheitert waren. Im Dezember 1922 wurde er endgültig aus dem Lazarett entlassen und arbeitete als Portefeuiller in der Lederindustrie. Anfangs war er in der Arbeit sehr langsam, im Lauf der Jahre ging sie ihm aber rascher von der Hand. Er war stets als Zuschneider tätig, hat die Stücke nach Schablonen ausgeschnitten; die Qualität der Felle mußte er mit dem Tastgefühl beurteilen. 1930 fing er mit seiner Frau ein Lebensmittelgeschäft an, das er bis zum November 1943 betrieb. Dann mußte er es aufgeben, weil er unter den erschwerten Kriegsverhältnissen dem Betrieb nicht mehr gewachsen war und deshalb in Schwierigkeiten kam. Außerdem leidet seine Frau an Veneneiterung, so daß auch sie dem Geschäft nicht mehr vorstehen konnte. Seither arbeitet er nicht mehr und war zuletzt im Hirnverletztenheim untergebracht, da er 2mal durch einen Luftangriff die Wohnung verloren hat.

Das Sehen ist seit der Verwundung unverändert geblieben. Er sieht im wesentlichen nur Farben und Helligkeiten. Damit orientiert er sich in bekannten Gegenden ganz gut; in fremder Umgebung oder z. B. jetzt in Frankfurt nach den Luftangriffen findet er sich nur sehr schwer zurecht. Sonst klagt er noch über ein ständiges Rauschen im Kopf und häufig auch über tagelang anhaltende stechende Schmerzen im Hinterkopf. Beim Bücken tritt auch noch kurzdauernder Schwindel auf. Die Stimmung ist manchmal gedrückt, er leidet an „Depressionen“, obwohl er dazu keinen besonderen Grund hat. In letzter Zeit bemerkt er eine gewisse Vergeßlichkeit, hatte auch schon Unannehmlichkeiten, weil er wichtige Dinge vergessen hat. Appetit gut. Schlaf schlecht. Stuhlgang und Wasserlassen ungestört. Die Libido ist seit 2 bis 3 Jahren erloschen, war aber auch vorher nur gering. Er ist seit 1919 verheiratet; 2 Kinder von 24 und 20 Jahren sind gesund.

Befund: Bei dem jetzt 52jährigen *Schnei.* handelt es sich um einen weißhaarigen Mann in reduziertem Ernährungszustand vom Aussehen eines 60jährigen. Er ist in allen Bewegungen und Hantierungen etwas langsam und vorsichtig, sonst äußerlich nicht auffällig. An den inneren Organen kein wesentlicher krankhafter Befund.

Über der Mitte des Hinterhaupts 6 cm lange, schräge, völlig reizlose Hautnarbe, darunter ist eine gleichlaufende, flache Knochenrinne zu tasten. Pfennigstückgroße, gleichfalls reizlose Narbe hinter dem linken Ohr. Im Bereich der Narben keine Pulsation. Röntgenologisch finden sich zahlreiche kleinste Metallsplitter in den Weichteilen der linken Schädel- und Gesichtshälfte sowie des Halses, die sich bei der Durchleuchtung sämtlich als außerhalb der Schädelkalotte liegend erweisen. Während die Übersichtsaufnahmen des Schädels keine Knochenveränderung zeigen, erkennt man bei tangentialer Durchleuchtung und auf den gezielten tangentialen Aufnahmen im Bereich der Narbe am Hinterhaupt eine geringfügige Eindellung der Kalotte (Abb. 72). Die Umgebung der Narben wird in demonstrativer Weise als druck- und klopfschmerzhaft angegeben. Sonst Schädel einschließlich Nervenaustrittsstellen frei. Aromatische Riechstoffe werden beiderseits nicht wahrgenommen, dagegen Trigeminusreizstoffe als kühl empfunden. An den übrigen Hirnnerven, abgesehen von den Augen, kein krankhafter Befund.

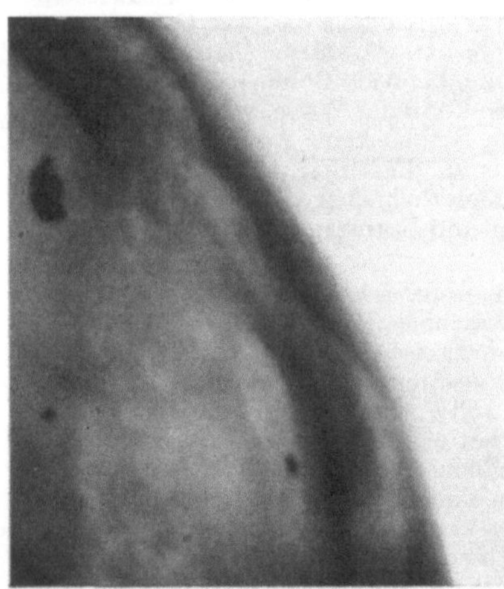

Abb. 72. *Schnei.* Tangentiale Röntgenaufnahme des Schädels am Hinterhaupt. Die Metallsplitter projizieren sich bei weiterer Drehung außerhalb des Knochens.

Motilität, Tonus und Trophik der Muskulatur ungestört, alle physiologischen Eigen- und Fremdreflexe laufen seitengleich in mittlerer Stärke ab, keine pathologischen Reflexe. Die Zeigeversuche werden mit einer gewissen theatralischen Pose, aber prompt und sicher ausgeführt. Gang unauffällig, flüssig, nur in der Nähe von Hindernissen manchmal etwas stockend. Sitzen mit geschlossenen Augen sicher, ohne Rumpfschwanken. Beim *Romberg*schen Versuch wird *Schnei.* erregt und läßt sich dann ohne Gegenregulation gegen den Untersucher fallen. Bei der Sensibilitätsprüfung wird bei der ersten Untersuchung eine Hypästhesie auf der ganzen rechten Körperhälfte einschließlich Kopf angegeben, die bei späteren Untersuchungen nie mehr auftritt. Über das sonstige, stets gleichbleibende Verhalten bei der Sensibilitätsprüfung wird später berichtet.

Psychischer Befund: Schnei. ist klar, in jeder Hinsicht orientiert und geordnet. Es ist leicht mit ihm in Kontakt zu kommen. An Unterhaltungen allgemeinen Inhalts beteiligt er sich bereitwillig und führt die Unterhaltung auch von sich aus weiter. Dabei fällt aber eine gewisse Antriebsarmut und eine geringe Verlangsamung der Denkabläufe auf. Die Initiative ergreift er im Gespräch nicht, sondern beschränkt sich darauf, das vorgegebene Thema weiter auszuführen. Beim Themawechsel ist die Umstellung etwas erschwert. Besonders zeigt sich die Schwerbeweglichkeit, wenn es sich um persönliche Entscheidungen, z. B. bezüglich seiner Abreise handelt. Dabei ist er deutlich umständlich und gelangt nur schwer zu einem endgültigen Entschluß, den er dann pedantisch festhält und auch in der Unterhaltung immer wieder von neuem fixiert. Affektiv ist er in einer indifferenten Grundstimmung, aber in normaler und adäquater Weise ansprechbar. Auf intellektuellem Gebiet bestehen, abgesehen vom Rechnen, keine Ausfälle. Schulkenntnisse und allgemeines Erfahrungswissen sind im Verhältnis zur Vorbildung sehr gut. Vorstellungen und Begriffe sind klar vorhanden und *Schnei.* hat keine Schwierigkeiten, mit ihnen umzugehen. Bei der Aufgabe, Waldbäume und Raubtiere aufzuzählen, betont er, daß er keine optischen Vorstellungen von ihnen habe. Im einzelnen fällt die Neigung auf, eine abstrakt formulierte Aufgabe in eine konkrete umzuwandeln und diese dann zu lösen. So reagiert er z. B. bei der Aufgabe, einen umgestellten Satz zu ordnen (‚Blüten war ganz schneeweißen Baum mit bedeckt der‘) oder eine Anzahl Worte in die richtige zeitliche Reihenfolge zu bringen (‚mähen, säen, mahlen, backen, dreschen, pflügen‘) jedesmal damit, daß er eine Geschichte erzählt, in der die vorgegebenen Worte in richtigem Zusammenhang vorkommen. Auf Vorhalten sagt er: „Anders kann man es doch nicht machen.“ Der Sinn von Sprichworten ist ihm gegenwärtig und kann abstrahiert werden. Sinngemäße Ergänzung von unvollendeten Sätzen (zur Prüfung der Phantasie) erfolgt ohne Schwierigkeiten. Worte aus vorgegebenen Buchstaben zusammenzusetzen, gelingt erst nach langen Bemühungen. Gedächtnis und Merkfähigkeit sind nicht gestört.

In seinem Verhalten außerhalb der Untersuchung ist *Schnei.* nicht auffällig. Er nimmt rasch Kontakt mit den Mitpatienten auf, findet sich im Haus und in der näheren Umgebung der Klinik sofort gut zurecht. Er fällt durch sein freundliches, hilfsbereites Wesen auf. So unterstützt er z. B. einen blinden Kranken (einen Russen, mit dem er sich durch leidliche russische Sprachkenntnisse verständigen kann) in jeder Weise. Er macht diesem die Speisen zurecht, führt ihn bei Fliegeralarm in den Luftschutzkeller usw. Auch sonst greift er ohne Aufforderung überall zu, wo er sich nützlich machen kann.

Ein demgegenüber völlig verändertes Verhalten zeigt *Schnei.* in der Untersuchungssituation. Von Anbeginn jeder — insbesondere optischen — Untersuchung an ist er deutlich gespannt, der sonst gute Kontakt mit ihm wird merklich schlechter. Er macht jetzt alle seine Angaben nach sorgfältiger Überlegung in gehobenem, theatralisch-dozierendem Ton mit stets wörtlich

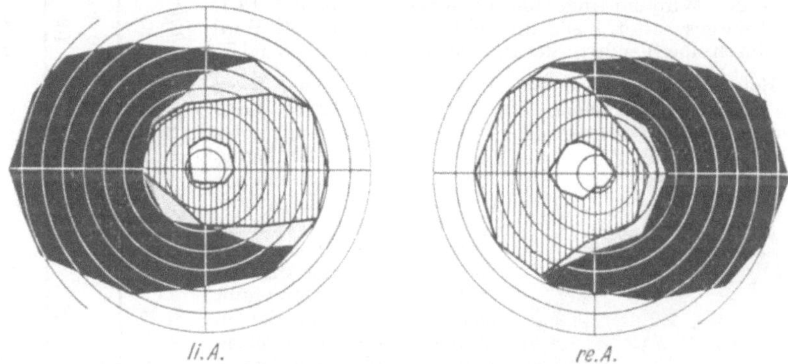

Abb. 73. *Schnei.* Gesichtsfeld.
Schwarz Ausfall für Weiß 20/330
Grau Ausfall für Weiß 10/330
Schraffiert Ausfall für Weiß 5/330.

gleichbleibendem, erlerntem Inhalt unter ebenso fixierter Mimik und Gestik. Das ganze Verhalten dabei wirkt ausgesprochen unecht und eingelernt. Außer diesen konstanten Phrasen sind in der Untersuchungssituation keine Angaben von ihm zu erlangen. Auf weitere Fragen reagiert er mit einer rasch zunehmenden Gereiztheit und der affektiv stark besetzten Beteuerung, daß er weitere Angaben nicht machen könne. Insbesondere gibt er über diese Phrasen hinaus keinerlei phänomenale Schilderung seiner sinnlichen Eindrücke.

Optischer Befund: Über seine subjektiven Gesichtswahrnehmungen sind von *Schnei.* bei der Exploration kaum Angaben zu erlangen. Er gibt nur an, das Sehen sei seit der Verwundung „anders" geworden als früher, macht aber keinerlei Aussagen über die Art der Veränderung. Bei gelegentlichen Unterhaltungen außerhalb der Untersuchungssituation berichtet er dann, er habe zunächst gar nicht gemerkt, daß er schlechter gesehen habe. Er habe nur manchmal Personen nicht erkennen können. Unter anderem sei seine erste Verlobung deswegen auseinander gegangen, weil er seine Braut auf der Straße nicht erkannt habe. Die Braut habe dies als absichtliches Übersehen aufgefaßt und ihm Vorwürfe gemacht. Seine Beteuerungen, daß er sie nicht erkannt habe, hätten nichts genützt, und die Verlobung habe sich deshalb zerschlagen (bei diesem Bericht macht *Schnei.* den Eindruck, daß ihn das Erlebnis auch heute noch stark affektiv beschäftigt). Eine Veränderung des Sehens sei eigentlich seit der Verwundung nicht mehr eingetreten, er habe nur allmählich gelernt, sich rascher zu orientieren. Wahrnehmen könne er nur Farben und Helligkeiten. Die Gegend um den Kurort, in dem er jetzt untergebracht ist, unterscheide sich von seiner gewohnten Umgebung in Frankfurt nur durch die Farben. In der Stadt sei alles gelblich und grau gewesen und hier gebe es viel Grün und wohl auch bunte Farben dazwischen, die wahrscheinlich von Blumen herrühren. Das Hellgrüne sei wahrscheinlich eine Wiese, das Dunkelgrüne der Wald. Das Lesen gehe sehr schlecht; wenn er sich einen Satz zusammenbuchstabiert habe, dann habe er den vorhergehenden schon vergessen. Die Rundschreiben für das Geschäft habe immer die Frau gelesen.

Die *Untersuchung* hier ergibt folgendes:

Die Augen sind äußerlich reizlos. Keine Augenmuskelparesen, kein Nystagmus. Pupillen rund, rechts = links, reagieren prompt und ergiebig auf L. u. C. Die rechte Papille zeigt nasal eine leichte Unschärfe, die noch im Bereich der Norm liegt. Die linke Papille ist nasal stärker unscharf begrenzt. Gefäße etwas stärker geschlängelt als normal, aber keine Kaliberschwankungen, keine Kreuzungsphänomene, keine Atrophie.

Bei der Sehschärfeprüfung liest *Schnei.* die *Snellen*schen Buchstaben- und Zahlenproben mit demonstrativen nachfahrenden Kopfbewegungen. Auf die Aufforderung, die Zeichen mit dem rechten Zeigefinger nachzufahren, erfolgen die Handbewegungen synchron mit den Kopfbewegungen, ja mehrfach sogar *vor* diesen. Dabei ergibt sich nach längerer Prüfung ein Visus von

Rechts + 0,5 D sph. comb. cyl. + 0,5 A 0° 5/6 part.
Links + cyl. 0,5 A 0° 5/6 part.

während sonst mit denselben Gläsern nur 5/8 gelesen wird. In der Nähe wird mit entsprechendem Altersglas anfangs nur Nieden III in 33 cm, später auch Nieden I binocular in mehr als 40 cm Entfernung gelesen. Wird ein Auge mit einem Convexglas von 18 D vom Sehakt ausgeschaltet, bleibt die Sehleistung konstant. Wird es dagegen durch eine Blende verdeckt, liest er nur noch Nieden III.

Diese Befunde enthalten offensichtlich Widersprüche. Diese sind aber nicht, wie *Gelb* meint, durch eine agnostische Lesestörung bedingt, da sie ja während *einer* Untersuchung unter gleichbleibenden Bedingungen auftreten. Sie sind nur zu erklären durch psychogene Momente und erwecken berechtigte Zweifel an der Zuverlässigkeit der Angaben *Schnei.*s. Im übrigen ergibt sich aber aus den Sehleistungen beim Nahesehen, daß *Schnei.* über einen vollen Visus von mindestens 5/5 verfügt.

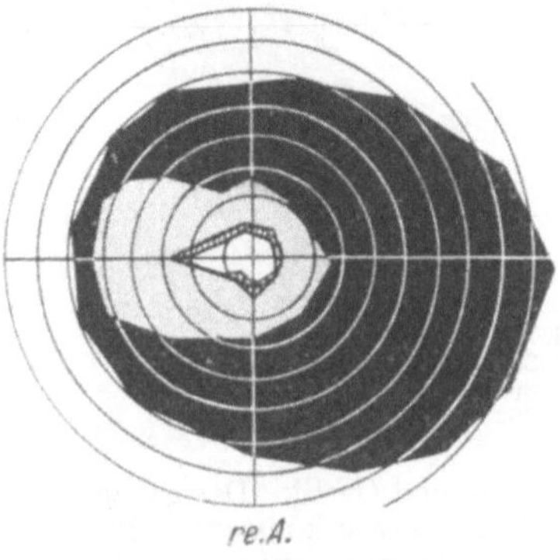

Abb. 74. *Schnei.* Einfluß der Beleuchtung auf das Gesichtsfeld.
Schwarz Ausfall bei 150 Lux
Grau Ausfall bei 8 Lux
Schraffiert Ausfall bei 4 Lux.

Das Gesichtsfeld zeigt einen weitgehenden Ausfall beider temporalen Gesichtsfeldhälften, verbunden mit einer geringeren konzentrischen Einengung für Weiß und Farben. Diese Einengung findet sich konstant bei verschiedenen Untersuchungen an mehreren Tagen und in entsprechenden Verhältnissen bei Verwendung verschieden großer Objekte (Abb. 73). Sie entspricht vollständig den zu Anfang (Abb. 71) und 1937 erhobenen Befunden. Aber auch das Restgesichtsfeld kann nicht als voll funktionstüchtig angesehen werden. Bei herabgesetzter Beleuchtung erfährt es eine weitere, abnorm rasche Einengung (Abb. 74 — Bei einer normalen Kontrollperson bleiben die Gesichtsfeldgrenzen bis herab zu einer Beleuchtungsstärke von 4 Lux annähernd konstant, um erst dann stärker zu schrumpfen). Diesem Verhalten des Gesichtsfeldes entspricht eine deutliche Herabsetzung der Dunkeladaptation, geprüft am Adaptometer nach *Engelking-Hartung*, und der Sofortadaption, geprüft am Nyktometer nach *Comberg*. Die lokaladaptometrische Prüfung der Funktionstüchtigkeit der einzelnen Sehfeldstellen ergibt symmetrisch auf beiden Augen eine Unterwertigkeit der temporalen Gesichtsfeldhälften, die nur bis zu einem Abstand von 3° vom Fixierpunkt normale Funktion zeigen, während in den nasalen Gesichtsfeldhälften bis etwa 17° normale Funktion besteht. In Tabelle 10 sind die Verschwindezeiten für graue Objekte 20/1150 im horizontalen Meridian (Tabo 180/0°) des rechten Auges dargestellt. Darunter in Klammern die entsprechenden Werte einer normalen Vergleichsperson. Möglicherweise sind die Werte bei *Schnei.* infolge geringer Fixationsschwankungen etwas zu hoch; um so schwerwiegender ist dann die Unterwertigkeit der temporalen Bezirke.

Tabelle 10. *Schnei. Verschwindezeiten in sec für graue Objekte 20/1150 im horizontalen Meridian (Tabo 180°/0°) des rechten Auges. Darunter in Klammern die Werte einer normalen Vergleichsperson.*

Nasal									Temporal						
20°	18°	17°	15°	10°	5°	3°	2°	0°	2°	3°	5°	10°	15°	17°	18°
—	—	18 sec	>120	>120	>120	>120	>120	>120	>120	>120	39 sec	13 sec	Blinder		—
(29 sec)	(31 sec)	(33 sec)	(35 sec)	(>120)	(>120)	(>120)	(>120)	(>120)	(>120)	(>120)	(>120)	(>120)	Fleck		(40)

Der Farbensinn erweist sich bei der Prüfung am *Nagel*schen Anomaloskop als völlig normal. Bei dieser Untersuchung macht *Schnei.* auch ganz prompte und sichere Angaben. An den *Stilling*schen Tafeln werden stets alle vorhandenen Farben richtig aufgezählt, in den meisten Fällen werden auch die Zahlen, bzw. Buchstaben unter entsprechenden Kopfbewegungen richtig benannt, allerdings nur nach besonderer Aufforderung und häufig erst nach ausdrücklicher Instruktion, welche Farbe nachgefahren werden soll. Stets wird die Form der Farbflecke (eckig oder kreisförmig) auf der jeweiligen Tafel richtig angegeben, auch entgegen irreführenden Suggestivfragen. Als Beispiel ein Protokoll (Taf. 33):

„Dunkelbraun, rot, rosa, beige.“ [Gelb drin?] „Nein.“ [Kreuze?] „Nein, nur runde, kleinere und größere Kreise.“ [Können Sie das beschwören?] „Halbkreise sind auch da.“ (Zeigt an den Rand, wo die runden Scheiben vom weißen Rand geschnitten werden.)

Überblickt man die Ergebnisse der sinnesphysiologischen Untersuchungen, so finden sich bei *Schnei.* außer einer belanglosen Brechungsanomalie als wichtigster Befund Ausfälle im Gesichtsfeld. Bei normaler Sehschärfe und normalem Farbsinn besteht eine konzentrische Einschränkung des Gesichtsfeldes, vor allem aber ein Ausfall in beiden temporalen Gesichtsfeldhälften. Und die erhaltenen Teile der temporalen Hälfte erweisen sich bis nahe an den Fixierpunkt in ihrer Funktion so geschädigt, daß eindeutig der Befund einer unvollständigen bitemporalen Hemianopsie vorliegt. Dieser Befund ist nicht ganz leicht zu verstehen, er ist jedenfalls nicht durch eine Occipitalhirnverletzung zu erklären, da diese ja zu homonymen Ausfällen im Gesichtsfeld führen müßte. Die bitemporale Hemianopsie ist dagegen ein ausgesprochenes Chiasmasyndrom, wie wir es z. B. in typischer Weise bei den Hypophysentumoren und beim Hydrocephalus int. kennen, bei letzterem bedingt durch eine Vorwölbung des Bodens des dritten Ventrikels zwischen die beiden Tractus optici. Da ein Hypophysentumor bei *Schnei.* nicht vorliegt, aber am Augenhintergrund die Papillengrenzen eine, wenn auch geringe Unschärfe zeigen, wie sie als Folge einer früher abgelaufenen Stauungspapille auftritt, ist es am nächstliegenden, an eine Chiasmaschädigung durch Hirndruck zu denken. Eine solche passagere Hirndrucksteigerung tritt regelmäßig nach Hirnverletzungen auf und bei *Schnei.* weist auch die Pulsverlangsamung, die anfangs konstant und später noch episodisch über Monate hin bestand, auf eine solche lang anhaltende Drucksteigerung im Schädelinnern hin. Und so scheint es uns am wahrscheinlichsten, daß die bei *Schnei.* bestehende Gesichtsfeldeinschränkung und die bitemporale Hemianopsie, deren Problematik offenbar von den früheren Untersuchern gar nicht erkannt wurde*, auf eine Schädigung der peripheren optischen Bahnen im Nervus bzw. Tractus opticus beruhen, hervorgerufen durch eine Druckschädigung dieser Gebilde. Dagegen finden sich bei *Schnei.* keine sinnesphysiologischen Ausfälle derart, wie wir sie sonst bei unseren Occipitalhirnverletzten antreffen. Gegen eine schwere Occipitalhirnschädigung spricht auch der Verlauf des Leidens. Während bei Occipitalhirnverletzten regelmäßig zunächst völlige Blindheit besteht, die sich dann mehr oder weniger

* Nur *Poppelreuter*[110] hat sich eingehender mit dem Gesichtsfeld *Schnei.*s beschäftigt. Er kommt auf Grund der von *Gelb* u. *Goldstein* mitgeteilten Daten zu dem Schluß, daß es sich bei *Schnei.* um eine unvollständige doppelseitige Hemianopsie mit einer starken funktionellen Unterwertigkeit des Restgesichtsfeldes (perimaculäre Amblyopie) handelt, die mehr zufällig zu der stärkeren bitemporalen Einengung geführt hat. Dies letztere ist nun nicht richtig. Wie die genauere Untersuchung zeigt, handelt es sich tatsächlich um eine echte bitemporale Hemianopsie. Auch die Unterwertigkeit des Restgesichtsfeldes beschränkt sich wesentlich auf die temporalen Hälften und sie ist keineswegs so hochgradig, daß sie die als agnostisch gedeuteten Störungen *Schnei.*s erklären würde — eine Annahme, zu der *Poppelreuter* kommt, der ja seiner Analyse nur die von *Gelb* u. *Goldstein* mitgeteilten Befunde zugrunde legen konnte.

rasch bis zum bleibenden Defekt zurückbildet, hat bei *Schnei.* niemals ein solches Stadium der Blinheit oder schwererer, sich allmählich zurückbildender Ausfälle bestanden. Vielmehr behauptet *Schnei.* fest, daß seine Sehstörung von Anbeginn ab keine Änderung erfahren habe, und es dauerte ein Jahr, bis sie überhaupt auffiel. Diesem negativen Ergebnis gegenüber zwingt auch die Röntgenuntersuchung des Schädels nicht zur Annahme einer Occipitalhirnverletzung. Die frühere Feststellung, daß bei *Schnei.* intrakranielle Geschoßsplitter liegen, ist

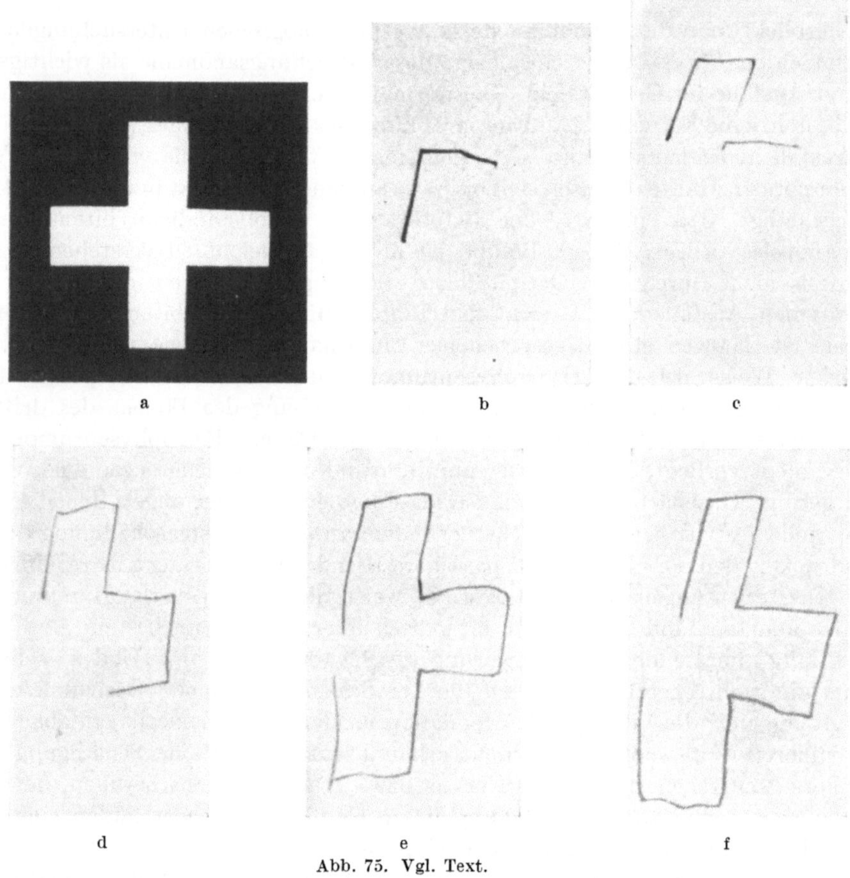

Abb. 75. Vgl. Text.

falsch. Die zahlreichen Fremdkörper liegen sämtlich in den äußeren Weichteilen des Schädels. Und am Knochen findet sich lediglich bei tangentialer Durchleuchtung eine geringfügige Eindellung der Schädelkalotte. Dieser Befund läßt sich mit der Angabe im Krankenblatt nur schwer in Einklang bringen, daß die Wunde „anscheinend" bis auf das freiliegende Gehirn führte. Wir möchten deshalb auch diese Angabe, die offensichtlich dem Untersucher selbst zweifelhaft war, mit Skepsis aufnehmen.

So ergeben also die eingehenden körperlichen und sinnesphysiologischen Untersuchungen bei *Schnei.* zwar eine gewisse Beeinträchtigung der peripheren Sehbahn in der Chiasmagegend, wahrscheinlich infolge Schädigung durch allgemeinen

Hirndruck, aber gar keinen Anhalt für eine Occipitalhirnverletzung, als deren Ausdruck ja die Seelenblindheit bestehen soll.

Bei der experimentellen Untersuchung der *optischen Wahrnehmungen* zeigt *Schnei.* je nach der Versuchsanordnung wechselndes Verhalten. Bei der Betrachtung einfacher geometrischer Figuren (Quadrat, Rechteck, Balkenkreuz usw.) macht er die von *Gelb* u. *Goldstein* ausführlich geschilderten „nachfahrenden Kopfbewegungen“: Er fährt der Kontur mit den Augen nach, wobei er an Ecken und markanten Punkten etwas verweilt. Dazu macht er entsprechende Kopfbewegungen, die bei kleinen Objekten bisweilen größer sind, als die Objekte selbst und oft auf den ganzen Oberkörper und Rumpf übergreifen. Bei etwas komplizierteren Figuren (schmetterlingsähnliche, sinnlose Figur) macht er unregelmäßige, mit den Augen nicht koordinierte Wackelbewegungen des Kopfes. Bei der Aufgabe, die verschlungenen Linien (Abb. 26, S. 60) nachzufahren, weicht er prinzipiell bei jeder Überschneidung ab und kommt so kurzschlußartig von 1 nach 2 und von 3 nach 4: „Das ergibt ja nichts. Wenn ich wüßte, was das bedeuten soll. Das gibt immer irgendwo Schluß und dann geht es nicht weiter.“ Später fährt er die äußeren Bogen nach und umschreibt so einen Teil der Außenkontur des ganzen Gebildes. Eine durchgehende Linie nachzufahren, gelingt nicht. Ebenso verhält er sich bei den durcheinandergezeichneten Gegenständen (Abb. 25, S. 59). Hier erkennt er auf Hinweise die 4 Zinken der Gabel, nicht aber die Axt, auch wenn sie mit der Bleistiftspitze umfahren wird. Er behauptet dabei, daß falsch nachgefahren sei und demonstriert, daß man an jeder Überschneidungsstelle abbiegen müsse*.

Werden Figuren nach der von *Poppelreuter* angegebenen Versuchsanordnung (S. 56) tachistoskopisch als leuchtende Objekte auf einen Mattglasschirm projiziert, so sieht *Schnei.* bei Expositionszeiten unter $1/2$ sec nur „Helles“ oder „Licht“, ohne daß er zu Angaben über die Form zu bewegen ist: „Zu schnell. Wenn es kommt und ich will es auffassen, ist es schon weg“. Von $1/2$ sec ab fängt *Schnei.* an, die Konturen nachzufahren. In seinen Resultaten ist er dabei suggestiv deutlich beeinflußbar. Als Beispiel diene das Protokoll über ein Balkenkreuz (Abb. 75a)**.

1. $1/2$ sec. „Zu schnell. (Kopfbewegung.) So — so (zeichnet Abb. 75b).
   [Ich gebe Ihnen jetzt eine längere Zeit.]
2. 1 sec. (Zeichnet Abb. 75c.) „Zwei Dreiecke, eins nach innen, eins nach außen.“
   [Ich gebe Ihnen jetzt eine längere Zeit.]
3. 1 sec. (Zeichnet Abb. 75d.) „Drei Dreiecke, zwei nach außen, eins nach innen.“
   [Dann verlängern wir die Zeit noch mehr.]
4. Nochmals
   1 sec. (Zeichnet jetzt Abb. 75e.) „Das ist ein Rechteck mit rechts was dran.“
   [Wir machen die Zeit noch länger.]
5. Wieder
   1 sec. „Ach, das ist das Lichtkreuz.“
   [Dann sehen Sie einmal, ob Sie es noch erkennen können, wenn ich die Zeit wieder etwas kürzer mache.]
6. Wieder 1 sec. (Zeichnet jetzt Abb. 75f.)

Aus diesem Protokoll geht eindeutig hervor, daß die von *Schnei.* angegebenen Wahrnehmungsleistungen suggestiv stark beeinflußbar sind, d. h. von seelischen Faktoren abhängen müssen. Anders ist es nicht verständlich, daß er bei derselben objektiven Expositionszeit von 1 sec einmal nur zwei Seiten des Kreuzes, und ein andermal die ganze Figur umfährt. Daß dies nicht etwa auf zunehmende Übung zurückzuführen ist, ergibt sich aus dem letzten Versuch, bei dem *Schnei.* unter der Suggestion einer Verkürzung der Zeit wieder eine geringere Leistung zeigt. Weiter ergibt sich aber, daß *Schnei.* bei seinen phänomenalen Schilderungen nicht von seinen unmittelbaren Wahrnehmungen ausgeht, sondern hier willkürliche Abstraktionen und Interpretationen vornimmt: Die Beschreibung der den Abbildungen 75c und d entsprechenden Wahrnehmungen als mehrere Dreiecke geht von diesen Zeichnungen aus, nicht aber von den Wahrnehmungen selbst. Denn die beschriebenen Dreiecke gehören teils der Figur und teils dem Hintergrund an und eine solche Vertauschung von Figur und Grund ist bei dem leuchtenden Kreuz auf dunkler Fläche wohl kaum möglich, wohl aber bei der von *Schnei.* angefertigten Strichzeichnung, in der Figur und Grund willkürlich gewählt werden können.

---

* Bei diesem Vorgehen ist es verständlich, daß *Schnei.* Worte mit Durchstreichungen (Abb. 70, S. 141) nicht lesen kann. Unverständlich ist es aber, wie er dann gewöhnliche Schrift liest, bei der ja doch auch ständig Überschneidungen vorkommen.

** Es handelt sich dabei also um ein Lichtkreuz von ca. 5 cm Balkenlänge auf der sonst nur vom auffallenden Tageslicht beleuchteten 1 m² großen Mattscheibe.

Versucht man, die Kopfbewegungen *Schnei.*s auszuschalten und dann eine Schilderung seiner Wahrnehmungen zu erlangen, so gelingt dies nicht, da *Schnei.* das Nachfahren auch auf dringende Aufforderung nicht unterläßt. Wird ihm ein fester Fixierpunkt gegeben und die Figur in 5—10^0 Abstand davon geboten, so gibt er im Gegensatz zu seinem tadellosen Fixieren bei der Gesichtsfeldbestimmung die Fixation trotz eindringlichster Ermahnungen jedesmal auf, um das Objekt mit übermäßig großen Kopfbewegungen zu umfahren. Wie er dabei demonstrativ betont, kommen ihm diese Kopfbewegungen nicht zum Bewußtsein.

Als Beispiel für sein Verhalten komplizierterer Bilder gegenüber diene die Beschreibung des „Schneeball-Bildes":

„Hell, braun, dunkel, blau, schwarz (Kopfbewegungen waagrecht hin und her). (Dreht das Bild auf die Rückseite) Da steht auch nicht, was es sein soll." [Können Sie gar nichts erkennen?] „Das ist dumm, daß da keine Beschreibung steht." [Teile erkennen?] (Betrachtet das Bild lange ohne Kopfbewegungen, dann mit Kopfbewegungen) „Wenn das eine Figur ist, das wäre ein Mann, das Weiße wäre der Ärmel, das Braune die Hand (rechter Arm). Dann ist etwas braunes davor (imitiert die Haltung beider Arme richtig). Das ist die größere Figur. Das wäre dann die kleinere Figur (Junge). Die große so (Armstellung richtig markiert, die kleinere so (Beinstellung richtig markiert). Da ist auch noch was (versteckter Junge). Das ist so ..., wenn die Bilder bezeichnet wären, die vielen Farben, das ist ein Bild, aber wenn die Bezeichnung fehlt ..." [Beschreibung!] „Das gibt nichts da." [Stellung des versteckten Jungen?] „Das ist noch kleiner (imitiert die Stellung richtig). Das kann in sitzender Stellung sein." [Was in der Hand?] „Also das Beige wäre wieder die Hand ... Hat keine Beine, dann ist es in sitzender Stellung." [Was in der Hand?] (imitiert die rechte Hand) „Nichts." [Andere Hand?] „Weiß mit schwarzen Strichen drin." [Form?] „Länglich wie ein Ei."

Die Bärenpostkarte (Abb. 77a) beschreibt *Schnei.* folgendermaßen:

„Grün, blau, rot, gelb, hell. (Pause mit Kopfbewegungen) Das ist ein unvollständiges Rechteck (linkes Fenster). Es ist hell und bläulich dazwischen. Das ist auch ein Rechteck (rechtes Fenster). Das eine ist senkrecht, das andere waagrecht, unterbrochen von hellen gelben Schatten. Man könnte auch sagen, das ist ein Dreieck. Das gibt nichts gescheites."

Für das Verhalten *Schnei.*s gegenüber tachistoskopisch in der S. 58 beschriebenen Versuchsanordnung dargebotenen realen Objekten diene als Beispiel das Protokoll von der Zinntube:

1. $^1/_{100}$ sec „Nichts gesehen, zu kurz."
2. $^1/_{75}$ sec „Etwas helles. Der Knall (das Knacken des Kompurverschlusses) lenkt ab. Es war aber anders als vorhin."
3. $^1/_{50}$ sec „Hell, wie ein Blitz."
4. $^1/_{25}$ sec „Derselbe Blitz, schmal (zeigt waagrecht). "[Wie groß war der Blitz?] „In der Länge war er so (zeigt 10 cm). In der Höhe, das habe ich so schnell nicht gesehen."
5. $^1/_{10}$ sec „Das Helle war so groß wie ein Finger." [Farbe?] „Lichtfarben." [Drum herum?] „Schwarz."
6. $^1/_5$ „Wieder nur das Helle."
7. $^1/_5$ sec „Es war Rot dabei und das Blitzige dazwischen."
8. $^1/_2$ sec „Links war mehr Rot".
9. 1 sec „Das ist jetzt länglich, ungefähr fingerlang, auch so stark wie ein Finger. Links ist mehr Rot, rechts mehr silbrig. Ob es ein Gegenstand ist, weiß ich nicht. Es könnten auch Farben sein."
10. 2 sec „Es ist viereckig. Rot an der Seite und in der Mitte auch, außen silbrig."
11. Dauerexposition: „Dasselbe Bild, rot, hell, an einem Ende breiter, links ist nur Rot." (Als Gegenstand nicht erkannt.)

Im täglichen Leben macht *Schnei.* niemals Kopfbewegungen. Er unterscheidet sich in seinem Verhalten in keiner Weise vom Normalen, findet alle Gegenstände des täglichen Gebrauchs auch bei schlechter Beleuchtung stets prompt und sicher, wäscht, kämmt und rasiert sich unter Zuhilfenahme eines Spiegels. Die behandelnden Ärzte erkennt er in jeder Kleidung (weißer Mantel, Uniform, Zivilkleidung) in und außerhalb der Klinik auf wenigstens 20 Schritt Entfernung.

Die Diskrepanz des Verhaltens in und außerhalb der Untersuchung illustriert auch das folgende Beispiel:

(Beschreibung des Untersuchungszimmers.) „Zimmer renoviert, noch nicht ganz fertig. Es sind Tische und Schränke hier. Drüben an der Wand eine Tafel mit Zeichen und farbig. Davor ein Tisch mit einem Apparat. An der Wand Schränke mit Glas. Rechts das Schwarze ist wieder eine Tafel. (Diese wird in stärkster perspektivischer Verkürzung gesehen) Hinten zwischen den beiden Schränken auch so ein Apparat. Oben wie ein Eisenbahnsignal, dann etwas Viereckiges mit Griff. Darunter ein Tisch. Ganz unten etwas Schwarzes, das wird auch ein Apparat sein. *Auf dem ersten Schrank etwas*

Dunkles mit hellen Flecken, nicht so groß wie der Schrank." [Hingehen und ansehen.] (Geht an den Schrank, steht zweifelnd davor, greift an den Koffer und fährt an ihm entlang bis er an den Griff kommt) „Ach, Koffer!"

Demgegenüber sucht *Schnei.* bei einem Fliegeralarm von zwei auf einem Schrank liegenden sehr ähnlichen Koffern den seinen, den er nicht selbst auf den Schrank gelegt hatte, mit einem raschen Blick richtig aus und ergreift ihn ohne Zögern.

Über eine ähnliche Beobachtung berichtet sein behandelnder Arzt Dr. *Kalberlah: Schnei.* geht auf die Bahn, um einen Herrn *N.* abzuholen. Unerwartet kam Dr. *K.* mit dem gleichen Zug an. *Schnei.* geht sofort auf ihn zu und fragt, ob er Herrn *N.* gesehen habe. Dr. *K.* verneint und *Schnei.* sagt plötzlich: „Da ist er ja." Es war aber nicht Herr *N.*, sondern ein Fremder, der ihm so täuschend ähnlich sah, daß auch Dr. *K.* diesen zunächst für den Gesuchten hielt. Wenn dagegen Dr. *K.* den *Schnei.* in seinem Geschäft aufsuchte, übersah dieser ihn im Gegensatz zu den anderen Kunden demonstrativ bis er zu sprechen anfing und *Schnei.* ihn mit einem theatralischen Aha-Phänomen „an der Stimme erkannte". Im übrigen bemerkt *Schnei.* hier bei einer Unterhaltung über das Aussehen Dr. *K.*s zutreffend, daß dieser trotz seines Alters von 70 Jahren wie ein 60jähriger aussehe.

Auch innerhalb der Untersuchung treten beträchtliche Widersprüche im Verhalten *Schnei.*s auf, sobald Untersuchungsmethoden angewandt werden, die ihm neu sind und bei denen er deshalb nicht auf seine eingelernten Verhaltensweisen zurückgreifen kann. So wurde z. B. das Tiefensehen an dem Apparat nach *Pfalz* geprüft, bei dem eine gelbe und zwei grüne, auf dünnen Drähten befestigte Kugeln in verschiedenem Abstand vom Beobachter eingestellt werden können. Hier machte *Schnei.* zunächst nur Angaben über Höhe und seitlichen Abstand der Kugeln, nicht aber über ihren Tiefenabstand. Auf Drängen bewegt er schließlich den Kopf so lange zur Seite, bis eine Kugel durch eine andere verdeckt ist: „Ja so kommt die beige Kugel vor die grüne ... Was verdeckt ist, ist hinten ... Also die verschieben sich dann hintereinander." [Welche ist also am nächsten bei Ihnen?] „Die beige muß dann vorn sein, wenn die grüne verdeckt ist." Sonst will er keinerlei Angaben über den Tiefenabstand der Kugeln machen können. Wird er dagegen aufgefordert, die einzelnen vom Versuchsleiter bezeichneten Kugeln mit der Spitze eines Bleistiftes zu berühren, so macht er dies ganz prompt und sicher und führt die jeweils erforderlichen Vorwärts- bzw. Rückwärtsbewegungen von einer Kugel zur anderen ohne Zögern und ohne Kopfbewegungen aus, eine Leistung, die ja nur bei intaktem Tiefensehen möglich ist.

Bei diesen offenkundigen Widersprüchen und bei der Unmöglichkeit, von *Schnei.* außer den stereotypen Phrasen Aussagen über seine Wahrnehmungen zu bekommen, ist man bei der Beurteilung seiner Sehleistungen auf indirekte Schlüsse angewiesen. Besonders geeignet hierfür ist das Zeichnen *Schnei.*'s. Schon *Gelb* u. *Goldstein* heben seine guten Zeichenleistungen hervor, die sie mit zahlreichen Abbildungen belegen. Es handelt sich dabei sowohl um Spontanzeichnungen, als auch um Abzeichnungen optisch und taktil gegebener Gegenstände. *Lange* betont schon, man könne sich nicht vorstellen, wie jemand ohne optische Erinnerungs- und Anschauungsbilder derartige Zeichnungen verfertigen könne. *Gelb* u. *Goldstein* selbst sprechen sich über diese Widersprüche wenig klar aus. Hinsichtlich der Spontanzeichnungen schließen sie nur, daß „auch das Zeichnen in großer Unabhängigkeit von den optischen Vorstellungsbildern stehen kann", und das optische und taktile Nachzeichnen soll so vor sich gehen, daß *Schnei.* durch Nachfahren die genaue Formbeschaffenheit der Gegenstände kennen

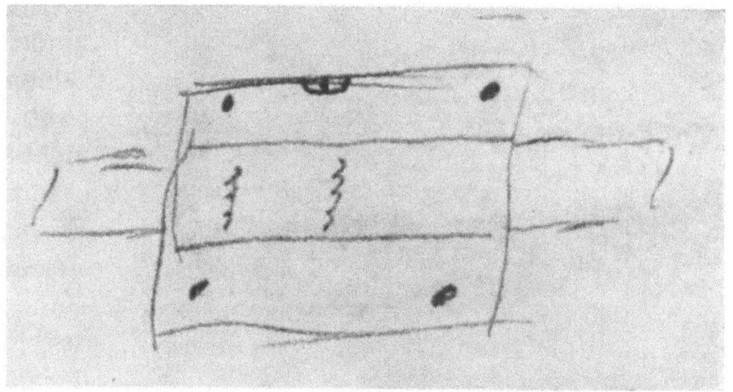

Abb. 76. *Schnei.* Entwurf einer Schreibzeugtasche.

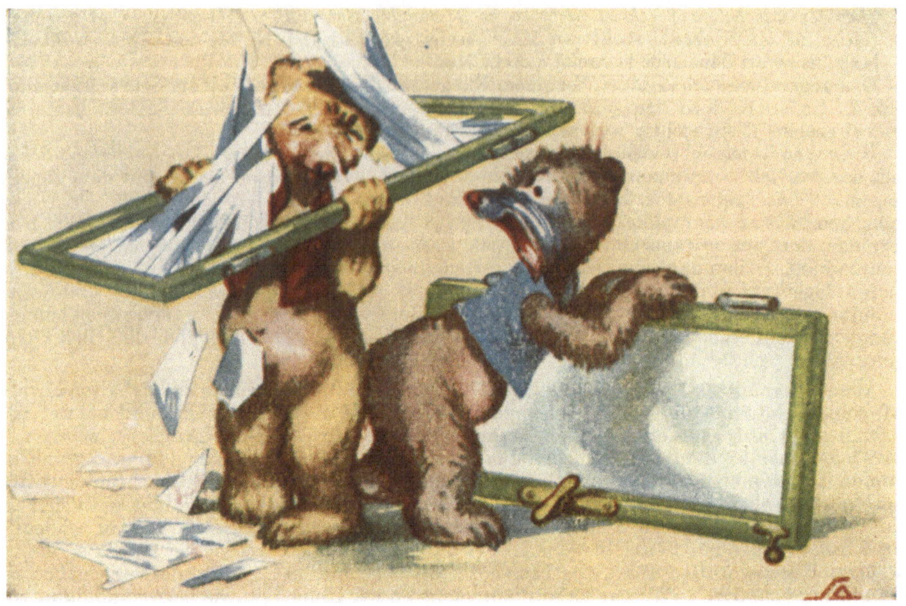

a

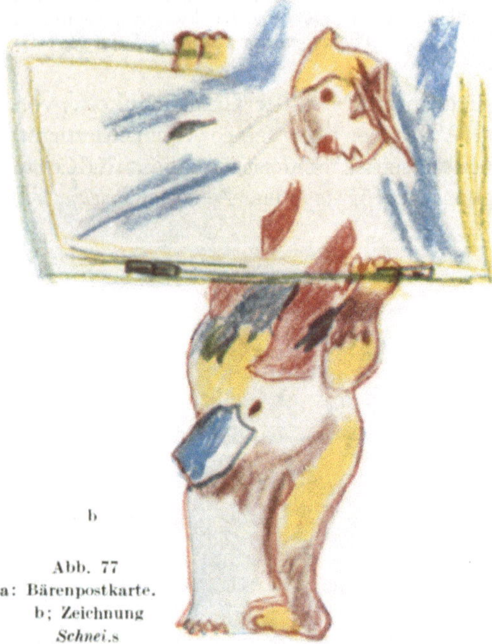

b

Abb. 77
a: Bärenpostkarte.
b: Zeichnung
*Schnei.*s

lernt und diese dann spontan nachzeichnet.

Wir haben das Zeichnen *Schnei.*'s unter den verschiedensten Bedingungen geprüft. Bei einer Unterhaltung über Lederwaren entwirft er als Spontanzeichnung das Modell einer Schreibzeugtasche für Schulkinder (Abb. 76) mit allen Einzelheiten. Die Bärenpostkarte (Abb. 77a), die *Schnei.* optisch nicht erkennt (S. 152) zeichnet er mit Farbstift folgendermaßen: Er beginnt mit dem linken Fensterrahmen, zeichnet die rechte Hand des Bären, dann das Blau des Fensterglases. Darauf wird der ganze Kopf gezeichnet, aber nicht mit den anschließenden Teilen fortgefahren, sondern mit dem linken Arm des Bären begonnen, der ganz gezeichnet wird. Dann kommen die roten Flecken der Jacke. Darauf wird mit Rotstift die halbe Außenkontur des Bären gezeichnet und an der Stelle, wo diese von einem Glassplitter überschnitten wird, zunächst die Kontur des Glasstückes eingezeichnet und dann das halbe Glas blau gemalt. Dann wird der Leib ausgemalt. Nun zeichnet *Schnei.* das linke Bein des Bären, zunächst die Außenkontur, dann die gelben Stellen und zum Schluß den braunen Schatten. In diesem Augenblick wird der Versuch abgebrochen (Abb. 77 b).

Das hier beobachtete Verhalten *Schnei.*'s wiederholt sich bei allen entsprechenden Versuchen. Nach den Ausführungen von *Gelb* u. *Goldstein,* wonach seine optischen Wahrnehmungen nur aus verschiedenfarbigen Flecken bestehen, ohne daß es zu gestalteten Eindrücken kommt, wäre unbedingt zu erwarten, daß *Schnei.* auch beim Zeichnen solche farbige Flecken aneinanderreiht ohne Rücksicht auf deren gestaltmäßigen Zusammenhang. Genau das Gegenteil ist der Fall. So wie er bei der Bärenpostkarte die einzelnen Bildteile (Kopf, Leib des Bären, Glassplitter usw.) zunächst in ihrer Außenkontur zeichnet und sie dann mit den verschiedenen Farben ausfüllt, verhält er sich stets beim Abzeichnen. So geht er beim Abzeichnen von Äpfeln nach einem farbigen Diapositiv (Abb. 78a) so vor, daß er zunächst die Außenkontur des einzelnen Apfels zeichnet und diese dann farbig ausfüllt (Abb. 78b). Bei der Bärenpostkarte zeichnet er den Fensterrahmen nicht in perspektivischer Verzerrung wie im Original, sondern rechtwinkelig, während er eine diesem Fensterrahmen in den Proportionen entsprechende, aber isoliert gebotene Strichzeichnung vorlagegetreu wiedergibt (Abb. 79a und b). Diese Transformation weist darauf hin, daß *Schnei.* den Fensterrahmen entgegen seinen Behauptungen als solchen erkannt hat, und sich deshalb keineswegs so sklavisch an die Vorlage zu halten braucht, wie dies *Gelb* und *Goldstein* immer betonen. Das gleiche gilt für die von *Gelb* und *Goldstein* gebrachte Zeichnung einer Kerze (Abb. 80), die *Schnei.* nur nach dem Tastsinn, aber ohne sie zu erkennen, gezeichnet haben soll. Auch hier tastet er den oberen und unteren Querschnitt natürlich als Kreis, zeichnet sie aber in richtiger perspektivischer Verkürzung oval. Wir schließen daraus auf richtig vorhandene räumliche Vorstellungen. Daß *Schnei.* den Kopf und die Gliedmaßen des Bären erkannt haben muß, liegt auf der Hand, denn sonst könnten sie nicht aus dem übrigen Bild heraus gelöst und als Ganzes gezeichnet werden. Seine Schrift war schon immer ungestört. *Gelb*

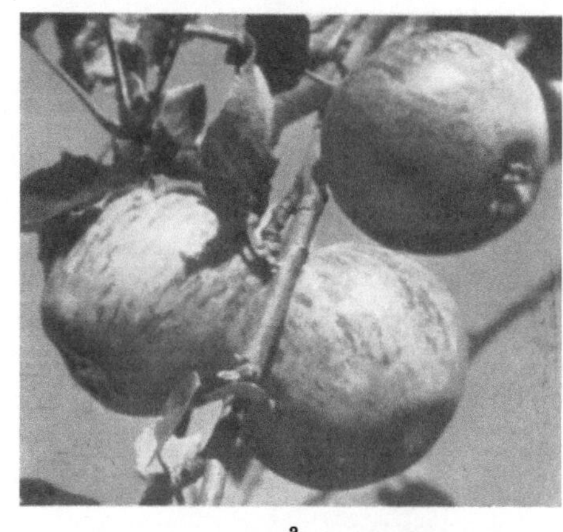

a

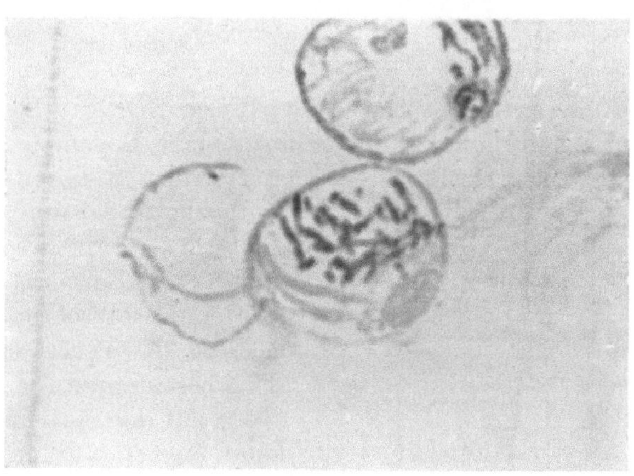

b

Abb. 78a und b. Vgl. Text.

und *Goldstein* erklären dies damit, daß bei *Schnei.* als einem motorisch veranlagten Menschen optische Vorstellungen beim Schreiben keine Rolle spielen, sondern dies im wesentlichen auf Grund kinästhetischer Residuen erfolgt. Damit ist aber noch nicht erklärt die vollkommen richtige räumliche Anordnung etwa eines Briefes (Abb. 81). Dazu ist wohl doch ein Überblick über die räumlichen Verhältnisse des ganzen Schriftstückes auf Grund gestalteter optischer Wahrnehmungen erforderlich.

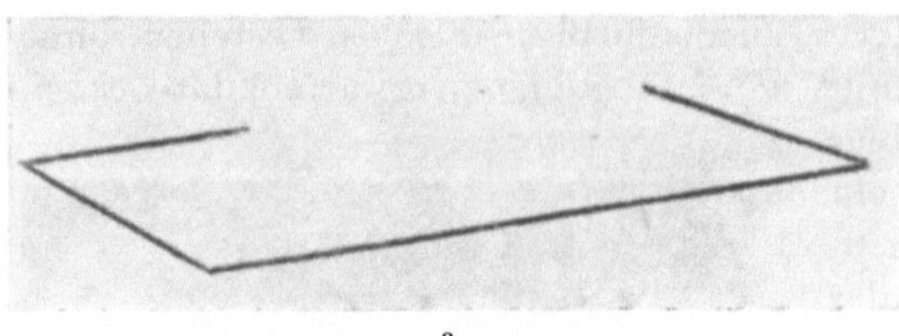

a

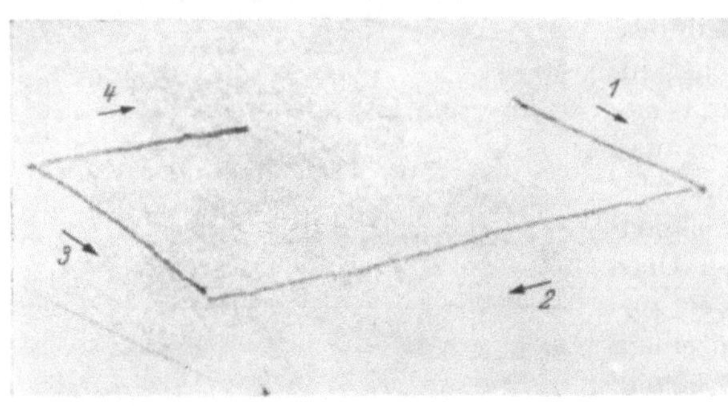

b

Abb. 79a und b Vgl. Text.
Die Zahlen und Pfeile in b geben Reihenfolge und Richtung der Strichführung an.

Außer dem Zeichnen erlauben auch gelegentliche Äußerungen *Schnei.*s genauere Einblicke in seine optische Welt. *Lange* erwähnt die anschauliche Schilderung einer „protzenhaften" Uhrkette und die Deutung eines Schimpansenbildes als „Tier in Not". Uns schildert *Schnei.* beim Betasten eines sinnlosen geschnitzten Holzstückes dessen Form richtig: „Es hat verschiedene Formen, gerade, halbrunde, Einbuchtungen. Hat Bogen, Gerade, konisch — hat alles zusammen." Ebenfalls bei Tastversuchen beschreibt er den Kopf eines Schlauchstethoskops, der ihm anschließend gezeigt wird. Auf die Frage, ob er etwas sehe, was er nicht getastet habe, kommt prompt die Antwort: „Die Löcher" (in den Ansatzröhren) und sofort nach dieser Fehlleistung die Verbesserung: „Das Schwarze". Auch seine bestimmten Aussagen über die Form der Farbflecke auf den einzelnen *Stilling*schen Tafeln (S. 149) kann *Schnei.* nur auf Grund eines simultanen oder „quasi-simultanen" Überschauens des ganzen Bildes machen, da er ja sonst jeden einzelnen Farbfleck mit nachfahrenden Kopfbewegungen umfahren müßte — eine technische Unmöglichkeit.

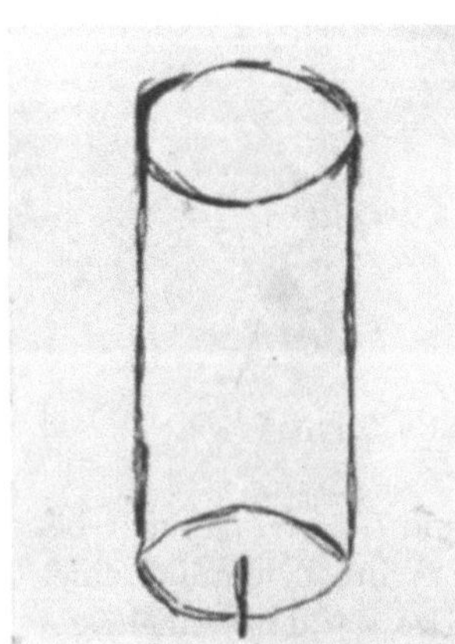

Abb. 80. Aus *Gelb* und *Goldstein*.

Inzwischen hat auch *Jung*[96a] über eine Untersuchung *Schnei.*s berichtet, die unsere Ergebnisse voll bestätigt. Während *Schnei.* bei uns das Auftreten von optischen Nachbildern ausdrücklich negierte, hat er bei *Jung* solche in normaler Weise in den Komplementärfarben angegeben. Dabei erkannte er auch die Form des Nachbildes (z.B. eines Kreuzes) richtig. Da hierbei ein Nachfahren der Kontur ja nicht möglich ist, ergibt sich auch aus diesen Untersuchungen eindeutig das Bestehen gestalteter optischer

Wahrnehmungen bei *Schnei.* In gleicher Richtung geht die Beobachtung *Jungs*, daß *Schnei.* geometrisch-optische Täuschungen in normaler Weise erlebt.

Nach diesen Beobachtungen läßt sich die Ansicht von *Gelb* und *Goldstein*, daß *Schnei.* nur ungestaltete Seheindrücke habe, nicht mehr aufrecht erhalten. Er verfügt über ebenso gestaltete optische Wahrnehmungen wie jeder Nomale. Anders wäre sein wirklich ganz unauffälliges Verhalten im täglichen Leben ja

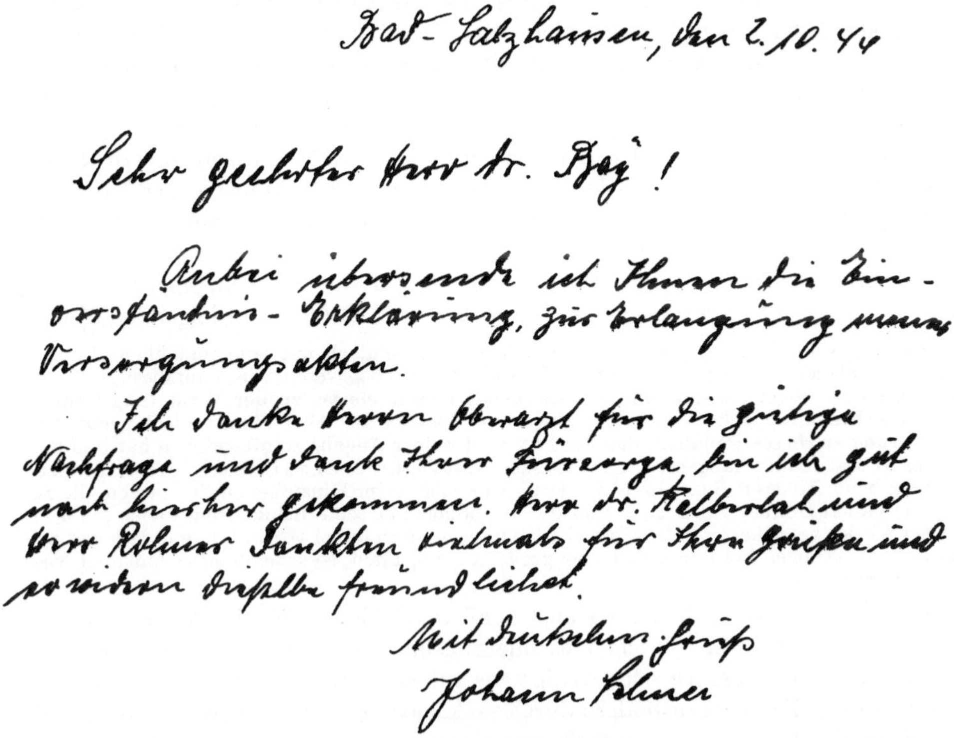

Bad-Salzhausen, den 2.10.44

Sehr geehrter Herr Dr. [illegible]!

Anbei übersende ich Ihnen die Einverständnis-Erklärung zur Erlangung meiner Versorgungsakten.

Ich danke Herrn Oberarzt für die gütige Nachfrage und danke Ihnen [illegible], bin ich gut nach hierher gekommen. Herr Dr. [illegible] und Herr [illegible] danken vielmals für Ihren Grüßen und erwidern dieselbe freundlichst.

Mit deutschem Gruß
Johann [illegible]

Abb. 81. Handschreiben *Schneis.*

auch nicht zu erklären. Dabei müssen wir besonderen Wert auf die Feststellung legen, daß es sich nicht etwa um eine inzwischen eingetretene Besserung handelt — eine solche wird von *Schnei.* auch ausdrücklich negiert — sondern, daß die Verhältnisse von Anfang an in gleicher Weise bestanden haben und daß dies auch aus den Mitteilungen von *Gelb* und *Goldstein* und ihren Schülern hervorgeht.

In diesem Zusammenhang muß auch das Bewegungssehen *Schnei.*s besprochen werden. Nach *Gelb* und *Goldstein* hat er die Fähigkeit, Bewegungen zu sehen, vollständig eingebüßt. Dementsprechend ist er auch nicht in der Lage, einen Ball zu fangen. Seine Angaben bei uns decken sich damit völlig: Er betont ausdrücklich, daß er keinerlei Bewegungseindrücke habe; er können Bewegung nur erschließen, wenn z. B. ein Auto „jetzt vor dem Grauen, jetzt vor dem Roten" (gemeint sind Häuser) sei. *Lange* betont demgegenüber, daß *Schnei.* bei *Hochheimer* typische Bewegungseindrücke geschildert hat. Und zwar handelt es sich um Scheinbewegungen, die er beim Eisenbahnfahren in normaler Weise erlebt. Auch die Untersuchung durch *Jung* ergab ein völlig normales Bewegungssehen am Stroboskop. Statt langer Diskussionen bringen wir hierzu die folgende Beobachtung: *Schnei.* steht im Gespräch mit einem anderen Patienten, der sich gerade eine Pfeife stopft. Etwas Tabak fällt daneben. *Schnei.* greift zu, fängt den herunterfallenden Tabak auf und füllt ihn wieder in die Pfeife.

Als Letztes bleiben dann auf optischem Gebiet noch die optischen Vorstellungen und Erinnerungsbilder. Diese sollen bei *Schnei.* — und das ist in den späteren Veröffentlichungen das Kernstück des ganzen Falles — vollständig fehlen oder jedenfalls nicht erweckbar sein. Die Begründung dieser Behauptung durch *Gelb* und *Goldstein* entspricht allerdings nicht ganz der dogmatischen Strenge, mit der sie später immer wieder vorgebracht wird. Sie stützt sich eigentlich ausschließlich auf *Schnei.*s „immer wieder gegebene Versicherung, niemals etwas Optisches sich vorstellen zu können". In den Protokollen, die zu dieser Frage noch herangezogen werden, sagt *Schnei.* u. a. vom Löwen, „er habe ein gelbes Fell und das Männchen Haare am Hals" und vom Breslauer Kaiser-Wilhelm-Denkmal, „daß es hoch stehe und mehrere Stufen zu ihm führen". Diese offensichtlich zutreffenden Beschreibungen — auf die anderen, ebenso zutreffenden wird nicht eingegangen — deuten *Gelb* und *Goldstein* in folgender Weise:

So ist (die Schilderung des Löwen) möglicherweise einfach nur eine sprachliche Reproduktion, und das ist auch bei dem Pat. höchstwahrscheinlich gewesen, wie er auf diesbezügliche Fragen angab. Seine Schilderung des Denkmals könnte ebenso zu der Vermutung führen, daß er sich eine optische Vorstellung davon gebildet hätte. Aber könnte nicht gerade als Erinnerung an dieses Denkmal, das der Pat. nach seiner Angabe so oft gesehen hat und auf das er so oft hinaufgegangen ist, im Kranken kinästhetische Vorstellungen an seine Körperhaltung beim früheren Betrachten des Denkmals oder beim Hinaufgehen der Stufen, die zu dem Denkmal führen, auftauchen und die Grundlage für seine Schilderung bilden? Da er immer wieder versicherte, daß er gar nichts Optisches sich dabei vorstellte, und da kinästhetische Erinnerungen bei ihm sicher eine große Rolle spielten, so scheint diese Annahme viel für sich zu haben.

Gelb u, *Goldstein* schließen daraus, „daß tatsächlich auch die Antworten, die für das Vorliegen von optischen Erinnerungsbildern zu sprechen scheinen, eine andere Erklärung fordern oder wenigstens zulassen, und daß ein Beweis für das Vorliegen von Erinnerungsbildern durch sie keineswegs erbracht ist". Uns scheint allerdings der Beweis des Gegenteils zumindest ebensowenig erbracht zu sein, und bei dieser Unklarheit der für sie so wichtigen Frage ist es bedauerlich, daß die Autoren sich bei ihrer Diskussion auf die angeführten Beispiele beschränken und nicht einen Aufsatz *Schnei.*s heranziehen, der in ihren Krankenakten enthalten ist und u. E. die Frage nach seinen optischen Vorstellungen und Erinnerungsbildern eindeutig erklärt:

Mein Spaziergang.

Ich gehe sehr gern spazieren, wobei ich mich wohl fühle und mehr Zerstreuung habe. Da ich mich von dem Straßentumul fern halte, ist mein liebster Gang an den ruhigen Stätten, welche ich gern und oft besuche. Eins von denen, mir schon sehr bekannt ist der Palmengarten. Was ich in denselben bewundert gesehen habe, ist alles herrlich und schön, wobei ich kaum Worte finde, dies zu beschreiben. Vor allem ist mir aber aufs Herz gelegen, gleich beim Eingang, die schöne Blumenterrasse, dann das herrliche Gebäude, welches aus dem Gewächs, Sträuchern und Bäumen herausluckt, vor welchem ich jedesmal bewundert stehen bleibe. Alsdann gehe ich den Blumen und Pflanzenhäusern zu, in denen mir unzählige schöne Blumen zur Ansicht bieten. Dann gehe ich in die Umliegenschaft des Gartens. Und kam ich an der dort befindlichen Felsengrotte, welche sehr künstlich dasteht mit ihren Untergängen. An der Felsengrotte ist ein großer Fischweiher, in dem ich viel Fische gesehen habe. Durch den Fischweiher führt eine Pfeilerlose Brücke, die hängt nur an den beiderseitigen starcken Drahtseilen. Die Drahtseile sind starck in die Felsen eingeankert. Nach dem Rundgang, welchen ich bis jetzt machte, sehne ich mich nach einer Bank um auszuruhen. Mit der Zeit, begebe ich mich nach dem Heimweg und nehme mit, bis zum nächstmaligen Besuch, die Sehenswürdigkeit und Herrlichkeit, des schönen prächtigen Palmengarten.

Frankfurt a. M., den 31. 5. 1916. *Joh. Schnei.*

Ein Kommentar hierzu erübrigt sich, denn daß es sich auch bei dieser plastischen Schilderung *Schnei.*s nur um „sprachliche Reproduktionen erlernten Wissens“ handeln könnte, wird wohl niemand im Ernst behaupten wollen.

Als Resultst einer eingehenden Analyse der optischen Leistungen *Schnei.*s, die sich nicht nur auf Laboratoriumsversuche beschränkt, sondern das gesamte Verhalten des Patienten umfaßt, ergibt sich somit einmal, daß *Schnei.* in seinen Angaben ganz unzuverlässig ist und daß diese offenkundige Unrichtigkeiten und Widersprüche enthalten. Dies gilt besonders für die Untersuchungssituation, die ganz von dem fixierten theatralischen Verhalten *Schnei's* und von seinen eingelernten Phrasen beherrscht wird. Zum andern zeigt sich, daß bei *Schnei.* die von *Gelb* u. *Goldstein* beschriebenen Wahrnehmungsstörungen, die zur Diagnose einer Seelenblindheit geführt haben, nicht bestehen. Er hat sicher gestaltete optische Wahrnehmungen, die so beschaffen sind, daß keine erkennbaren Minderleistungen gegenüber dem Normalen vorhanden sind. Sein Bewegungssehen erweist sich als intakt. Optische Vorstellungen sind bei ihm sicher vorhanden und außer seinen eigenen unzuverlässigen Angaben spricht nichts dafür, daß sie gegenüber dem Normalen verändert sind. So bleibt von der angeblichen Seelenblindheit *Schnei.*s tatsächlich nichts übrig, was einer unbefangenen kritischen Nachprüfung standhalten könnte.

Damit wäre „der Fall *Schnei.*“ eigentlich erledigt, denn mit der Seelenblindheit fallen natürlich auch alle weiteren Folgerungen, die auf sie aufgebaut sind. Lediglich der Vollständigkeit halber seien noch das Tasten und das Rechnen *Schnei.*s erwähnt, da beiden von *Gelb* u. *Goldstein* bzw. *Benary* ausführliche Abhandlungen gewidmet wurden.

Bei der *Sensibilitätsprüfung* werden einfache Berührungen stets prompt mit: „Da war etwas“ gemeldet. Daraufhin wird ihm „spitz“ oder „stumpf“ mit Nadel und Fingerkuppe demonstriert und Pat. zu entsprechenden Angaben aufgefordert. Zunächst antwortet er wieder prompt: „Ja, da war etwas.“ Auf die Frage „Spitz oder Stumpf?“ zeigt er mit dem Finger auf die berührte Stelle: „Hier war es.“ Auf nochmalige Instruktion meldet er den ersten und alle folgenden gleichartigen Reize (spitz, bzw. stumpf) mit „ja“ und den entgegengesetzten mit „anders“. Auf nochmalige Instruktion und energisches Drängen meldet er endlich alle spitzen Reize mit „scharf“ und alle stumpfen mit „anders“.

Finger-Nasen- und Knie-Hacken-Versuch werden prompt oder mit ganz kurzer Zwischenpause nach Anheben der geforderten Extremität richtig ausgeführt. Auch aufgetragene Armhaltungen („wagrecht nach vorn“) werden bei geschlossenen Augen prompt ausgeführt.

Bei der Lokalisation von Reizen ist er anfangs ausgesprochen unsicher und ratlos, dann wird er plötzlich wieder sicher. Er zeigt jetzt stets mit dem Finger auf die berührte Körperstelle: „Da war etwas.“ Auf die Frage, welcher Körperteil es sei, betastet er die berührte Körperstelle demonstrativ mit dem Finger und meldet sie dann richtig. Auf die Aufforderung, dieses Zeigen zu unterlassen, macht er mit dem berührten Körperteil 2—3 grobe zuckende Bewegungen und meldet ihn dann ebenfalls richtig. Bei Berührung eines Ohrs macht er diese Bewegungen mit dem ganzen Kopf, meldet dann aber richtig das Ohr. Zuckungen des ganzen Körpers treten nie auf, nur gelegentlich zuckt er bei Berührung des linken Fußes zunächst mit dem rechten, dann mit dem linken Bein.

Bei der Stereognoseprüfung wird *Schnei.* darauf aufmerksam gemacht, daß jetzt Zahlen auf die Haut geschrieben werden. Er gibt dann an:

(4) „Drei Striche.“ [Zahl ?] „Strich und ein Kreuz.“ [Zahl ?] „War das eine Zahl? Bitte nochmals.“ (Wird wiederholt) „Strich und Kreuz, also vier.“

In gleicher Weise wird 8 als „zwei Schleifen", 6 als „Schnecke" oder „Schleife" und 4 bei einer anderen Untersuchung als „Winkel und Strich" bezeichnet. Nach diesen Vorbemerkungen und später auch ohne sie werden alle Zahlen stets richtig benannt. Bei der Untersuchung im Sitzen schreibt dabei *Schnei.* die Zahl, ehe er sie „erkennt" richtig auf die Tischplatte; bei der Untersuchung im Liegen macht er Kopfbewegungen, die sich aber auf ein leichtes Nicken beschränken.

Gegenstände betastet er mit beiden Händen, macht flüssige Tastbewegungen, schreitet aber im Betasten des Gegenstandes nur sehr langsam fort. Dazu spricht er ohne Aufforderung in gehobenem, dozierendem Ton und begleitet den Gang der Handlung mit einer eindrucksvollen theatralischen Mimik.

(Aschbecher aus getriebenem Messingblech): „Kalt, flach, hart, Metall. Rand geschweift, Vertiefung (in der Mitte). Hier gleichmäßige Verbuchtung an den Ecken (Zigarrenablage). Viereckig mit abgestumpften Ecken, einem Gefäß ähnlich durch die Vertiefung". [Was ist es?] „Irgendeine Schale".

(Schlüssel): „Kalt, glatt, hart, Eisen, Ring, Bart, ist ein Schlüssel. Stab, Ring, Bart — ein Schlüssel".

(Holzstethoskop): „Rund mit Stab, geht konisch zu und erweitert sich unten in Kegelform und breite, runde Muschel. Hier ist etwas zum Aufhängen, hier ist es durchlöchert (seitliche Bohrung). Was es ist, weiß ich nicht. Muschel, Stab, Kegelform und unten auch eine Muschel. Aus Metall. (Auf Aufforderung betastet er es mit der linken Hand weiter und zeichnet mit der rechten Hand Abb. 82).

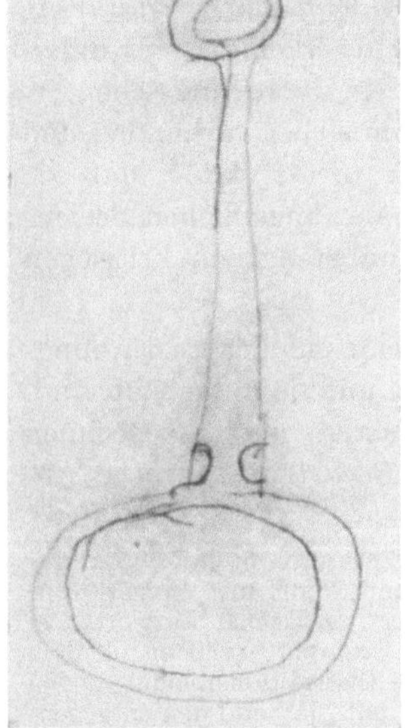

Abb. 82. *Schnei.* Zeichnung eines getasteten Holzstethoskops.

(Zinntube): „Glatt, kalt, Stab, eingedrückt an einer Seite. Gekörnt (Verschluß). Es ist ein . . . . es müßte eine Schraube sein. Auf dem Stab oben ein Kegelchen, ist gerieft. Unten ist er plattgedrückt. Ist weich, fühlt sich an wie Metall. Erwärmt sich nicht so leicht, ist also Metall. Gibt aber nach beim Druck. Kann irgendeine Tube sein, weil es nachgibt."

Wenn es noch eines Beweises bedürfte, daß es sich bei dieser umständlichen Prozedur des „Erschließens" der Gegenstände aus den Einzelteilen (Wie macht es denn der Normale?) um ein eingelerntes Beiwerk handelt, während *Schnei.* den betasteten Gegenstand längst erkannt hat, so liefert ihn das Protokoll über die Zinntube. Hier bezeichnet er gleich zu Beginn die Verschlußkappe als „Schraube". Dies kann er aber nicht durch Betasten feststellen, sondern nur rückläufig erschließen, *nachdem* er die Tube als solche erkannt hat und sich deshalb über die Bedeutung der Verschlußkappe klar geworden ist.

Rechenaufgaben löst *Schnei.* bei uns nur durch Abzählen an den Fingern, wobei er allerdings mit dem Zählen an jeder beliebigen Stelle der Zahlenreihe beginnt, so daß er Aufgaben wie 13+8, 123+8 im Kopf und 624+18 schriftlich verhältnismäßig rasch löst. 5×9 und 63:7 rechnet er 1×9, 2×9 usw. bzw. 1×7, 2×7 usw. bis er auf 45 bzw. 63 kommt. Sein Verhalten dabei ist also genau so, wie es von *Benary* beschrieben wurde. Es steht aber in deutlichem Gegensatz zu seinen viel besseren und vor allem rascheren Rechenleistungen in der ersten Zeit nach der Verwundung (S. 143) und bei der Untersuchung durch *Jung*, bei der nur eine geringe Verlangsamung des Kopfrechnens auffiel.

Fassen wir das Ergebnis der Untersuchung zusammen, so finden sich bei *Schnei.* Ausfälle im Gesichtsfeld im Sinne einer bitemporalen Hemianopsie, die mit Wahrscheinlichkeit auf eine Chiasmaschädigung infolge vorübergehender Hirndrucksteigerung zurückzuführen sind. Daneben bestehen noch geringe Störungen des Antriebs und eine etwas vermehrte Tenazität, die, an der Grenze des Pathologischen liegend, gleichfalls Restsymptome einer Gehirnschädigung durch vorübergehende Drucksteigerung sein könnten. Sonst sind bei ihm keine organischen Ausfälle aufzufinden, insbesondere keine Anzeichen einer Occipitalhirnverletzung oder Symptome einer Seelenblindheit. Was *Schnei.* in dieser Hinsicht bietet, ist ein ganz grobes demonstratives Verhalten bei bestimmten Untersuchungen auf optischem und taktilem Gebiet, während er außerhalb dieser Untersuchungen völlig normale Leistungen zeigt.

Überblickt man die Krankengeschichte *Schnei.*s, in der Angaben über optische Störungen erstmals ein Jahr nach der Verwundung auftreten, das ganze ausgedehnte, in den zahlreichen Veröffentlichungen über *Schnei.* beschriebene Bild aber erst nach Jahren fortgesetzter psychologischer Untersuchungen und Demonstrationen vollständig vorhanden ist, so kann es keinem Zweifel unterliegen, daß es sich hierbei um ein reines, in ungewöhnlich ausgedehnten Untersuchungen geschaffenes Kunst- und Erziehungsprodukt handelt. Insoweit müssen wir *Gelb* u. *Goldstein* beistimmen, daß es sich bei *Schnei.* nicht um eine Hysterie — mindestens nicht im gewöhnlichen Sinn — handelt. Eigentlich hysterische oder psychopathische Züge finden auch wir nicht bei ihm, er ist aber das, was der Psychologe als „gute Versuchsperson" fürchtet. Als „gute Versuchsperson", die stets die Wünsche und Absichten des Versuchsleiters errät und in dem Bestreben, „es ja recht zu machen", genau das produziert, was dieser erwartet. Entgegenkommen und Hilfsbereitschaft sind hervorstechende Charaktereigenschaften *Schnei.*s, und seine gute Intelligenz läßt ihn das, worauf es ankommt, rasch erfassen. So ist es nicht verwunderlich, wenn er es im Laufe der jahrelangen „Schulung" schließlich zu einer solchen Virtuosität brachte und diese auch jetzt, nach 20 Jahren noch beherrscht. Daß sich — ebenfalls im Gegensatz zur Hysterie — das demonstrative Verhalten *Schnei.*s auf die Untersuchungssituation beschränkt, in der er „seine Rolle spielt", und sonst einem durchaus natürlichen, aufgeschlossenen Verhalten Platz macht, wurde schon im psychischen Befund erwähnt.

Daß *Schnei.* ein so kompliziertes System nicht von heute auf morgen fehlerfrei beherrscht, versteht sich von selbst, und bei kritischer Betrachtung finden wir auch in den anfänglichen Untersuchungsprotokollen Fehlleistungen, die er dann unter dem suggestiven Druck der Untersuchung verbessert. Hierher gehören z. B. seine guten Leistungen beim Abzeichnen von Gegegenständen, bis er dann auf die Aufforderung, wirklich nur das zu zeichnen, was er sah' (!) „keinen Strich mehr fertig brachte". Bei *Hochheimer* spricht *Schnei.* von *Bäumen*, die er an der Straßenbahn „vorbeifahren" sieht. Auf entsprechendes Befragen verbessert er sich dann: „Dunkle Kolosse, die Bäume bedeuten". Ebenfalls bei *Hochheimer* behauptet er, durchsichtige Gegenstände wie Glas, Wasser usw. nicht sehen zu können ([90], S. 50). Dagegen nimmt er bei *Gelb* u. *Goldstein* das Wasser einer Pfütze und das Glas einer Laterne ausdrücklich als durchsichtige Objekte wahr. Beim Betrachten von Bildern fährt er mit Kopfbewegungen nur die Teile der Bilder nach „die bekannten einfachen geometrischen Gebilden in ihrer Form entsprachen oder ähnlich waren". Die auf diese Weise erkannten Figuren, z. B. einen Kreis, deutet er dann jeweils richtig als Kaffeetasse (oberer Rand nachgefahren), Karre (Rad nachgefahren) oder Holzbalken (Querschnitt nachgefahren). Über ein Gemälde von *Goldstein* sagt er, dieser sehe darauf älter aus als er ist. Später verbessert er sich dann, „dies würde allgemein so beurteilt" (vgl. hierzu S. 153).

Frägt man sich, wie es bei *Schnei.* zu dieser massiven und eigentümlichen Symptombildung gekommen ist, so bildet die hauptsächliche Ursache ohne Zweifel die anhaltende und starke suggestive Beeinflussung durch die zahllosen, sich über Jahre erstreckenden Untersuchungen. Dazu kommt eine charakterliche Disposition des freundlichen und hilfsbereiten *Schnei.* für eine solche Beeinflussung, und vielleicht ein affektives Moment, das durch die Lösung seiner ersten Verlobung gegeben war, die auseinanderging, weil er seine Braut „übersehen" hatte (S. 147). Daneben kann ruhig unterstellt werden, daß *Schnei.* bei der zur bitemporalen Hemianopsie führenden Chiasmaschädigung tatsächlich anfangs stärkere optische Ausfälle hatte, wenn diese auch sicher nicht in das Gebiet der Seelenblindheit gehörten. Daß späterhin das Bewußtsein, ein „interessanter Fall" zu sein und zuletzt, nachdem *Schnei.* seine ganze, gegen früher zweifellos gehobene soziale Existenz auf der „Seelenblindheit" aufgebaut hatte, auch wirtschaftliche Momente zur Ausgestaltung und Fixierung des Bildes beitrugen, ist ebenfalls naheliegend.

9. Prosop-Agnosie.

Unter der Bezeichnung Prosop-Agnosie hat *Bodamer*[21] eine besondere agnostische Unterform der optischen Agnosie (Partialagnosie im Sinne *Pötzls*[135]) beschrieben, bei der elektiv das Erkennen von Physiognomien derart gestört sein soll, daß zwar alle Einzelheiten der Gesichtszüge richtig erfaßt werden, aber ein Gesamtbild des Gesichtes und damit dessen Ausdrucksgehalt und die individuelle Physiognomie nicht entsteht. Es wird also ein menschliches Gesicht als solches zwar ohne weiteres erkannt, zwischen den einzelnen Gesichtern aber nicht unterschieden. In einem gewissen Widerspuch hierzu sollen aber auch die „Gesichter" verschiedener Tierarten nicht unterschieden werden. Diese primär philosophisch-anthropologischen Gedankengängen entsprungene Agnosieform stützt *Bodamer* auf zwei Beobachtungen an Hirnverletzten. Bei seinem ersten Kranken, dem genauer untersuchten und auch reineren und schwereren Fall, Uff. *S.*, trat diese Störung nach einem biparietalen Durchschuß auf. Der Kranke erkannte Gesichter lebender Personen und auf Bildern als solche und ihre Teile in allen Einzelheiten „z. B. charakteristische Runzeln und Fältchen, die typische Art der Stirn- und Nasolabialfalten, die Wangengrübchen usw.", konnte aber diese Teile nicht zu einer geschlossenen und damit individuell charakteristischen Physiognomie zusammenfassen, so daß ihm, wie er immer wieder betonte, alle Gesichter völlig ausdruckslos und ganz gleich erschienen und er die Menschen nicht an ihren Gesichtszügen erkennen konnte, sich selbst und seine Angehörigen eingeschlossen. Diese Störung wurde aber im täglichen Leben fast völlig kompensiert durch Hilfen und Umwegleistungen, die meist ein richtiges Erkennen der Personen ermöglichten. Diese lagen in erster Linie auf akustischem Gebiet (Stimme, Gangart usw.), aber auch auf optischem außerhalb der eigentlichen Physiognomie (Haartracht, Brille, Kleidung usw.). Im Gegensatz zum mangelnden Erkennen war das Vorstellungsvermögen des Kranken für von früher her bekannte Gesichter völlig ungestört. Außer dieser Prosopagnosie bestanden noch gewisse Schwierigkeiten im Erkennen von Gegenständen und stilisierten Objektbildern sowie eine stärkere simultanagnostische Störung.

Der sinnesphysiologische Befund ist durch folgende Angaben charakterisiert: Nach der Verwundung war der Kranke 14 Tage völlig blind, dann kehrte das Sehvermögen sehr langsam wieder. Während der Beobachtungszeit (½—1 Jahr nach der Verwundung) betrug der zentrale Visus beiderseits 5/15. Die Schilderung des Gesichtsfeldbefundes ist nicht ganz klar verständlich; jedenfalls bestanden aber doppelseitige periphere Ausfälle und außerdem in beiden oberen Gesichtsfeldhälften ein großes parazentrales Skotom, bzw. ein völliger Ausfall „bis auf einen kleinen Bezirk um die Macula". Farben wurden überhaupt nicht wahrgenommen. Es bestanden also große, bis in den Zentralbereich reichende Gesichtsfelddefekte und eine weit schwerere, doppelseitige Sehhirnschädigung als bei unserem Pat. *Boh.* (S. 133).

Der Kranke selbst berichtete über seine optischen Wahrnehmungen, daß er von einem Gegenstand immer nur „einen Teil nach dem andern plastisch hervorholen und wieder in's Verschwommene versinken lassen könne", während der Hintergrund für ihn blaß, unklar und verwischt war. Dementsprechend erkannte er vom Bild eines Rohrstiefels zunächst nur „ein schwarzes Loch" (die obere Öffnung) und dann erst am Absatz die Bedeutung des Bildes. Entsprechend sah er auch an Gesichtern jeweils nur einen Teil von etwa Augengröße klar und plastisch. Im übrigen unterliefen dem Kranken auch außerhalb des Rahmens der Prosopagnosie grobe Fehlleistungen, so wenn er sich im Spiegel betrachten soll und diesen zunächst für ein Bild hält, oder wenn er eine Narbe an der Stirn eines Mitpatienten immer wieder für dessen Auge hält.

Dieses Verhalten wie ja auch der ophthalmologische Befund weisen auf eine erhebliche allgemeine Beeinträchtigung des Sehvermögens hin. Da beim zweiten Kranken *Bodamer*s die Dinge ähnlich liegen (Visus 6/12, ,,beiderseitige konzentrische Hemianopsie"), schien uns zunächst die Klärung der Frage notwendig, wie weit schon die Sehstörung das Physiognomieerkennen beeinträchtigt. Es handelt sich bei der Sehstörung nach den gegebenen Ausführungen, die durch die Selbstschilderung des Kranken noch bestätigt werden, sicher um einen funktionellen Ausfall der gesamten Gesichtsfeldperipherie für den Sehakt, und außerdem ist auch noch das zentrale Sehen durch das Parazentralskotom und die Visusverschlechterung beeinträchtigt, ganz abgesehen von dem hier sicher schwer pathologischen Funktionswandel. Gemeinsam mit *Stollreiter-Butzon*[171] haben wir deshalb das Physiognomieerkennen unter entsprechenden Bedingungen untersucht bei Augenkranken mit ähnlichen Ausfällen (meist Glaukomkranken) und bei Normalen mit künstlich eingeengten Gesichtsfeld. Von diesen Untersuchungen enthalten die folgenden Beobachtungen eine Auswahl kennzeichnender Protokolle:

Ein Beispiel einer schweren prosopagnostischen Störung ist der erste Glaukomkranke:

Fall 22. K. Dan., 69 J., Landwirt. Klinische Diagnose: Glaukom simplex beiderseits. Bei dem psychisch klaren, aber wenig intelligenten und in seiner geistigen Regsamkeit abgebauten Kranken ergaben die sinnesphysiologischen Untersuchungen folgenden Befund:

Rechtes Auge praktisch amaurotisch. Links Visus 5/4 p. Im Perimetergesichtsfeld (Abb. 83) besteht für weiße Objekte 10/330 eine konzentrische Einengung bis auf etwa 10°; das Farbengesichtsfeld ist noch stärker eingeengt. Auch am Kampimeter reicht der Ausfall für weiße Objekte der Größe 2/1150 bis auf 3—5° an den Fixierpunkt. Die lokaladaptometrische Untersuchung (Abb. 84) zeigt, daß nur der Zentralbereich bis 2° voll funktionstüchtig ist, während die peripheren Partien des noch erhaltenen Gesichtsfeldes nur einen geringen Funktionsrest zeigen, der für die Leistungsfähigkeit des Sehorgans kaum ins Gewicht fallen dürfte.

Über sein Physiognomieerkennen berichtet der Kranke, daß er die Menschen nicht am Gesicht erkennen könne, sondern „nur an der Stimme, ihrem Gang und ihrer Positur". „Gesichter kann ich mir gar nicht merken, da ich sie nicht richtig sehe. Ich sehe immer nur ein kleines Fleckchen, vielleicht so groß wie mein Daumennagel. Ich kann so nach und nach die Einzelheiten schon sehen, aber damit kann man doch nichts anfangen. Ich sehe eben die Gesichtszüge nicht und deshalb kann ich kein Gesicht erkennen" [Wie ist es mit Brille oder Schnurrbart?] ,,Wenn ich mir die Mühe mache und das Gesicht so nach und nach mit dem Blick abfahre, sehe ich das schon, aber daran allein kann ich niemand erkennen. Seit ich so schlecht sehen kann, achte ich überhaupt nicht mehr auf Gesichter. Ich brauche sie auch nicht, um zu wissen, wer es ist. Auf größere Entfernung sehe ich den Gang und die Positur, und wenn ich dann auch die Stimme höre, weiß ich sofort wer es ist.“ [Erkennen Sie größere Gegenstände, die sie nicht mit dem Blick ganz übersehen können?] „Das geht viel besser, wenn ich etwas besonderes finde, erkenne ich sie daran ganz gut, sonst aber nicht. Bei Gesichtern ist das ganz anders. Da muß man doch die ganzen Gesichtszüge sehen und die sehe ich eben nicht.“

Für das Verhalten des Pat. Gesichtern gegenüber, ist die folgende Beschreibung charakteristisch, die er von einem auf 60 cm Entfernung betrachteten Hindenburg-Bild in natürlicher Größe gibt:

„Da seh ich einen Schnurrbart, wohl nur ein Stückchen davon. Das ist der Mund — sehe den Halsausschnitt — da ist der Kragen — ist also ein Mann. Wenn ich die Nasenspitze an-

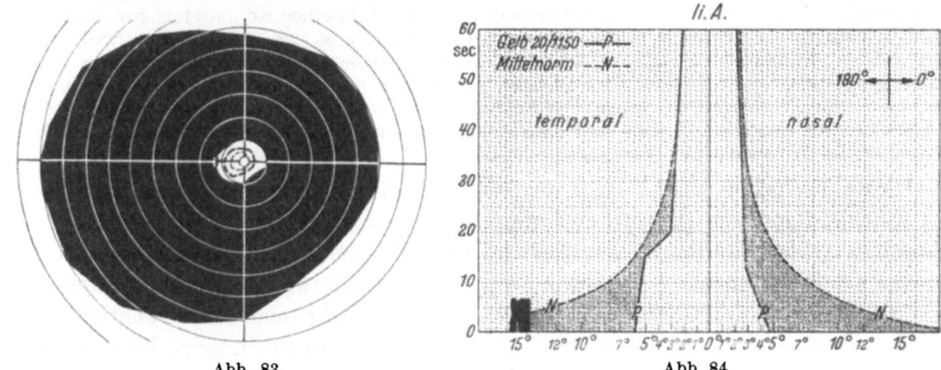

Abb. 83. Abb. 84.

Abb. 83. *Dan.* Gesichtsfeld linkes Auge. Bezeichnungen wie Abb. 17 (S. 49).

Abb. 84. *Dan.* Funktionsdiagramm für Gelb 20/1150.
Verschwindezeit ——— P ———
Mittelnormkurve – – – – N – – – –

sehe, kann ich sonst nichts sehen . . . Muß mal das Auge suchen — da ist das eine — da das andere. Die Haare sind hochgekämmt: ob sie lang oder kurz sind, kann ich nicht erkennen. Da unten etwas dunkles, das könnte der Schlips sein.“ [Wer ist es?] „Ja, es ist ein alter Mann — er hat doch graues Haar und einen Schnurrbart. Aber wer es ist, weiß ich nicht.“ (Daraufhin wird das Bild auf 150 cm Entfernung dargeboten) „Jetzt sehe ich immer etwas mehr, größere Fleckchen, aber erkennen kann ich ihn trotzdem nicht. Es ist immer noch zu wenig.“ [Hindenburg] „Hindenburg! Das war doch mein Korpskommandeur. Ich würde ihn aber auch jetzt nicht erkennen, nachdem ich es weiß.“

Über seine Orientierung berichtet der Kranke, daß er sich in seinem Haus, seinem Garten und im Dorf gut zurechtfinde. Hier wisse er genau, wo jedes Haus liege und kenne auch Einzelheiten der Fassaden, an denen er sich zurecht finde. Aber im Feld kommt er manchmal vom Weg ab, wenn im Sommer alles grün sei. In einer fremden Stadt, die er nicht von früher kenne, könne er sich auch nach mehrmaligem Begehen keine Straßen und Richtungen merken und sei da völlig hilflos, weil er eben „immer nur zu wenig von der Gegend sehe“. Er könne auch nicht allein eine Straße überqueren, weil er die Fahrzeuge nicht rechtzeitig genug sehe.

Epikrise: Der Kranke zeigt also ein prosopagnostisches Verhalten, das durchaus dem der *Bodamer*schen Fälle entspricht. Insbesondere ist er so wie diese in der Lage, alle Einzelheiten eines Gesichtes sukzessiv richtig zu erkennen. Trotzdem kommt es nicht zu einem Erfassen der Physiognomie, da man hierzu, wie der Kranke treffend bemerkt, „doch die ganzen Gesichtszüge sehen muß“. Auch andere Sehdinge größerer Ausdehnung kann er nicht simultan überschauen. Hier kann er aber die mangelnde Überschau durch ein sukzessives Abtasten (Macualtransport) ersetzen, jedenfalls sofern er dabei auf ein kennzeichnendes Detail stößt. Da dieses Verfahren Physiognomien gegenüber versagt, hat sich der Kranke trotz der deutlichen allgemein-psychischen Beeinträchtigung durch die geringe Intelligenz und den Altersabbau ein System von Hilfen geschaffen, das dem der *Bodamer*schen Fälle durchaus entspricht und so gut funktioniert, daß er nach seinen eigenen Angaben „überhaupt nicht mehr auf Gesichter achtet“. Daß dieses ganze typische Bild einer Prosopagnosie hier durch die Sehstörung — und zwar durch eine hochgradige Gesichtsfeldeinschränkung bedingt ist, darüber herrscht wohl kein Zweifel. Außerdem besteht aber bei dem Kranken noch eine Störung der räumlichen Orientierung, die in ihrer Art durchaus derjenigen des Kranken von *Scheller* u. *Seidemann* (S. 137) entspricht. Er findet sich zwar in vertrauter Umgebung zurecht, nicht aber in fremder, und hat auch die Fähigkeit zum Erwerb einer Neuorientierung verloren und zwar — wie er selbst zutreffend bemerkt, — weil er „immer zu wenig von der Gegend sieht“, d. h. wiederum wegen des Ausfalls der Gesichtsfeldperipherie.

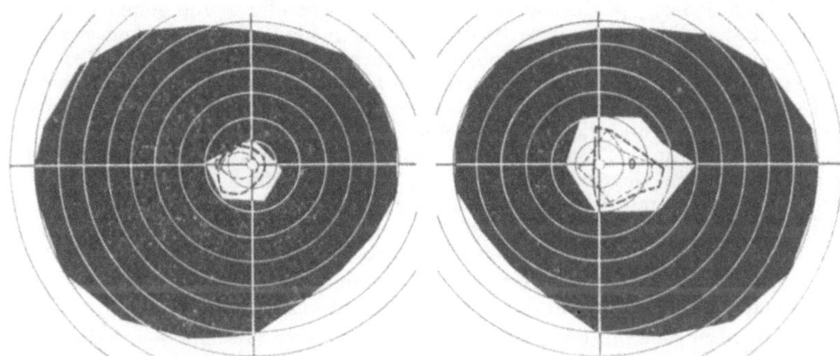

Abb. 85. *Wen.* Gesichtsfeld. Bezeichnungen wie Abb. 17 (S. 49).

Beim nächsten Fall dieser Reihe sind die sinnesphysiologischen Ausfälle eher noch schwerer als bei *Dan.*, obwohl das Perimetergesichtsfeld bei ihm größer erscheint. Auch er hat eine schwere Störung des Physiognomieerkennens, erkennt aber gelegentlich doch Gesichter, weil der im Gegensatz zu *Dan.* intelligente und geistig beweglichere Kranke auch sein dürftiges Wahrnehmungsmaterial besser verwertet.

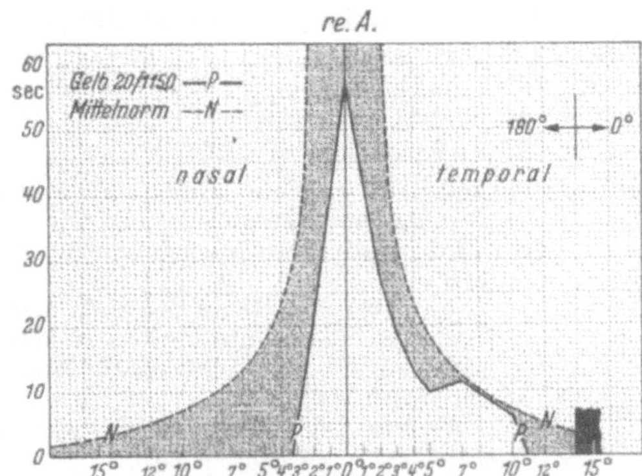

Abb. 86. *Wen.* Funktionsdiagramm für Gelb 20/1150. Bezeichnungen wie Abb. 84.

Fall 23. R. Wen., 59 J., Kaufmann. Klinische Diagnose: Glaucoma simplex beiderseits. Psychisch ist dieser Kranke klar, geordnet und attent; von gut durchschnittlicher Intelligenz und guter Beobachtungsgabe.

Sinnesphysiologischer Befund: Visus beiderseits 5/15 p. Die Untersuchung am Perimeter mit weißen Objekten 10/330 (Abb. 85) ergibt beiderseits eine konzentrische Einengung auf 10—20°, nur am rechten Auge reicht das Gesichtsfeld temporal bis 40° in die Peripherie; für Farbobjekte derselben Größe ist es entsprechend noch stärker eingeengt und erreicht nur am rechten Auge temporalwärts 20°. Am Kampimeter reicht der Ausfall für 2/1150-Objekte beiderseits nasal fast bis an den Fixierpunkt, temporal bis 10°. Bei der lokaladaptometrischen Untersuchung (Abb. 86), die auf beiden Augen etwa gleich ausfällt, erweist sich das gesamte Restgesichtsfeld einschließlich des Zentralbereichs als stark unterwertig, lediglich in einem kleinen temporalen Bezirk von 7—10° ist die Funktion beiderseits annähernd normal.

Trotz des größeren, bei der Perimetrie gefundenen Gesichtsfeldrestes ist also hier insgesamt die Schädigung des Sehorgans schwerer als bei *Dan.*, da sie sich bei *Wen.* auch auf den Zentralbereich erstreckt und hier außer der lokaladaptometrisch festgestellten Funktionseinbuße bereits zu einem Visusfall auf 1/3 geführt hat.

Über seine Fähigkeit, Gesichter zu erkennen, berichtet *Wen.*, daß er damit größte Schwierigkeiten habe, da er immer nur einen kleinen Ausschnitt sehe. „So muß ich alle Einzelheiten zusammensetzen, habe aber keinen Überblick. Es ist schon vorgekommen, daß ich sogar meine Frau nicht erkannt habe, wenn sie dicht vor mir stand und nicht sprach." Auf Befragen gibt er allerdings an, daß er gelegentlich auch Gesichter erkenne, „wenn nämlich das Gesicht etwas charakteristisches hat, das ich mir gut merken kann. Besonders schlecht erkenne ich Kindergesichter — die haben noch nichts Besonderes und sehen für mich alle gleich aus". Der Pat. selbst führt diese Störung auf sein kleines Gesichtsfeld zurück „Ich sehe immer nur einen kleinen Teil deutlich, rund herum noch einen kleinen Teil sehr undeutlich und das übrige gar nicht. So bekomme ich keinen Überblick und kann deshalb das Gesicht nicht erkennen." Im täglichen Leben habe er allerdings keine Schwierigkeiten, „da ich auf die Figur, den Gang und die Sprache achte, dafür ein gutes Gedächtnis habe und ihn daran allein erkennen kann". Zum Erkennen größerer Gegenstände bemerkt er: „Das ist schwieriger als bei kleinen Gegenständen, die ich auf *einen* Blick ganz sehen kann. Aber wenn ich einen Gegenstand mit dem Blick abtaste und die Teile in Gedanken zusammensetze, erkenne ich ihn doch ziemlich rasch. Das gelingt bei einem Gesicht eben nicht, nur — wie gesagt — wenn etwas besonderes in dem Gesicht ist, habe ich keine Schwierigkeiten."

Zur Prüfung des Physiognomieerkennens wurden dem Patienten bekannte Personen vorgeführt, die er nicht kommen sah und die sich schweigend verhielten.

(Schwester *K.*): „Ich sehe nur einen kleinen Ausschnitt vom Gesicht — nur die Nase oder nur ein Auge — alles übrige ist verschwommen. Es ist eine Schwester, das sehe ich an der Brosche. Aber wer es ist, weiß ich nicht. Ich müßte weiter zurückgehen um einen Eindruck von der Figur zu bekommen." [Ist sie alt oder jung ?] „Ich habe keine Ahnung. Es ist einfach eine Fläche, in der ich nur einen kleinen Teil sehe, mit dem ich nichts anfangen kann."

(Schwester *K.* wird ihm jetzt auf 2 m Entfernung gegenüber gestellt):

„Jetzt sehe ich das Gesicht ganz, aber zu undeutlich. (Tastet mit dem Blick die ganze Gestalt ab). Nach der Figur müßte es Schwester *K.* sein, aber die trägt ja eine Brille und deswegen bin ich nicht ganz sicher, ob sie es ist. Ich meine nur der Figur nach. (Schwester *K.* setzt ihre Brille auf) Ach! Sie hatte ihre Brille abgesetzt. Ja dann ist es Schwester *K.*"

(Pat. *W.* — 60 cm Entfernung): „Moment — das ist ein Ohr. Da das andere. Das ist der *W.* Den kenne ich immer sofort, der hat so viel Charakteristisches im Gesicht. Da brauche ich nur die abstehenden Ohren, die Stehhaare, die spitze, schiefe Nase oder den Schnurrbart zu sehen, dann erkenne ich ihn gleich."

Schließlich wurde auch noch das Physiognomieerkennen im tachistoskopischen Versuch geprüft, wobei die Personen hinter der S. 56 beschriebenen schwarzen Holzwand mit Kompurverschluß saßen, mit dem Gesicht in Höhe der Blendenöffnung und 60 cm von dieser entfernt.

(Pat. *L.*, zunächst ohne seine Brille):

Bis $^1/_{10}$ sec: sieht *Wen.* nur eine Helligkeit oder Umrisse, erst von $^1/_5$ sec ab werden auch Einzelheiten erkannt.

$^1/_5$ sec: „Linke Hälfte des Gesichts deutlich gesehen — Ohr, Auge und Stirn. Das übrige nicht."

$^1/_5$ sec: „Sah Stirn und Haare deutlich, mehr nicht. Ich glaube es sind braune Haare. Nach dem Haarschnitt muß es ein Mann sein."

$^1/_5$ sec: „Sah das rechte Ohr und den unteren Teil vom Gesicht. Habe keine Vorstellung, wer es sein könnte."

$^1/_2$ sec: „Habe ein Auge klar gesehen, das andere unklar. Vielleicht blaue Augen. Muß ein junger Mann sein" (richtig).

$^1/_2$ sec: „Sah beide Augen und die Nase, aber nicht sehr deutlich. Kann die Nase auch nicht beschreiben."

1 sec: „Jetzt Nase, ein Auge und Mund gesehen, habe aber immer noch keinen richtigen Eindruck vom Gesicht."

1 sec: „Jetzt Augen und Nase gesehen, z. T. ganz deutlich. Ich weiß aber immer noch nicht, wer es ist. Ich glaube, ich kenne ihn gar nicht."
(*L.* setzt seine Brille auf)

1 sec: „Das ist ja der *L.* Ich sah eben die schwarze, dicke Brille deutlich. Daran erkenne ich ihn. Die hat er aber vorher nicht aufgehabt."
(*L.* setzt die Brille wieder ab).

$^1/_{10}$ sec: „Sah den ganzen Kopf undeutlich und verschwommen".

$^1/_5$ sec: „Wieder alles undeutlich. Es ist wohl der kleine A. — Weil er so ein glattes Gesicht hat."

$^1/_2$ sec: „Sah nur die Augen und die Nase. Kann aber nichts damit anfangen. Ob es der *L.* doch ist — ohne Brille? Kann es aber nicht sicher sagen.“
(*L.* setzt die Brille wieder auf)
$^1/_2$ sec: „Sah den ganzen Kopf undeutlich und deutlich die Brille von *L.* Der ist es also doch; er hatte wohl wieder die Brille abgenommen.“

Im Anschluß an diese Untersuchung äußert der Pat. spontan: „Jetzt bin ich müde. Deshalb habe ich zuletzt nicht mehr so deutlich sehen können. Es kommt oft vor, daß ein Gegenstand oder auch Gesichter verschwimmen, sich verzerren, verdoppeln oder vervielfältigen. Gesichter sehen dann aus wie Fratzen. Das ist aber nur so, wenn ich müde bin und etwas längere Zeit angeschaut habe. Wenn ich dann eine Weile die Augen zumache, sehe ich hinterher wieder normal.“

Epikrise: Daß auch bei diesem Kranken eine Störung des Physiognomieerkennens vorliegt, die phänomenologisch durchaus der Prosopagnosie entspricht, ist keine Frage. Die genaue Analyse der Fehlleistungen deckt aber als ihre Ursache wiederum die Unmöglichkeit auf, ein ganzes Gesicht simultan zu überschauen, d. h. genau wie bei *Dan.* eine hochgradige Gesichtsfeldeinschränkung. Nun ergibt aber die Perimeteruntersuchung bei *Wen.* zumindest auf dem rechten Auge ein relativ großes Restgesichtsfeld, das nirgends unter 15° reicht und sich stellenweise bis 40° in die Peripherie erstreckt, also den Sehwinkel eines 60 cm entfernten Gesichtes um ein vielfaches überschreitet. Diese Diskrepanz beweist aber nur erneut, daß die Bestimmung der Gesichtsfeldgrenzen für den relativ starken Reiz eines Objektes der Größe 10/330 über die funktionelle Leistungsfähigkeit des Sehorgans wenig aussagt. Führt man statt dessen durch Bestimmung der Lokaladaptationszeiten eine genauere Funktionsanalyse durch, so ergibt diese bei *Wen.* eine so starke Funktionseinbuße auch innerhalb des Gesichtsfeldrestes, daß ihm praktisch für seine Sehleistungen eben doch nur der Zentralbereich zur Verfügung steht, wobei selbst dieser noch einem erheblichen pathologischen Funktionswandel unterliegt. Die Minderleistung des zentralen Sehbereichs drückt sich auch in der Herabsetzung der Sehschärfe auf ein Drittel aus. Der Unterschied zwischen *Dan.* und *Wen.* liegt nur darin, daß beim ersteren die Peripherie ganz ausgefallen und das zentrale Sehen ganz erhalten ist, während beim letzteren der Schaden etwas diffuser über das Sehfeld verteilt ist, so daß außerhalb des hier mitgeschädigten Zentralbereichs noch ein geringer Funktionsrest erhalten ist, der aber so gering ist, daß er zwar mit stärkeren Reizen (10/330-Objekten) noch nachgewiesen werden kann, aber für die praktischen Leistungen des Sehorgans ohne Bedeutung ist. In der praktischen Leistungsfähigkeit sind beide Fälle gleich; in funktioneller Hinsicht besteht bei beiden eine hochgradige Einengung des Sehfeldes auf den Zentralbereich. Nun ist aber der bei *Wen.* vorliegende Störungstypus, die *allmähliche* Zu- und Abnahme des Schadens, bei den traumatischen Sehhirnschädigungen die Regel, und so spiegelt der Fall *Wen.* die sinnesphysiologischen Verhältnisse bei den *Bodamer*schen Hirnverletzten wieder, mit denen er auch die Kombination eines relativ großen Gesichtsfeldes mit einer Abnahme der zentralen Sehschärfe teilt.

Hinsichtlich des Ausmaßes der prosopagnostischen Störung ist bemerkenswert, daß *Dan.* mit ungestörtem zentralem Sehen überhaupt keine Gesichter erkennt und sich nach seinen eigenen Angaben auch gar nicht mehr darum bemüht, während der schwerer geschädigte *Wen.* genau wie *Bodamer*s Kranke erfolgreich versucht, mit Hilfe von ihm optisch zugänglichen Details wie Haartracht, Brille usw. doch noch zu einem richtigen Erkennen zu gelangen. Der Grund für dieses verschiedene Verhalten liegt offensichtlich nicht im optischen

Bereich, sondern ist durch die höhere Intelligenz und geistige Regsamkeit des *Wen.* bedingt. Es hängt auch beim Physiognomieerkennen wie bei allen übrigen gnostischen Leistungen von allgemein-psychischen Faktoren ab, wieviel der Patient mit seinen mangelhaften Sinnesfunktionen leisten kann.

Schließlich treten bei *Wen.* noch flüchtige Wahrnehmungsstörungen auf in Form von Dysmorphopsien, wie sie auch *Bodamer* bei seinen Kranken beschreibt. Diese Störungen, die bei *Wen.* eindeutig an die „Ermüdung", d. h. an eine langdauernde Beanspruchung des Sehorgans geknüpft sind, sind aufzufassen als Ausdruck einer extremen Schwellenlabilität im zentralen Sehbereich, zu der der pathologische Funktionswandel schließlich führt. Auch diese Erscheinung beruht auf sinnesphysiologischen Vorgängen, die im Bereich des Tastsinns schon lange bekannt sind (*Head*[79], *Stein*[166, 167]), die aber in gleicher Weise auch auf optischem Gebiet auftreten und mit dem Physiognomieerkennen als solchem nichts zu tun haben.

Beim folgenden Kranken ist der Untersuchungsbefund lückenhaft. Insbesondere wurde bei ihm das Physiognomieerkennen nicht experimentell geprüft, so daß wir nur auf seine eigenen Angaben angewiesen sind. Wir führen ihn trotzdem an, weil hier die Störung des Physiognomieerkennens neben einer solchen der räumlichen Orientierung die einzige, dem Kranken selbst bewußte Leistungsminderung auf optischem Gebiet ist, und ihn auch unter der Diagnose einer optischen Agnosie zu uns geführt hat. Außerdem ist hier die Gesichtsfeldeinschränkung bei der Perimeteruntersuchung noch geringer als bei den vorhergehenden Patienten.

Fall 24: *H. Bel.*, 58 J., ehemaliger Berufsoffizier. Wurde im Mai 1940 durch einen Gesichtsdurchschuß verwundet. Er war bei der Verwundung nicht bewußtlos und hatte niemals irgendwelche Anzeichen einer Gehirnverletzung. Dagegen kam es zu einer schweren Kontusion beider Bulbi mit anfänglich schwersten Sehstörungen, die sich allmählich zurückbildeten. 7 Jahre nach der Verwundung klagte er nur noch darüber, daß er sich keine Gesichter mehr „merken" könne. Bei Menschen, die er seit seiner Verwundung kennen lerne, habe er keine Vorstellung von ihren Gesichtszügen und könne sie deshalb auch nicht wiedererkennen. Im Gegensatz hierzu habe er vom Aussehen früherer Bekannter eine klare Vorstellung und könne sie wohl auch etwas besser erkennen. Außerdem klagt er noch, daß er seit seiner Verwundung das räumliche Orientierungsvermögen verloren habe. In Städten, die er nicht schon von früher her kennt, findet er sich nicht mehr zurecht. Während er sich früher in einer fremden Stadt sehr rasch orientiert habe, sei ihm dies jetzt ganz unmöglich. Nur in A., wo er seit dem Kriege lebt, habe er sich sehr allmählich eingelebt und kenne sich jetzt dort gut aus. Von diesen Störungen abgesehen sei er in seinem Sehvermögen nicht mehr beeinträchtigt.

Auf Befragen gibt er aber noch an, daß er auch früher schon Menschen und Tiere eher an den Bewegungen als am Gesichtsausdruck erkannt habe. So habe er als passionierter Reiter immer zuerst das Pferd an der Gangart erkannt und vom Pferd auf den Reiter geschlossen, lange ehe er diesen selbst erkannt habe. Und die Annahme, daß er frühere Bekannte besser erkenne, als neue, rühre daher, daß er vor einiger Zeit bei einem Spaziergang im Nebel eine Gestalt an sich vorübergehen sah, die ihn an einen weit entfernt geglaubten alten Freund erinnerte. Nachträglich erfuhr er, daß es tatsächlich dieser gewesen war; er hatte aber seine Gesichtszüge überhaupt nicht gesehen und ihn nur am Gang erkannt. Über sein jetziges Physiognomieerkennen berichtet er, daß er in einem Gesicht alle Einzelheiten genau erkenne, aber nicht den Gesamtausdruck; deshalb könne er sich die Gesichtszüge auch nicht merken.

Zur Orientierungsstörung berichtet er auch erst auf ausdrückliches Befragen, daß er sich zwar auf der Straße allein bewege, aber im Verkehr doch erhebliche Schwierigkeiten habe. Ehe er die Straße überquere, bleibe er regelmäßig stehen und sehe sich nach allen Seiten um. Trotzdem komme es immer wieder vor, daß er plötzlich vor einem Auto stehe, das er übersehen hatte. Vom Straßenbild nehme er eigentlich nur dann etwas wahr, wenn er auf markante Punkte besonders aufmerksam gemacht werde. Diese könne er sich dann zwar merken, finde sie aber selbst nur schwer wieder.

Die *Untersuchung* ergibt am Augenhintergrund beiderseits ausgedehnte traumatische Netzhautveränderungen in Form von Aderhautschwund, klumpigen Pigmentverschiebungen und Narbenbildung in Netz- und Aderhaut. Visus rechts 5/35, links 5/8. Bei der Untersuchung am Perimeter mit Objekten der Größe 10/330 (Abb.87) findet sich rechts eine konzentrische Einengung des Gesichtsfeldes auf 30—50°. Links ist nur der äußere untere Quadrant bis auf 10° ausgefallen und der linke obere bis auf 60° eingeengt. Für Farbobjekte derselben Größe besteht allerdings links eine stärkere konzentrische Einengung auf überall unter 20°; rechts ist das Farbgesichtsfeld noch stärker eingeengt und sehr unregelmäßig ge-

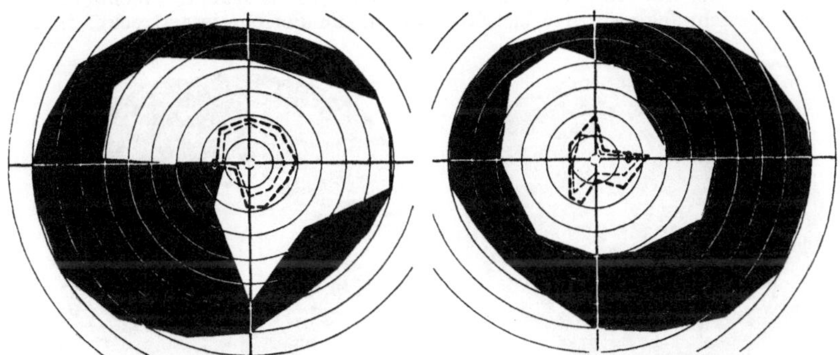

Abb. 87. *Bel.* Gesichtsfeld. Bezeichnungen wie Abb. 17 (S. 49).

staltet. Bei der Untersuchung der Lokaladaptation liegt die Verschwindezeit für Farbobjekte der Größe 10/1150 am rechten Auge überall unter 1 sec; am linken Auge beträgt sie im Zentralbereich 5—6 sec, während sie in der Peripherie ebenfalls unter 1 sec liegt.

Das optische Vorstellungsvermögen des Kranken ist ebenso intakt wie die gnostischen Leistungen, sofern sie mit optisch einfachen Tests wie den durcheinandergezeichneten Gegenständen (Abb. 25, S. 59), den *Heilbronner*-Bildern usw. geprüft werden.

Epikrise: Daß bei diesem Kranken keine agnostische Störung im Sinne der klassischen Hirnpathologie vorliegt, sondern daß die optischen Minderleistungen ausschließlich durch sinnesphysiologische Ausfälle bedingt sind, geht eindeutig schon daraus hervor, daß bei ihm gar keine Hirnschädigung besteht, sondern nur eine Augenverletzung. Hiervon abgesehen würde *Bel.* aber den klassischen Fall einer Agnosie darstellen, da er bei linksäugig „ausreichendem" Visus und Perimetergesichtsfeld sowie freiem Sensorium ausschließlich über Störungen der „höheren" optischen Auffassung klagt. Dabei kann es nach seiner guten Selbstschilderung auch ohne experimentelle Bestätigung keinen Zweifel unterliegen, daß diese Auffassungsstörung — die Prosopagnosie und die räumliche Orientierungsstörung — bei ihm genau wie bei den vorhergehenden Kranken auf einer hochgradigen Einengung des funktionstüchtigen Sehfeldes beruhen. Diese Einengung wird bestätigt durch die lokaladaptometrische Funktionsprüfung, die in dem großen, bei der Perimetrie gefundenen Restgesichtsfeld des linken Auges — das rechte scheidet ohnehin aus — einen so starken pathologischen Funktionswandel ergibt, daß es bis auf den ebenfalls schwer geschädigten Zentralbereich zu differenzierteren Wahrnehmungsleistungen nichts beiträgt. Diese sinnesphysiologischen Verhältnisse, die eine Agnosie im Sinne der klassischen Hirnpathologie vortäuschen, sind aber keineswegs spezifisch für eine Schädigung des peripheren Sinnesorgans. Sie treten in gleicher Weise bei einer entsprechenden Läsion des Sehhirns auf. Es ist daher nicht berechtigt, von einer Agnosie im klassischen Sinne zu sprechen, solange nicht durch die sinnesphysiologischen Untersuchungen das Bestehen eines pathologischen Funktionswandels ausgeschlossen ist.

Dem Einwand, die Prosopagnosie könnte durch die Gesichtsfeldeinschränkung bedingt sein, glaubt *Bodamer* dadurch zu begegnen, daß er auf Kranke mit ähnlich stark eingeengtem Gesichtsfeld verweist, die keine Störung im Physiognomieerkennen haben. Der folgende ist ein solcher Fall.

Fall 25: *L. Mar.*, 66 J., Schuhmacher. Klinische Diagnose: Glaucoma simplex beiderseits. Pat. ist bewußtseinsklar, orientiert und geordnet, von durchschnittlicher Intelligenz. Sinnesphysiologischer Befund: Visus rechts 5/10, links 5/15p. Die Gesichtsfelduntersuchung am Perimeter mit Objekten der Größe 10/330 ergibt (Abb. 88) rechts einen nahezu quadratischen Gesichtsfeldrest, der sich 10—40° in die Peripherie erstreckt; links ist das

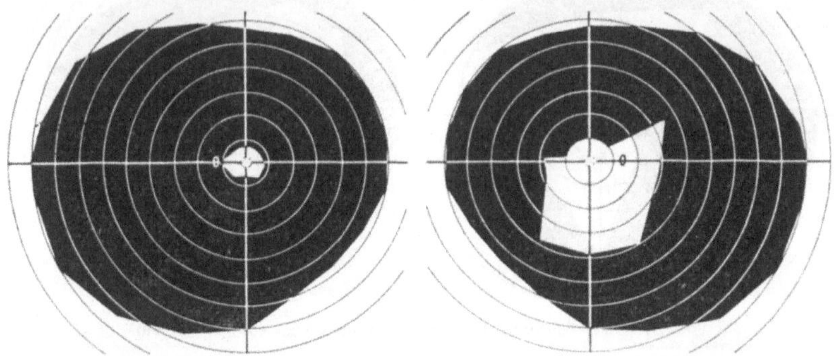

Abb. 88. *Mar.* Gesichtsfeld. Bezeichnungen wie Abb. 17 (S. 49).

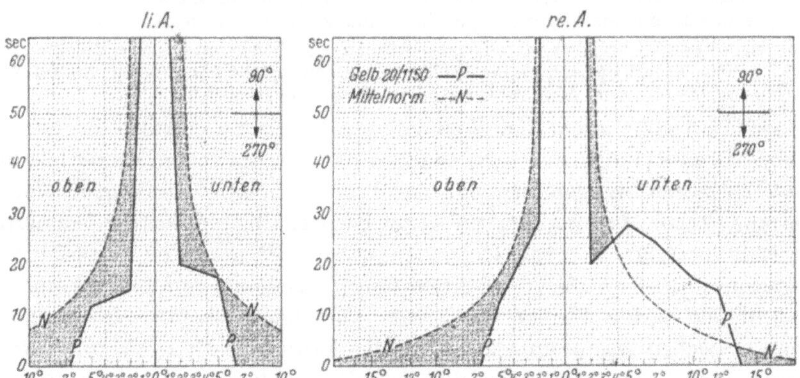

Abb. 89. *Mar.* Funktionsdiagramm für Gelb 20/1150. Bezeichnungen wie Abb. 84.

Gesichtsfeld konzentrisch bis auf 7—10° eingeengt. Die lokaladaptometrische Untersuchung (Abb. 89) ergibt auf dem besseren rechten Auge normale Verschwindezeiten in einem zentralen Bereich von 5—12° Ausdehnung; stellenweise liegen die Werte sogar über der Mittelnorm. Auch auf dem schwerer geschädigten linken Auge sind die Verschwindezeiten im ganzen Gesichtsfeldrest wenig oder gar nicht verändert. Es besteht hier also in den erhaltenen Gesichtsfeldteilen kein nennenswerter pathologischer Funktionswandel. Die Restgesichtsfelder sind klein aber nahezu voll funktionstüchtig.

Dementsprechend sind auch die Leistungen beim Physiognomieerkennen, das wir wegen der stark differenten Gesichtsfeldbefunde für jedes Auge gesondert geprüft haben. Mit dem rechten Auge überblickt *Mar.* ein Gesicht auf 25 cm Entfernung ganz, wenn auch in den äußeren Teilen etwas unklar; er erkennt es mühelos. Mit dem linken Auge kann er noch auf 10 cm Entfernung beide Augen, Nase und Oberlippe simultan überblicken; auf 50 cm überblickt er ein Gesicht ganz, allerdings in den Randpartien etwas verschwommen; zum Erkennen eines Gesichtes braucht er länger als ein Normaler, macht aber keine Fehler.

Im Gegensatz zum Physiognomieerkennen hat er aber Schwierigkeiten in der räumlichen Orientierung. Zwar findet er sich in seiner Wohnung und auch in seinem Dorf ohne Schwierigkeiten zurecht, nicht aber in einer fremden Stadt. Dort braucht er eine Begleitung, da er keine Wege findet; nur wenn er einen Weg sehr häufig gegangen ist, wie z. B. in Heidelberg vom Bahnhof zur Augenklinik (die allerdings in unmittelbarer Nähe des Bahnhofs liegt), dann findet er auch diesen Weg allein. Eine belebte Straße kann er unter entsprechenden Vorsichtsmaßregeln überqueren, ist aber dabei sehr ängstlich, da er sich nicht sicher fühlt.

Epikrise: Der Patient *Mar.* weist auf seinem linken Auge bei der Perimeteruntersuchung das kleinste aller in dieser Reihe gefundenen Gesichtsfelder auf; trotzdem ist bei ihm das Erkennen von Physiognomien zwar etwas verzögert, aber sonst ungestört. Dies scheint in der Tat gegen die Annahme zu sprechen, daß die Störung des Physiognomieerkennens von der Kleinheit des Sehfeldes abhängt. Der Widerspruch löst sich aber sofort auf, wenn wir das „effektive Sehfeld" nicht mit dem unter den besonderen Bedingungen der Untersuchung gewonnenen Perimetergesichtsfeld gleichsetzen, sondern unter Berücksichtigung des pathologischen Funktionswandels dabei nur diejenigen Teile des Sehfeldes bewerten, die über einen für praktische Sehleistungen ausreichenden Funktionsrest verfügen. Dann erweist es sich, daß bei *Mar.* praktisch das ganze, bei der Perimetrie gefundene Gesichtsfeld ausreichend funktionstüchtig ist, während bei den übrigen Kranken — insbesondere bei *Wen.* und *Bel.* mit ihrem relativ großen perimetrischen Gesichtsfeldrest — dessen periphere Anteile für das Erkennen ausfallen, so daß in Wirklichkeit *Mar.* über den größten effektiven Sehfeldrest verfügt. Dem entsprechen auch die Leistungen des Sehorgans beim Physiognomieerkennen, die *Mar.* einen simultanen Überblick über größere Gesichtsteile gestatten, während die anderen Kranken simultan nur einen so kleinen Teil des Gesichts überschauen, daß er offenbar zum Erkennen der individuellen Konstellation, der Physiognomie, nicht ausreicht. Die untere Grenze der für das Physiognomieerkennen noch ausreichende Sehfeldgröße scheint etwa auf *Mar.*s linkem Auge mit rd. 5^0 Radius erreicht zu sein. Das nur wenig kleinere Sehfeld *Dan.*s (3 bis 5^0) reicht diesem Kranken nicht mehr aus. Allerdings dürften dabei auch individuelle Unterschiede eine Rolle spielen, so daß diese Grenze keineswegs als feste angesehen werden darf.

Für die ungestörte Orientierung im Raume scheint, wie gerade der letzte Fall *Mar.* zeigt, ein noch größeres leistungsfähiges Gesichtsfeld erforderlich zu sein (vgl. S. 139).

Ausgehend von der Annahme, daß zum Erkennen von Physiognomien eine gewisse Größe des Gesichtsfeldes erforderlich ist, haben wir experimentell am Normalen geprüft, wie sich eine hochgradige Einengung des Gesichtsfeldes auf das Physiognomieerkennen auswirkt. Wir benützten dazu die S. 119 beschriebene einfache Versuchsanordnung, bei der Bilder bekannter Persönlichkeiten in natürlicher Größe, von einem Papierbogen mit ausgerissenem Loch bedeckt, auf 60 cm Entfernung betrachtet wurden. Durch Verschieben des Papierbogens konnte die Versuchsperson einen beliebigen „Maculatransport" vornehmen. Das übereinstimmende Ergebnis aller Versuche spiegelt sich in den folgenden Protokollen einer intelligenten, sehr gut beobachtenden Studentin:

(Photographie des Schauspielers Paul Wegener. Lochöffnung 1,2 cm, entsprechen einem Sehwinkel von 1^0).

„Ein gerader, breiter Nasenrücken — eine Querfalte über der Nasenwurzel. Die Augen sind klein, aber stechend scharf. Sie wirken so klein, weil sie halb von den Augenlidern verdeckt werden — wie interessant! Die sehen ja aus, als hätten sie Mongolenfalten — ja, beide Lider haben diese Falte. Der Mund ist sehr männlich; die Lippen sind schmal und aufeinandergepreßt. Die Unterlippe ist etwas vorgewölbt. Die Oberlippe ist sehr schmal, die Mundwinkel sind nach unten gezogen. Glattes, schütteres Haar. — Ja, der Blick ist eigentlich sehr lebendig, und doch kann ich daraus nichts entnehmen. Aber diese Mongolenfalten erinnern mich an Wegener, das ist doch auch so ein ostischer Typ. Der eingekniffene Mund paßt wohl auch zu ihm, obwohl ich mich daran nicht mehr genau erinnern kann.“

(Photographie des Schauspielers Viktor de Kowa. Lochgröße 1,2 cm entsprechend einem Sehwinkel von 1°).

„Das ist ein weiblicher, weicher, leicht geschlossener Mund — ja, es ist sicher eine Frau. Auch das Kinn ist weiblich weich geschwungen. Die Augen sind klar, vielleicht graublau; der Blick ist milde, etwas verträumt. Aber die Augenbrauen sind gar nicht rasiert und es ist doch wohl eine Schauspielerin. Eigentlich ist das Gesicht doch energisch, aber fast ohne Falten. Die Mundfalte ist ganz weich, gar nicht männlich. Die Kinn-Querfurche ist aber sehr tief. Sie hat eine Stupsnase. Nein — die Augenbrauen sind doch männlich und die Mundfalte wohl auch — aber ich weiß es nicht sicher. Wenn es ein Mann ist, muß er sehr jung sein; aber ich glaube doch eher, daß es eine Frau ist. Wer, weiß ich nicht.“

(Lochgröße 3 cm, entsprechend einem Sehwinkel von 2,5°). „Ja jetzt habe ich den Schlips gesehen, doch kann ich es kaum glauben, daß es ein Mann ist. Ich glaube, ich kenne ihn oder sie nicht. Er hat gar nichts besonders Charakteristisches, Typisches, was ihn auszeichnet — es ist so ein Dutzendgesicht.“

(Bild wird gezeigt).

„Ach, Viktor de Kowa — aber erkennen kann man ihn nicht, wenn man immer nur kleine Ausschnitte sieht — eben weil er nichts Typisches, Auffälliges hat.“

Diese Protokolle von einer überdurchschnittlich differenzierten Versuchsperson zeigen, daß in der Tat allein eine hochgradige Einengung des Gesichtsfeldes das Physiognomieerkennen beeinträchtigen kann. Es genügt für das Erkennen der individuellen Gesichtszüge nicht, daß alle Details des Gesichtes sukzessiv erfaßt werden. Wenn es dabei überhaupt zum Erkennen kommt, dann nur auf Grund eines besonderen, für das betreffende Gesicht charakteristischen Details. Meist ist dieses nicht physiognomischer Art (Brille, Haartracht, Bart). Aber auch wenn es einmal zufällig ein Teil der Physiognomie ist, wie die Mongolenfalte Wegeners, so werden damit nicht die Gesichtszüge im eigentlichen Sinn erkannt, sondern die „besonderen Kennzeichen“ des Steckbriefs identifiziert. Wenn solche besonderen Kennzeichen fehlen, dies geht aus unseren Protokollen übereinstimmend hervor, reicht die Summe der einzelnen Details nicht aus zur Entwicklung eines physiognomischen Gesamtbildes.

Bodamer räumt dem menschlichen Antlitz eine ontologisch begründete Sonderstellung gegenüber den übrigen Sehdingen ein. Uns scheint dessen für die Wahrnehmung und deren Störung wesentliche Sonderstellung darin zu liegen, daß die Physiognomie ein ausgesprochenes Gestaltphänomen im Sinne der Gestaltpsychologie darstellt, das nicht gleich ist der Summe seiner Teile. Deshalb kann die sukzessive Wahrnehmung dieser Teile die Gestalt nicht erzeugen. Aus diesem Grunde ist es auch unmöglich, jemanden das Gesicht eines anderen so zu beschreiben, daß er diesen wiedererkennt. Wenn man dies versucht, stützt man sich auf „besondere Kennzeichen“ oder vergleicht ihn mit einem Dritten, dem er ähnlich sieht, zieht also wieder eine Gestalt als Hilfe heran. Der beste polizeiliche Steckbrief (der sich übrigens charakteristischerweise vorwiegend mit Körperproportionen, Kleidung usw. beschäftigt) ist sehr viel nichtssagender als ein beigegebenes Bild des Gesuchten — mag dies auch noch so schlecht sein.

Diese Besonderheit unterscheidet das menschliche Antlitz von den meisten übrigen Sehdingen, die auch sukzessiv erkannt werden können, und macht es verständlich, daß eine genügend starke Einengung des Gesichtsfeldes zu einer relativ isolierten Störung des Physiognomieerkennens führen kann, meist verbunden mit einer Störung der räumlichen Orientierung, die sich aber nur in einer fremden Umgebung bemerkbar machen wird. Beides ist jedoch keine Agnosie im klassischen Sinne, sondern Folge der sinnesphysiologisch bedingten Wahrnehmungsstörung.

Eine ausgeprägte Störung des Physiognomieerkennens beschreibt auch *Faust*[44a] bei einem Durchschuß beider Occipitallappen. Die Prosopagnosie äußerte sich bei diesem Kranken ebenso wie bei den übrigen darin, daß er Gesichter zwar als solche, aber nicht in ihrer Individualität erkannte, wenn er nicht besondere Kennzeichen wie Brille usw. zu Hilfe nehmen konnte. Daneben bestand bei ihm noch eine „objektagnostische" Störung derart, daß er einen Schreibtischstuhl nicht von einem Sessel unterscheiden konnte und besonders bei den Binet-Bildern die aus dem Fenster sehenden Personen (im Schneeball- und Fensterpromenadebild) als an der Wand hängende Bilder verkannte, den Bretterverschlag im Schneeballbild als Stuhl, die Schreibtafel als Buch usw. Am Tachistoskop versagte er bei $^1/_{10}$ sec gegenüber reicher gegliederten Abbildungen vollkommen, während er Buchstaben und einzelne Punkte besser erkannte. Hinsichtlich der sinnesphysiologischen Daten ist nur angegeben, daß anfangs eine Hemianopsie nach links und später eine Quadrantenhemianopsie nach links oben bestand. Eine „ausreichende Sehschärfe" wird lediglich erschlossen aus der Tatsache, daß der Kranke „normale Schrift" lesen kann. Dieser Schluß ist aber sicher nicht zulässig, da das Erkennen der einfach gegliederten, vom Grund stark kontrastierenden Buchstaben optisch sehr viel leichter ist als das Erfassen reichgegliederter und weniger kontrastreicher Bilder, wie sie etwa die technisch sehr mangelhaft ausgeführten Binet-Bilder darstellen. Da der Kranke gerade den letzteren gegenüber besonders versagt, dürfte bei ihm die Beeinträchtigung des zentralen Sehens eine größere Rolle spielen als bei den übrigen hier besprochenen Fällen. Da die Physiognomie in ihrer individuell charakteristischen Gestalt aus vielen optisch wenig kontrastreichen Gliedern besteht, ist es bei dem hier anzunehmenden Störungstyp verständlich, daß das Physiognomieerkennen stark betroffen ist. Demgegenüber tritt die Gesichtsfeldeinengung bei diesem Kranken zurück, wie sich auch aus der ungestörten räumlichen Orientierung ergibt. Der Fall zeigt, daß auch die Prosopagnosie keine einheitlich strukturierte Störung darstellt, sondern ihre Entstehung ganz verschiedenen Faktoren verdanken kann.

10. Lokalisation.

Unsere Analyse hat ergeben, daß die als optische Agnosie bezeichneten Störungen, sofern sie wirklich auf optischem Gebiet liegen, durch besonders strukturierte sinnesphysiologische Minderleistungen verursacht sind. Diese Minderleistungen bestehen nicht so sehr in einem völligen Ausfall der Funktion, der sich auch bei einer oberflächlichen Untersuchung bemerkbar machen und damit die Annahme einer Agnosie ausschließen würde, sondern mehr in einem pathologischen Funktionswandel, der erst unter der Beanspruchung des Sinnesorgans wirksam wird und sich daher den bisher üblichen Untersuchungsmethoden entzieht, die wie Sehschärfe und Gesichtsfeldprüfung auf eine einmalige Schwellenbestimmung unter optimalen Bedingungen abgestellt sind. Dieser Art der Leistungsänderung entspricht anatomisch eine wenig intensive, aber hinsichtlich der betroffenen Sehfeldpartien ausgedehnte Schädigung des optischen Systems, da andernfalls die nicht betroffenen Sehfeldpartien für eine normale Wahrnehmung ausreichen würden. Das Zustandekommen einer solchen Schädigung ist in erster

Linie zu erwarten bei ausgedehnten Veränderungen, wie sie im allgemeinen die Gefäßprozesse im ganzen Gehirn und insbesondere auch in der Umgebung der makroskopischen Erweichungsherde zur Folge haben. Es ist deshalb kein Zufall, daß unter den Agnosiefällen der Literatur die Gefäßprozesse weit überwiegen. Bei den umschriebener wirksamen Traumen ist diese Konstellation viel seltener; am ehesten tritt sie noch ein, wenn eine sonst schwere und ausgedehnte Hirnverletzung das Sehhirn (Sehstrahlung oder Area striata) nur noch am Rande trifft. Dies ist der Fall bei tiefgehenden parietalen und occipitalen Hirnwunden. Diese Lokalisation stimmt zwar mit den Vorstellungen der klassischen Hirnpathologie überein; sie beruht aber nicht auf der Läsion hier gelegener gnostischer Zentren, sondern darauf, daß an dieser Stelle die in der Tiefe gelegene Sehbahn in der erforderlichen diffusen Weise getroffen werden kann. Einer statistischen Lokalisation nach der Lage der Knochendefekte in der bei der taktilen Agnosie durchgeführten Weise (S. 31) sind diese Fälle nicht zugänglich, da es sich ja um tiefgehende Verletzungen handeln muß, für die unsere Methode nicht anwendbar ist. Wir können deshalb auch einen derartigen Lokalisationsversuch von *Marie*, *Foix* u. *Bertrand*[119], der unsere Annahme zu stützen scheint, nicht als beweiskräftig ansehen. Dagegen läßt sich zeigen, daß eine nur oberflächliche Verletzung der parieto-occipitalen Konvexität *nicht* zu agnostischen Störungen führt. Abb. 90 zeigt nach der S. 30 angegebenen Methode die Lage der Knochendefekte bei 10 sicheren, aber nur oberflächlichen Hirnverletzungen der Parieto-Occipitalregion, die überhaupt nicht zu irgendwelchen hirnpathologischen Ausfällen geführt hatten (*Gerhard*[59], *Bay*[9]). Oberflächliche, für unsere Lokalisationsmethode brauchbare Hirnverletzungen mit optischen Störungen sind nur zu erwarten bei Verletzungen der Area striata am Occipitalpol, des einzigen an der Außenfläche liegenden Teils des Sehhirns. In Abb. 91 sind die Knochendefekte von 7 Hirnverletzten mit

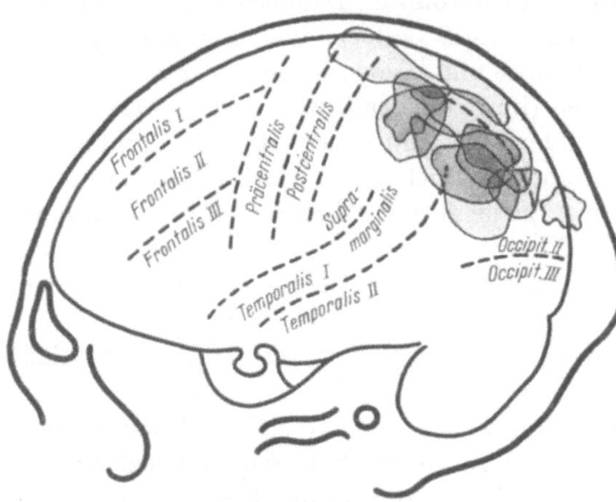

Abb. 90. Lage der Knochendefekte bei 10 symptomlosen Parietalhirnverletzungen.

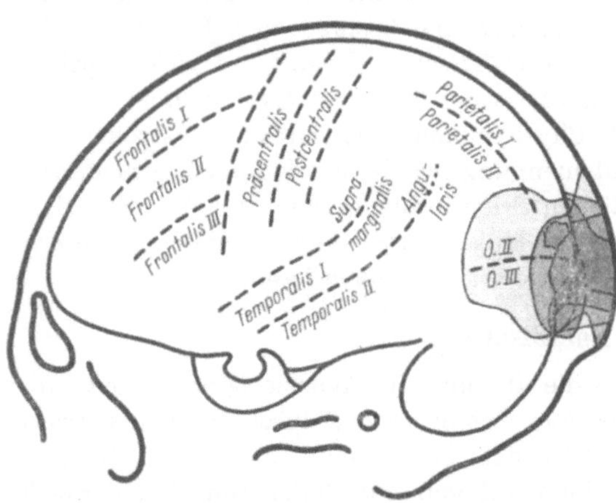

Abb. 91. Lage der Knochendefekte bei 7 Hirnverletzten mit optischen Störungen.

optischen Störungen eingezeichnet, die nur nach den für die Anwendbarkeit unserer Lokalisationsmethode notwendigen Kriterien ausgesucht wurden. Das Bild zeigt, daß tatsächlich sämtliche Verletzungen am Occipitalpol konzentriert sind.

Damit sind allerdings die Lokalisationsmöglichkeiten am Lebenden erschöpft. Eine weitere Klärung wäre nur durch die anatomische Untersuchung wirklich umschriebener Herdfälle möglich, die aber sehr viel eingehender und kritischer sein müßte, als dies bisher bei den Agnosiefällen der Literatur der Fall war.

D. Über den Aufbau der Wahrnehmung.

Fassen wir das Ergebnis unserer Untersuchungen zusammen, so zeigen diese, daß die Existenz einer Agnosie im Sinne der klassischen Hirnpathologie — d. h. die Störung eines besonderen, die elementaren Sinnesempfindungen zu gestalteten Wahrnehmungen zusammenfassenden psychischen Aktes —, daß die Existenz einer solchen Störung durch das Tatsachenmaterial nicht gestützt, ja nicht einmal wahrscheinlich gemacht wird. Die sorgfältige Analyse solcher „agnostischer" Wahrnehmungsstörungen zeigt vielmehr, daß diese auf sinnesphysiologischen Veränderungen, allgemeineren psychischen Störungen oder auf einer Kombination der beiden beruhen. Dabei muß man sich darüber klar sein, daß die Bezeichnung „sinnesphysiologische" Prozesse oder Veränderungen, die wir der allgemeinen Gepflogenheit entsprechend beibehalten haben, eigentlich falsch ist. Wenn wir die auf einen bestimmten Reiz hin auftretenden Wahrnehmungen prüfen, Empfindungswellen bestimmen usw., so betreiben wir nicht Sinnesphysiologie, sondern Wahrnehmungspsychologie. Über die dabei ablaufenden physiologischen Prozesse, d. h. über die materiellen Vorgänge in der nervösen Substanz, sagen diese Untersuchungen zunächst garnichts aus. Wir können nur vermuten, daß konstanten Beziehungen zwischen Reiz und Wahrnehmung auch konstante — im übrigen nicht näher bekannte — physiologische Vorgänge entsprechen; nur in diesem Sinne kann und soll hier von sinnesphysiologischen Prozessen und Veränderungen gesprochen werden.

Wenn nun die klassische, auf Reflextheorie und Assoziationspsychologie aufgebaute Vorstellung von der Funktionsweise des Nervensystems und ihres pathologischen Abbaus falsch ist, weil sie den im pathologischen Fall und im normalpsychologischen Experiment beobachteten Tatsachen nicht entspricht, so muß versucht werden, eine mit diesen Tatsachen besser übereinstimmende Vorstellung von den nervösen Funktionen zu gewinnen.

Nach der klassischen Lehre löst ein Reiz im Sinnesorgan und in den sich an dieses anschließenden nervösen Bahnen physiologische Prozesse aus, die in dem entsprechenden corticalen Projektionsfeld zu elementaren Sinnesempfindungen führen. Diese elementaren Sinnesempfindungen ergeben ein photographisches Abbild des Reizobjektes in dem dem peripheren Sinnesfeld (Tastfläche, Retina) streng korrespondierend aufgebauten corticalen Sinnesfeld. Aus diesen Elementarempfindungen werden in einem selbständigen, vom primären Sinnesfeld und seinen „Empfindungen" auch räumlich getrennten psychischen Akt die Gegenstände der Wahrnehmung gebildet. Störungen im Bereich vom peripheren Sinnesorgan bis zum corticalen „primären" Sinnesfeld, führen zum Ausfall, bzw. zur quantitativen Herabsetzung der elementaren Sinnesempfindungen in dem der

Störung entsprechenden Bezirk des Sinnesfeldes. In den Bezirken, in denen die übliche Untersuchung keinen solchen Ausfall ergibt, werden die „sinnesphysiologischen Prozesse" als normal angenommen. Wenn trotzdem Minder- oder Fehlleistungen der Wahrnehmung bestehen, etwa nach Art der agnostischen Störungen, so werden diese auf eine Störung des psychischen Aktes der Gnosis in der „erweiterten Sinnessphäre" bezogen.

Diesen Vorstellungen gegenüber ist festzustellen, daß es Sinnes-„Empfindungen" nicht gibt, sondern nur Wahrnehmungen, also psychische Tatbestände. Die „elementaren Sinnesempfindungen" einer Berührung, einer Farbe usw. stellen noetische Abstraktionen aus dem komplexeren Gefüge der ursprünglichen Wahrnehmung dar. Das Verhältnis zwischen Wahrnehmung und „Empfindung" ist also gerade umgekehrt als in der klassischen Lehre angenommen wurde. Für die Lokalisation der Wahrnehmungen im Gehirn gilt nun der Satz *v. Monakows*[126], daß „psychische Geschehnisse, selbst auf der niedrigsten ontogenetischen Stufe aus sehr mannigfaltigen, chronogen enorm verschiedenen Faktoren bestehen, deren anatomische Repräsentanten wohl kaum anders als in der ganzen Rindenoberfläche und in diffuser, wenn auch selbstverständlich nicht in gleichmäßig diffuser Weise zerstreut gedacht werden können." Die Vorstellung ist falsch, daß ein Teil dieser Wahrnehmungen (die einfachen) im corticalen Projektionsfeld und ein anderer Teil anderswo an bestimmter Stelle des Gehirns „entstünde". Die normale Wahrnehmung ist an die Integrität des gesamten Organs (mindestens der Hirnrinde) geknüpft und durch Allgemeinstörungen kann auch die Wahrnehmung beeinträchtigt werden; als Beispiel hierfür seien neben der Bewußtseinstrübung nur toxische Schädigungen (Alkohol-, Meskalinrausch) angeführt. Die Ganzheitspsychologie, die sich für die Hirnpathologie so fruchtbar erwies, beleuchtet den psychologischen Aspekt desselben Sachverhalts. Daneben ist aber nicht zu übersehen, daß selbstverständlich lokale Faktoren eine entscheidende Rolle spielen: Von der Area striata her ist die optische Wahrnehmung in anderer Weise störbar, als durch Läsionen des Stirnhirns. Es sind also stets lokale *und* allgemeine Faktoren, die bei *jeder* Wahrnehmungsstörung im Spiele sein können.

Betrachten wir nun den Einfluß der lokalen Faktoren, wobei allerdings grundsätzlich nicht zu trennen ist zwischen dem Ausfall der Hirnrinde und der sensorischen Bahn (*v. Kries*[107]), da die Lokalisationszwecken dienenden Herderkrankungen des betreffenden Rindenfeldes auch zu einer Läsion der einstrahlenden Bahnen führen müssen, so zeigen die Erscheinungsformen solcher lokaler Störungen eine sehr viel größere Mannigfaltigkeit, als in der klassischen Lehre angenommen wurde. Diese kennt als einzige „sinnesphysiologische" Störung die Herabsetzung der als konstant gedachten elementaren Empfindungen bis zum völligen Ausfall, d. h. eine einfache Verminderung der qualitativ normalen Sinnesleistungen. Nun hat aber die moderne Wahrnehmungspsychologie gezeigt, daß schon diese Konstanzannahme falsch ist. Vielmehr wird die Konstanz der Wahrnehmungsdinge nur erreicht durch eine aktive Tätigkeit des Nervensystems, die in einer ständigen raumzeitlichen Umformung der äußeren Reizverhältnisse besteht, und die wir als normalen Funktionswandel bezeichnen. „Sinnesphysiologische Ausfälle" führen zu einer Störung dieser auf Konstanterhaltung der Wahrnehmung gerichteten Tätigkeit des Nervensystems, zum pathologischen Funktionswandel. Dieser bedingt erstens nicht nur quantitative Veränderungen in der Wahrnehmung, sondern auch qualitative, so daß die sog. elementaren Sinnesqualitäten nicht nur ausfallen, sondern auch gewandelt werden können. So wenn z. B. auf taktilem Gebiet mehrere Einzelreize in die Wahrnehmung eines bewegten Reizes transformiert werden, oder im optischen Bereich am Anomaloskop das gelbe Na-Licht als farbgleich mit dem grünen Tl-Licht empfunden wird. Zweitens macht sich die Störung dieser, der Konstanterhaltung der Wahrnehmung dienenden Tätigkeit erst unter der Beanspruchung bemerkbar. Die bisher üblichen Untersuchungsmethoden sind aber abgestellt auf Schwellenbestimmungen (Berührungs-, Temperaturschwelle, Sehschärfe, Gesichtsfeldgrenzen usw.); sie ergeben eine statistische Bestandaufnahme der Sinnesleistungen unter bestimmten Standardbedingungen — gewissermaßen einen Querschnitt des Sinnesorgans. Sie berücksichtigen aber nicht den Längsschnitt, die Tätigkeit des Sinnesorgans in der Zeit. Deshalb geben sie nur ein unvollständiges Bild einer etwaigen Schädigung, und normale Schwellenwerte bei dieser Untersuchungsmethodik beweisen nicht die Ungestörtheit der sinnesphysiologischen Abläufe. Aber gerade die Diskrepanz zwischen den Leistungen des Sinnesorgans bei der einmaligen Untersuchung unter (meist besonders günstigen) Standardbedingungen und in der Dauerbeanspruchung durch die Umwelt hat zur Annahme einer außerhalb der eigentlichen Sinnestätigkeit liegenden Störung geführt, zum Begriff der Agnosie. Da es eine solche nicht gibt, darf man sich bei einem derartigen Symptomenbild nicht mit dieser Diagnose begnügen, sondern muß es weiter analysieren und die verschiedenen, in ihm enthaltenen Komponenten voneinander abtrennen. Neben den eigentlichen sinnesphysiologischen Ausfällen und Allgemeinstörungen (Bewußtseinstrübung, Intelligenzdefekt, Sprachstörung usw.), die besonders auf optischem Gebiet eine wichtige Rolle spielen, können dies auch motorische Störungen sein; denn neben der sensorischen Leistung ist in jedem Wahrnehmungsakt auch eine motorische, der „Erfassung“ des Objektes dienende Komponente enthalten (Gestaltkreis — *v. Weizsäcker*[187]). Für das Tasterkennen haben *Horn* u. *Klein*[95] sowie *Birkmayer*[19] auf solche Bilder hingewiesen. Dieser Umstand ist auch der klassischen Hirnpathologie nicht entgangen, wie die Abgrenzungsversuche — besonders *Liepmanns*[114, 116] — zwischen Agnosie und Apraxie zeigen. Auf die letztere ausführlich einzugehen, liegt nicht im Rahmen dieser Betrachtungen, aber es muß doch darauf hingewiesen werden, daß bei der Apraxie die Dinge ganz ähnlich liegen wie bei der Agnosie. Auch dieses Syndrom beruht nicht auf der Störung einer speziellen psychischen Leistung, des Handlungsentwurfs, sondern es setzt sich zusammen aus einer spezifisch motorischen Komponente, nämlich einer meist spastischen Bewegungsstörung corticalen Ursprungs, die ja gerade die differenzierten Bewegungsabläufe — die Fertigkeitsbewegungen der Hand — in besonderem Maß beeinträchtigt, und aus Allgemeinstörungen des Bewußtseins usw. Dabei überwiegen bei der „gliedkinetischen Apraxie“ (*Kleist*) die fokalen motorischen Ausfälle, während es sich bei der „ideatorischen Apraxie“ ganz überwiegend oder ausschließlich um allgemeinere psychische Störungen handelt. Entsprechend der motorischen Komponente der Agnosie kann die Apraxie ihrerseits auch sensible Elemente enthalten, denn gestörte Tastempfindungen der Hand müssen den Umgang mit Objekten „vergiften“. Das Wesen der Störung läßt sich nur erfassen, wenn man jeweils im Einzelfall das apraktische Syndrom in die verschiedenen Komponenten zergliedert.

Nach allen Erfahrungen der Wahrnehmungspsychologie stellt sich also die Erfassung der Umwelt mit Tast- und Gesichtssinn so dar, daß die gegebene äußere Reizkonstellation primär zu einer komplexen sinnlichen Wahrnehmung führt, die je nach den Reizverhältnissen und nach der Leistungsfähigkeit des Sinnesorgans mehr oder weniger weitgehend durchgestaltet ist. Die „elementaren Empfindungen", in die man diese komplexe Wahrnehmung allenfalls sekundär zergliedern kann, erweisen sich dabei als von sehr verschiedener Wertigkeit. Die „einfache Berührungsempfindung", die der leichten Berührung mit einem Reizhaar oder einem Wattetupfer folgt, entspricht einer infolge ungenügender Reizgestaltung weitgehend unstrukturierten Wahrnehmung. Die Lokalisation dieser Berührung ist eine zweite, gleichartige Leistung, die aus der Gesamtwahrnehmung resultiert, wie die Verlagerung solcher Berührungsempfindungen im pathologischen Fall (S. 35) besonders deutlich zeigt. Die „Farbempfindung" ist demgegenüber eine Abstraktion aus einer voll durchstrukturierten optischen Wahrnehmung, bei der die Farbkategorie durch eine willkürliche Einstellung aus dem Gesamtbild des realen Objektes herausgelöst wird. Bei einer Temperaturempfindung wiederum kann es sich sowohl um eine unstrukturierte Wahrnehmung (z. B. der Raumtemperatur) handeln, als auch um eine einstellungsbedingte Abstraktion aus einem strukturierten Wahrnehmungskomplex (ein bestimmter Gegenstand ist kalt). Man sieht, es sind sehr heterogene und keineswegs elementare Dinge, die rein theoretisch-spekulativ als Elemente der Wahrnehmung zusammengestellt wurden.

Auf der anderen Seite führt der primäre Wahrnehmungskomplex bei hinreichender Strukturiertheit zum Erkennen des betreffenden Objektes. An dieser gnostischen Leistung sind sinnesphysiologische Prozesse und psychische Faktoren in gegenseitiger Abhängigkeit und Verschränkung beteiligt. Im normalen Ablauf des Lebens tritt der Einfluß der allgemeinen psychischen Faktoren auf die Gestaltung der Wahrnehmungen kaum in Erscheinung, so daß er leicht übersehen wird: Ein in vollem Tageslicht gesehener Gegenstand wird unmittelbar aus der sinnlichen Wahrnehmung erkannt. Der Einfluß nicht-sinnlicher Faktoren wird erst deutlich, wenn die Reizkonfiguration nicht ausreicht für eine durchgestaltete Wahrnehmung: Einen in der Dämmerung nur ganz undeutlich wahrgenommenen braunen Fleck ‚erkennen' wir auf einer Wiese als Maulwurfshügel und an einem Kleiderhaken als Hut. Hier ist die Wahrnehmung entscheidend geformt durch die „Einstellung", die aber keineswegs nur in diesem extremen Fall wirksam wird: Wenn ich eine Streichholzschachtel in meiner Tasche suche, in der ich außerdem noch ein Messer, Schlüssel und ein Taschentuch weiß, so genügt schon die „Empfindung" einer harten, nicht metallischen Oberfläche zu ihrer Identifizierung. An jeder gnostischen Leistung (und jede Sinneswahrnehmung ist eine solche) sind sinnesphysiologische und psychologische Vorgänge beteiligt und können sich bis zu einem gewissen Grad gegenseitig vertreten.

Die Identifizierung eines Wahrnehmungskomplexes, d. h. das Erkennen eines Objektes oder das Erfassen eines in der Wahrnehmung gegebenen Sachverhaltes (szenischer Darstellungen, räumlicher Beziehungen) kann je nach den Umständen in verschiedener Weise erfolgen. Entweder geschieht dies über eine für das betreffende Objekt charakteristische Einzelheit, das „kritische Detail" (*Birkmayer*[19a]), etwa die Windungszüge beim Betasten einer Schraube oder die Binde vor den Augen beim Blindekuh-Bild. Oder ist es die Gesamtgestalt, die für die Identifikation wesentlich ist, wie dies in ganz ausgesprochenem Maß beim Physiognomieerkennen zutrifft. In jedem Fall ist es nur eine Auswahl aus der Gesamtheit der äußeren Reizfaktoren, die für das Erkennen jeweils entscheidend ist. Solange diese „kritischen Faktoren" bei einer sinnesphysiologischen Störung nicht leiden, wird auch das Erkennen der betreffenden Objekte durch diese Störung nicht beeinträchtigt, und eine gewisse Beeinträchtigung läßt sich auch noch durch rein psychologische Faktoren (Intelligenz usw.) ausgleichen, ehe es zu gnostischen Störungen kommt. Nur die Analyse des Einzelfalles und der einzelnen (Fehl-) Leistung kann die verschiedenen normalen und pathologischen Faktoren herausstellen, die jeweils dabei im Spiele sind. Es gibt ebensowenig einen einheitlichen Modus der normalen Wahrnehmung, wie alle im Effekt gleichartigen Minderleistungen auf einem gleichartigen Störungsmodus beruhen. Die Wahrnehmung ist ein äußerst komplexer psychophysischer Vorgang, der sich nicht in ein einfaches Schema pressen läßt. Die Ära der „diagram-makers" hat auch in diesem Bereich der Hirnpathologie den Tatsachen sehr viel Gewalt angetan um die Verhältnisse in unzulässiger Weise zu vereinfachen.

Einen Einblick in den Wahrnehmungsvorgang und damit in den Organisationsplan des Nervensystems gibt der pathologische Fall. Auf den Formenreichtum des Abbaus der Sensibilität hat *v. Weizsäcker*[184—187] immer wieder hingewiesen und wir finden ihn auf optischem Gebiet in der gleichen Weise. Er ist ein Ausdruck für die Plastizität der nervösen Funktionen, die in ganz anderer Weise eine Anpassung der Leistung an die biologischen Bedürfnisse ermöglicht, als es bei einem starren Reflexmechanismus der Fall wäre. Unter pathologischen Bedingungen ist es gerade diese den biologischen Bedürfnissen — in diesem Fall der Konstanterhaltung der Wahrnehmungsdinge — angepaßte Plastizität, die zuerst und am stärksten leidet: Der normale Funktionswandel, der dieser Konstanterhaltung dient, geht in den pathologischen Funktionswandel über, unter dessen Wirkung die Wahrnehmungen labil und inkonstant werden. Hand in Hand damit geht eine Einengung der Leistungsbreite des Sinnesorgans, so daß dieses nur noch unter optimalen Bedingungen leistungsfähig ist, während jede Erschwerung dieser Bedingungen — sei es innerhalb des Organismus (Ermüdung, Ablenkung usw.) oder in der Reizkonstellation (herabgesetzte Beleuchtung, Verkürzung der Wahrnehmungszeit u. ä.) — zu einem schweren Versagen führt. Endlich leidet die Strukturiertheit der Wahrnehmungen. Diese werden immer undifferenzierter und daher unabhängig von der äußeren Reizkonfiguration immer monotoner bis schließlich als einzig mögliche Wahrnehmung auf taktilem Gebiet ein unbestimmter Berührungseindruck und im optischen eine ebenso vage Helligkeitswahrnehmung übrig bleibt.

Neben dem Funktionsabbau gibt noch die räumliche Verteilung der Ausfälle gewisse Aufschlüsse über den Funktionsplan des Nervensystems. Auch in dieser Hinsicht bestehen im taktilen und im optischen Bereich völlig analoge Verhältnisse. Bei cerebralen Herderkrankungen, von denen hier ausschließlich die Rede sein soll, insbesondere bei solchen corticaler Lokalisation, findet man niemals einen scharf umschriebenen Funktionsausfall inmitten eines Gebietes von normaler Funktion, sondern stets bestehen fließende und stetige Übergänge zwischen den Gebieten maximal gestörter und denen normaler Funktion. An dieser Tatsache ändert auch der Umstand nichts, daß Kranke mit einer corticalen Sensibilitätsstörung häufig eine ziemlich scharfe und leidlich konstante Grenze des gestörten Gebietes angeben, und daß man bei einer Untersuchung am Perimeter die Grenzen eines Gesichtsfelddefektes ebenfalls mit einiger Genauigkeit festlegen kann. In beiden Fällen ist nämlich die Funktion auf der einen Seite der Grenze nicht normal und auf der anderen nicht aufgehoben. Besonders eindrucksvoll läßt sich der fließende Übergang zwischen normaler und gestörter Funktion darstellen an dem stetigen Verlauf der lokaladaptometrischen Schadenskurve; aber auf taktilem Gebiet bestehen prinzipiell die gleichen Verhältnisse.

Die Gesetzmäßigkeit dieses fließenden Übergangs bedingt gewisse Beziehungen zwischen Intensität und Ausdehnung des Schadens. Wenn der gestörte Bezirk sehr klein ist, so kann auch die Funktionseinbuße nur gering sein; eine schwere Funktionseinbuße muß sich über ein größeres Gebiet erstrecken. Eine umgekehrte Relation besteht natürlich nicht, denn in einem großen gestörten Gebiet kann die Schädigung jede beliebige Intensität haben. Unter unserem Material beschränkt sich die kleinste Störung auf taktilem Gebiet bei *Sei.* (S. 19) auf die Kuppe des Zeigefingers, auf optischem Gebiet bei *Hen.* (S. 78) auf ein hemianopisches Parazentralskotom von 10^0 Ausdehnung. Bei *Sei.* sind im gestörten Gebiet nur die Berührungs- und Diskriminationsschwellen leicht erhöht, bei *Hen.* läßt sich das Skotom nur mit schwächeren Reizen (Farbobjekte 10/1150) nachweisen.

Eine weitere Gesetzmäßigkeit zeigen Form und Lokalisation der geschädigten Bezirke. An der Hand erstrecken sie sich auf die ersten 3 Finger, von den Kuppen beginnend, bei weiterer Ausdehnung auch auf die radiale Hälfte der Hand. Oder breiten sie sich vom fünften und vierten Finger her in gleicher Weise auf die ulnare Hälfte der Hand aus. Bei weiterer Zunahme wird die andere Hälfte ergriffen, wiederum von den Fingerspitzen aus, und dann steigt die Störung von der Hand über Vorderarm und Oberarm nach der Schulter auf, stets von distal nach proximal an Intensität abnehmend. Daß wir an der Richtigkeit der ganz vereinzelt in der Literatur beschriebenen proximal lokalisierten Sensibilitätsstörungen Zweifel haben, wurde schon S. 35 ausgeführt.

Wenn man eine entsprechende Lokalisation im optischen Bereich vornehmen will, so darf man — wie wir gemeinsam mit *Cibis*[32] gezeigt haben — nicht von den Gesichtsfelddefekten ausgehen, die ja in weitestem Umfang von den Untersuchungsbedingungen, d. h. von der Reizstärke abhängen, und das Sehfeld nach diesen willkürlichen Kriterien in Bereiche vorhandener und ausgefallener Funktion einteilen. Ein Bild von den tatsächlichen Verhältnissen gewinnt man nur, wenn man das Ausmaß der erlittenen Schädigung an jeder einzelnen Sehfeldstelle bestimmt, so wie dies in der lokaladaptometrischen „Schadenskurve" geschieht, die gleichzeitig auch den erheblichen physiologischen Unterschieden in der funktionellen Differenzierung der einzelnen Netzhautstellen Rechnung trägt. Dabei stellen sich nun viele Probleme ganz anders dar, als bei der bisher üblichen Betrachtung der Gesichtsfelddefekte. So zeigt sich z. B., daß der Befund einer konzentrischen Gesichtsfeldeinengung in der Peripherie einer diffusen Schädigung des Sehhirns in der Area striata oder häufiger im Bereich der Sehstrahlung entspricht, bei der die funktionell am wenigsten leistungsfähigen Bezirke in der Gesichtsfeldperipherie ausfallen, während die sehr viel leistungsfähigeren zentralen Bezirke noch eine — wenn auch geminderte — Restfunktion behalten. Auch die maculare Aussparung ist nur ein Ausdruck der hohen funktionellen Überlegenheit des Macularbereiches über die Peripherie, die einen macularen Funktionsrest auch noch bei einer so schweren Schädigung übrig läßt, daß die Funktion in der Peripherie weitgehend vernichtet ist. Damit fallen auch alle Theorien von der Doppelversorgung der Macula (*Wilbrand-Henschen*[87], *Lenz*[113]), die ohnehin mit den anatomischen und physiologischen Tatsachen nicht in Einklang zu bringen sind (*Rönne*[149]). In direktem Gegensatz zur scheinbaren Verschonung der Macula zeigen die Schadenskurven Abb. 31, S. 65; 35, S. 69; 39, S. 75; 42, S. 79; 50, S. 89; 53, S. 95; 62, S. 111; 69, S. 137 übereinstimmend, daß die Funktion im Maculabereich am meisten geschädigt ist, ganz entsprechend dem allgemeinen hirnpathologischen Gesetz[96], daß die höchsten und differenziertesten Leistungen (die innerhalb des Sehorgans dem Macularbereich zukommen) zuerst und am stärksten betroffen werden. Der scheinbare Widerspruch erklärt sich aus der enormen Überlegenheit des Macularbereichs über die Peripherie, die dem ersteren auch bei relativ stärkerer Schädigung doch noch ein absolutes Übergewicht sichert. Bei der primitiven „Funktion-Ausfall"-Probe der Perimetrie kommen diese subtileren Differenzierungen nicht zum Ausdruck.

Betrachtet man unter diesen Gesichtspunkten die Schadenskurven unserer Fälle, die nur eine Auswahl aus einem sehr viel größeren, aber durchaus gleichartigen Material bilden, so ergibt sich, daß in allen Fällen der Bereich des macularen Sehens mitgeschädigt ist, meist sogar am stärksten. Von der Stelle der stärksten Schädigung, dem Schadensgipfel aus, nimmt die Intensität des Schadens nach allen Seiten stetig ab. Diese Stetigkeit ist nur unterbrochen beim Übergang von einer Gesichtsfeldhälfte in die andere, der ja anatomisch dem Übergang von einer Hemisphäre auf die andere entspricht. Der Unterschied zwischen den einzelnen Fällen liegt nur in der Ausdehnung der ergriffenen Sehfeldbezirke, in der Schwere des Schadens und in der Steilheit seines Abfalls. Dabei bestehen, wie schon erwähnt, auch hier gewisse Beziehungen zwischen Ausdehnung und Schwere des Schadens insofern, als eine örtlich sehr begrenzte Sehfeldeinschränkung auch in der Intensität nicht allzu groß sein kann.

Der Umstand, daß der Macularbereich so häufig betroffen ist, erklärt sich z. T. aus den anatomischen Verhältnissen, denn der hinterste Teil der Area striata am Occipitalpol, in den jetzt das corticale Projektionsfeld der Macula wohl allgemein lokalisiert wird (*Lenz*[113]), ist natürlich einem von außen kommenden Trauma am meisten ausgesetzt. Insbesondere gilt diese für sehr umschriebene Schädigungen im Macularbereich wie bei *Schm.* (S. 72) und *Hen.* (S. 78). Aber gelegentlich müßte man doch auch einmal eine Schädigung der Area striata an anderer Stelle erwarten und ein entsprechender, nur in der Gesichtsfeldperipherie lokalisierter Schaden (nicht Gesichtsfeldausfall!) scheint nicht vorzukommen. Dieses Verhalten entspricht durchaus den Verhältnissen auf taktilem Gebiet, wo ebenfalls eine isolierte Schädigung proximaler Gliedabschnitte ohne Beteiligung des höchstdifferenzierten Tastbezirks (nämlich der Hand) nicht vorkommt, obwohl in der ganz an der Hirnoberfläche liegenden Zentralregion die anatomischen Verhältnisse diese Besonderheit überhaupt nicht erklären. Ein Unterschied zwischen Tastsinn und Auge besteht nur insofern, als bei dem ersteren der funktionelle Unterschied zwischen der Sensibilität der Finger und der proximalen Gliedabschnitte nicht so groß ist wie zwischen Macularbereich und Gesichtsfeldperipherie. Deshalb nimmt meist (nicht immer) die sensible Restfunktion nach distal hin ab; eine „maculare Aussparung" gibt es beim Tastsinn nicht.

Ebensowenig wie das bevorzugte Befallensein der funktionell hochstehenden Teile erklären aber die anatomischen Verhältnisse einer Hirnnarbe die regelmäßigen Grenzen der Defekte und den regelmäßigen Abfall des Schadens, die wir auf taktilem wie auf optischem Gebiet finden. Diese müssen vielmehr durch den inneren Aufbau des Organs bedingt sein. Sie zwingen dann aber dazu, die Theorie von der strengen Punkt-zu-Punkt-Projektion des peripheren Sinnesfeldes (Hautoberfläche, Retina) auf das corticale Projektionsfeld (Postzentralwindung, Area striata) aufzugeben. Statt dessen ist offenbar jeder einzelne Sinnespunkt in der Peripherie (sensible Endorgane der Haut, Zapfen und Stäbchen der Retina) in einem größeren corticalen Bezirk vertreten, während jedes einzelne Element der Rinde einem größeren peripheren Bezirk zugeordnet ist. Allerdings ist diese wechselseitige Zuordnung nicht gleichmäßig, sondern so, daß sie von einem Maximum (Schwerpunkt) aus nach allen Seiten allmählich abnimmt. Es wird also, um ein Beispiel anzuführen, die Sensibilität des Zeigefingers vorwiegend in einem bestimmten Rindenareal vertreten sein. In geringerem Maß sind an derselben Stelle auch Daumen und Mittelfinger vertreten, noch weniger vierter und fünfter Finger. An anderer Stelle sind dagegen die ulnaren Finger stärker repräsentiert und die radialen weniger. Die Ausdehnung des corticalen Repräsentationsfeldes nimmt mit der Höhe der funktionellen Differenzierung zu. Diesem Umstand ist schon in der klassischen Lokalisationslehre Rechnung getragen mit der Annahme eines größeren corticalen Repräsentationsfeldes für Finger und Hand als für proximale Gliedabschnitte und Rumpf. Darüber hinaus ist aber bei ihnen auch die „Diffusion" in benachbarte Repräsentationsbezirke größer. So scheint sich die sensible Projektion der Finger über das klassische Hand-Fingerfeld (in dem auch die proximalen Abschnitte eine schwache Repräsentation haben) hinausgehend auf das ganze corticale Armfeld zu erstrecken. Die Projektion der Macula liegt mit ihrem Schwerpunkt in einem relativ großen Bereich im hintersten Anteil der Area striata, erstreckt sich aber über deren ganze Ausdehnung (eine Annahme, zu der schon *v. Monakow*[126] kam). Nur so läßt sich das regelmäßige Mitbetroffensein dieser funktionell bevorzugten Regionen erklären.

Die hier entwickelte Vorstellung deckt sich völlig mit dem, was wir über den Organisationsplan der motorischen Präzentralregion wissen. Auch hier gibt es keine isolierte spastische Lähmung etwa des Daumens, geschweige denn der Schultermuskulatur. Sondern stets ist diese an der (auch motorisch höchstdifferenzierten) Hand am stärksten und nimmt proximalwärts allmählich an Intensität ab. Und hier läßt sich auch durch die Rindenreizversuche der *Sherrington*schen[25] Schule unmittelbar zeigen, daß von einer umschriebenen Rindenstelle aus verschiedene, einander benachbarte Muskelgebiete in Aktion gesetzt werden können. Bei der engen funktionellen Beziehung zwischen Motorik und Sensibilität, zwischen vorderer und hinterer Zentralwindung, die *Foerster*[46, 47] zur Annahme eines sensiblen „Hilfsfeldes" in der vorderen und eines motorischen in der hinteren Zentralwindung veranlaßte, wäre es durchaus denkbar, daß die

„Diffusion" der sensiblen, bzw. motorischen corticalen Projektionsfelder sich von der einen Zentralwindung in die andere erstreckt.

So ergibt sich im Bereich des Sensomotoriums und des optischen Systems, wie dies für die motorische Region schon *Foerster*[46a] angedeutet hat, für die Projektion der Peripherie auf die Rinde und umgekehrt nicht das Bild eines Mosaiks mit distinkten, nebeneinander liegenden Steinchen, sondern das einer Batikmalerei mit verschwimmenden und sich gegenseitig überlagernden Farbflecken, wobei den Stellen höchster funktioneller Differenzierung die größten Farbflecken entsprechen. Und wenn man es schon unternehmen will, Rückschlüsse vom morphologischen Bau des Organs auf seine Funktion zu ziehen, so können doch die zahlreichen Unterbrechungen, die beispielsweise die Sehbahn von den Zapfen und Stäbchen der Netzhaut bis zu den Ganglienzellen der Area striata erleidet, nicht den Sinn haben, eine Erregung unverändert fortzuleiten — dies ließe sich mit einer ununterbrochenen Leitungsbahn viel leichter erreichen — sondern es liegt die Annahme viel näher, daß diese Unterbrechungen einer funktionellen und räumlichen Differenzierung und Integrierung der Erregungen dienen, die dem Organ seine außerordentliche Anpassungsfähigkeit an die biologischen Bedürfnisse verleiht. In der Tat ist ja auch die feinere Lokalisation in der Hirnrinde deutlich nach biologischen Zusammenhängen geordnet. Es sind biologische Funktionseinheiten, etwa die ersten 3 Finger oder ein Macularbezirk mit der zugehörigen Gesichtsfeldperipherie, die eine gemeinsame corticale Repräsentationsstätte besitzen.

Dem vorstehend geschilderten Funktionsplan folgen, wie unsere Untersuchungen gezeigt haben, das Sensomotorium und der Gesichtssinn. Es ist zu vermuten, daß auch auf akustischem Gebiet ähnliche Verhältnisse herrschen; eigene Untersuchungen hierüber sind noch nicht abgeschlossen. Der Oralsinn (Geruch, Geschmack und orale Sensibilität) hingegen besitzen zwar ebenfalls einen einheitlichen Organisationsplan, der aber nach unseren Erfahrungen[(8)] anderer Art sein dürfte; welcher Art ist allerdings noch weitgehend unklar. Es ist überhaupt nicht angängig, die in einem bestimmten nervösen Funktionsbereich gefundenen Verhältnisse ohne weiteres auf andere Funktionsgebiete zu übertragen. Obwohl dies in allen umfassenden hirnpathologischen Theorien als selbstverständlich vorausgesetzt wird, ist es mehr als unwahrscheinlich, daß das gesamte nervöse Geschehen nach einem einheitlichen Funktionsplan aufgebaut ist. Der Reflexmechanismus nach dem Vorbild des Reflexbogens, der im Bereich des Rückenmarks eine erhebliche Rolle spielt, erklärt die cerebralen Erscheinungen nicht. Es war einer der verhängnisvollsten Irrtümer der klassischen Lehre, daß sie Apraxie, Agnosie und Aphasie in einen inneren Zusammenhang brachte, der nicht besteht, und der ein schweres Hemmnis für die weitere Analyse jeder einzelnen dieser Störungen war. Gleich verhängnisvoll ist der Fehler, in jedem auffälligen klinischen Syndrom den Ausdruck einer spezifischen Störung einer eigens zu diesem Zwecke postulierten Funktion zu erblicken. Viel ergiebiger ist es, das Syndrom nach Möglichkeit durch eine eingehende Analyse in seine einzelnen Komponenten zu zergliedern, so wie wir es für die Agnosie versucht haben.

E. Literatur.

[1] *Altenburger, H.:* Die Aufdeckung hemianopischer Gesichtsfelddefekte durch die tachystoskopische Methode. Arch. Psychiatr. (D.) **88**, 477 (1929).

[2] *Auersperg, A. Prinz:* Zur Frage der Bedeutung des Lokalisationsprinzips im Nervensystem. Med. Welt **1934**, Nr. 14.

[3] *Balint, R.:* Seelenlähmung des „Schauens", optische Ataxie, räumliche Störung der Aufmerksamkeit. Mschr. Psychiatr. **25**, 51 (1909).

[4] *Bay, E.:* Die Praxis der Erkennung und Beurteilung von Hirnverletzungen. Berlin: Springer 1941.

[5] — Probleme der Hirnlokalisation. Nervenarzt **16**, 383 (1943).

[6] — Zum Problem der taktilen Agnosie. Dtsch. Z. Nervenhk. **156**, 64 (1944).

[7] — Eine Methode zur Lokalisation von Hirnverletzungen. Nervenarzt **18**, 17 (1947).

[8] — Geruchs- und Geschmackstörungen nach Kopftrauma. Nervenarzt **18**, 350 (1947).

[9] — Lokalisationsfragen bei Hirnverletzten. Dtsch. Z. Nervenhk. **158**, 299 (1947).

[10] — Die Untersuchung und Begutachtung von Kopfverletzten. Nervenarzt **19**, 393 (1948).

[11] — Agnosie und Funktionswandel. (Symposion üb. d. Grundlagen d. Hirnpath.) Nervenarzt **19**, 525 (1948).

[12] — Über die sog. motorische Aphasie. Nervenarzt **20**, 481 (1949).

[13] *Bay, E.*, u. *O. Lauenstein:* Zum Problem der optischen Agnosie. Dtsch. Z. Nervenhk. **158**, 107 (1947).

[14] *Bay, E., O. Lauenstein* u. *P. Cibis:* Ein Beitrag zur Frage der Seelenblindheit. Der Fall *Schn. v. Gelb* und *Goldstein. Psychiatr.* **1**, 73 (1949).

[15] *Benary, W.:* Studien zur Untersuchung der Intelligenz bei einem Fall von Seelenblindheit. Psychol. Forsch. **2**, 209 (1922).

[16] *Beringer, K.*, u. *J. Stein:* Analyse eines Falles von „reiner" Alexie. Z. Neur. **123**, 472 (1930).

[17] *Best, F.:* Hemianopsie und Seelenblindheit bei Hirnverletzungen. *Graefs* Arch. **93**, 49 (1917)

[18] — Zur Theorie der Hemianopsie und der höheren Sehzentren. *Graefs* Arch. **100**, 1 (1919).

[19] *Birkmayer, W.:* Taststörungen nach Hirnverletzungen. Dtsch. Z. Nervenhk. **155**, 264 (1943).

[19a] — Das kritische Detail in der sinnlichen Wahrnehmung. Dtsch. Z. Nervenhk. **164**, 76 (1950).

[20] *Birkmayer, W.*, u. *H. Strotzka:* Geruchshyperpathie als Rückbildungserscheinung einer posttraumatischen Anosmie. Nervenarzt **16**, 309 (1943).

[21] *Bodamer, J.:* Die Prosop-Agnosie. Arch. Psychiatr. (D.) **179**, 6 (1947).

[22] *Bonhoeffer, K.:* Doppelseitige, symmetrische Schläfen- und Parietallappenherde als Ursache vollständiger, dauernder Worttaubheit bei erhaltener Tonskala, verbunden mit taktiler und optischer Agnosie. Mschr. Psychiatr. **37**, 17 (1915).

[23] — Partielle, reine Tastlähmung. Mschr. Psychiatr. **43**, 141 (1918).

[24] *Brouwer, B.:* Chiasma, Tractus opticus, Sehstrahlung und Sehrinde. *Bumke-Foersters* Handb. d. Neur. **VI**, 449, Berlin: Springer 1936.

[25] *Brown, Graham:* Die Großhirnhemisphären. *Bethe-Bergmanns* Handb. d. Physiol. **X**, 418, Berlin: Springer 1927.

[26] *Brunnschweiler, H.:* Enseignement sur le syndrôme sensitif cortical tiré de l'étude de blessures cérébrales de guerre. Schweiz. Arch. Neur. **48**, 165 (1941).

[27] *Bühler, K.*, u. *Ch. Hetzer:* Kleinkindertests. Leipzig: 1932.

[28] *Charcot, J. M.:* Sur un cas de suppression brusque et isolée de la vision mentale des signes et des objets (formes et couleurs). Oevres compl. **3**, 176 (1887).

[29] *Christian*, u. *Schmitz:* Untersuchungen von Sehhirnverletzten mit optischen Periodenreizen. Dtsch. Z. Nervenhk. **154**, 81 (1943).

[30] *Cibis, P.:* Zur Pathologie der Lokaladaptation. I. Mitt. *Graefs* Arch. **148**, 1 (1947).

[31] — Zur Pathologie der Lokaladaptation. II. Mitt. *Graefs* Arch. **148**, 216 (1948)

[32] *Cibis, P.*, u. *E. Bay:* Funktionswandel und Gesichtsfeld bei Sehhirnverletzten. Dtsch. Z. Nervenhk. **163**, 577 (1950).

[33] *Cohen, G.:* Stereognostische Störungen. Dtsch. Z. Nervenhk. **93**, 228 (1926).

[34] *Comberg, W.:* Ein neues Verfahren zur Untersuchung der Dämmerungssofortleistung und der Blendungsempfindlichkeit. Ber. Dtsch. ophthalm. Ges. **52**, 11 (1938).

[35] *Deis, H.:* Über eine Methode zur Lokalisation von Hirnzentren des Menschen. I. D. Heidelberg 1944.

[36] *Déjérine, J.:* Considérations sur la soi-disant „Aphasie tactile". Rev. Neur. (Fr.) **14**, 597 (1906).

[37] — Sémiologie des affections du système nerveux. Masson Paris 1914.

[38] *Delay, J.-P. L.:* Les Astéréognosies. Masson, Paris 1935.

[39] *Edinger, L.:* Bau und Verrichtungen des Nervensystems. 3. Aufl. Leipzig: F. C. W. Vogel 1921.

[40] *Ehrenstein, W.:* Allgemeine Bemerkungen über Entstehung und Erscheinungsweisen von Figur-Grund-Struktur. Z. Psychol. **117,** 341 (1930).
[41] *Eliasberg, W.,* u. *E. Feuchtwanger:* Zur psychologischen und psychopathologischen Untersuchung und Theorie des erworbenen Schwachsinns. Z. Neur. **75,** 516 (1922).
[42] *Engelking, E.:* Über den methodischen Wert physiologischer Perimeterobjekte. Erfahrungen mit peripheriegleichen invariablen Farben bei den angeborenen und erworbenen Störungen des Farben- und Lichtsinns. *Graefs* Arch. **104,** 75 (1921).
[43] — „Grund" und „Figur" in ihrer Bedeutung für das Farbsehen des anomalen Trichromaten. *Graefs* Arch. **121,** 479 (1929).
[44] *Faust, C.:* Über Gestaltzerfall als Symptom des parieto-occipitalen Übergangsgebietes bei doppelseitiger Verletzung nach Hirnschuß. Nervenarzt **18,** 103 (1947).
[44a] — Partielle Seelenblindheit nach Occipitalhirnverletzung mit besonderer Beeinträchtigung des Physiognomieerkennens. Nervenarzt **18,** 294 (1947).
[44b] — Ein Beitrag zur Diagnostik der optischen Agnosie. Festschr. *Otto Pötzl.* S. 198.
[45] *Fischer, B.:* Über corticale Sensibilitätsstörungen. Z. Neur. **87,** 490 (1923).
[46] *Foerster, O.:* Motorische Felder und Bahnen. *Bumke-Foersters* Handb. d. Neur. **VI,** 1, Berlin: Springer 1936.
[46a] — The Motor Cortex in Man in the Light of Hughlings *Jacksons* Doctrines. Brain **59,** 135 (1936).
[47] — Sensible corticale Felder. *Bumke-Foersters* Handb. d. Neur. **VI,** 358. Berlin: Springer 1936.
[48] *Foix, Ch.:* Sur une variété de troubles bilatéraux de la sensibilité par lésion unilatérale du cerveau. Rev. Neur. (Fr.) **1922,** 322.
[49] *Freud, S.:* Zur Auffassung der Aphasien. Leipzig und Wien: F. Deuticke 1891.
[50] *Freund, C. S.:* Über optische Aphasie und Seelenblindheit. Arch. Psychiatr. **20,** 276 (1889).
[51] *Fritton, M.:* Untersuchungen über die Physiologie und Pathologie der Adaptation des Drucksinns. I. D. Heidelberg: 1948.
[52] *Fuchs, W.:* Untersuchungen über das Sehen der Hemianopiker und Hemiamplyopiker. In *Gelb-Goldstein,* Psychol. Analysen hirnpathologischer Fälle. Seite 251 u. 419. Leipzig: J. A. Barth. 1920.
[53] *Gans, A.:* Über Tastblindheit und über Störungen der räumlichen Wahrnehmungen der Sensibilität. Z. Neur. **31,** 303 (1916).
[54] *Gelb, A.:* Über eine eigenartige Sehstörung (Dysmorphopsie) infolge von Gesichtsfeldeinengung. Psychol. Forsch. **4,** 38 (1923).
[55] — Zur medizinischen Psychologie und philosophischen Anthropologie. Haag: Nijhoff 1937.
[56] *Gelb, A.,* u. *K. Goldstein:* Psychologische Analysen hirnpathologischer Fälle. Leipzig: J. A. Barth. 1920.
[57] *Gelb, A., K. Goldstein* u. *Mäki:* Natürliche Bewegungstendenzen der rechten und der linken Hand und ihr Einfluß auf das Zeichnen und den Erkennungsvorgang. Psychol. Forsch. **10,** 1 (1928).
[58] *Gelb, A.,* u. *R. Granit:* Die Bedeutung von „Figur" und „Grund" für die Farbenschwelle. Z. Psychol. **93,** 83 (1923).
[59] *Gerhard, G.:* Zur Symptomatologie der Kriegsverletzungen des Scheitellappens. I. D. Heidelberg: 1945.
[60] *Gerstmann, J.:* Reine taktile Agnosie. Mschr. Psychiatr. **44,** 329 (1918).
[61] *Goldstein, K.:* Zur Lehre von der motorischen Apraxie. J. Psychol. und Neur. **11,** 169 (1908)
[62] — Ein Beitrag zur Lehre von der Bedeutung der Insel für die Sprache und der linken Hemisphäre für das linksseitige Tasten. Arch. Psychiatr. (D.) **55,** 158 (1915).
[63] — Zur Lokalisation der Sensibilität und Motilität in der Hirnrinde. Neur. Zbl. **36,** 489 (1917).
[64] — Über die Abhängigkeit der Bewegungen von optischen Vorgängen. Bewegungsstörungen bei Seelenblinden. Mschr. Psychiatr. **54,** 141 (1923).
[65] — Die Lokalisation in der Großhirnrinde. *Bethe-Bergmanns* Handb. d. Physiol. **X,** 600 (1927).
[66] — Der Aufbau des Organismus. Haag: Nijhoff 1934.
[67] *Goldstein, K.,* u. *F. Reichmann:* Über corticale Sensibilitätsstörungen, besonders am Kopfe. Z. Neur. **53,** 49 (1920).
[68] *Goltz, F.:* Über die Verrichtungen des Großhirns. Bonn: 1881.
[69] *Gottschaldt, K.:* Über den Einfluß der Erfahrung auf die Wahrnehmung von Figuren. Psychol. Forsch. **12,** 1 (1929).
[70] *Granit, R.:* Die Bedeutung von Figur und Grund für bei unveränderter Schwarzinduktion bestimmte Helligkeitsschwellen. Skand. Arch. Physiol. (D.) **45,** 43 (1924).
[71] *Gros, W.:* Transitorische Apraxie bei Balkentumor. Dtsch. Z. Nervenhk. **128,** 79 (1932).

[72] *Guillain, Alajouanine* et *Garcin:* Un cas d'apraxie idéomotrice bilatérale coincidente avec une aphasie et une hémiparésie gauche chez une gauchère. Troubles bilatéraux de la sensibilité profonde. Rev. Neur. (Fr.) **1925, II,** 116.
[73] *Guillian, Alajouanine* et *P.-R. Bize:* Astéréognosie pure par lésion corticale pariétale traumatique. Rev. Neur. (Fr.) **1932, I,** 502.
[74] —, — Astéréognosie bilatérale symetrique progressive et autonome. Rev. Neur. (Fr.)**1932 I,** 969.
[75] *Hahn, E.:* Pathologisch-anatomische Untersuchung des *Lissauer*schen Falles von Seelenblindheit. Arb. psychiatr. Klin. Breslau **2,** 105 (1895).
[76] *Harrower, M. R.:* Changes in figure-ground perception in patients with cortical lesions. Ref. Zbl. Ophthalm. **44,** 173 (1939).
[77] *Hassler, R.:* Morphologische Grundlagen der Großhirnlokalisation. (Symposion über die Grundlagen der Hirnpathologie.) Nervenarzt **19,** 518 (1948).
[78] *v. Hattingberg, I.:* Sensibilitätsuntersuchungen an Kranken mit Schwellenverfahren. S. ber. Heidelberg. Akad. Wiss., math.-naturw. Kl. 1939, 10. Abh.
[79] *Head, H.:* Studies in Neurology. **2** Bde. London 1920.
[80] — Aphasia and kindred disorders of speech. 2 Bde. Cambridge: University Press 1926.
[81] *Hebel, K.,* u. *E. Luther:* Über Nachbilduntersuchungen an Hirnverletzten unter Zugrundelegung normalphysiologischer Experimente. Dtsch. Z. Nervenhk. **158,** 16 (1947).
[82] *Heidenhain, A.:* Beitrag zur Kenntnis der Seelenblindheit. Mschr. Psychiatr. **66,** 61 (1927).
[83] *Heilbronner, K.:* Zur klinisch-psychologischen Untersuchungstechnik. Mschr. Psychiatr. **17,** 115 (1905).
[84] — Die aphasischen, apraktischen und agnostischen Störungen. *Lewandowskys* Handb. d. Neur. I, 982 (1910).
[85] *Henning, H.:* Der Geruch. Leipzig: J. A. Barth 1924.
[86] — Psychologie der chemischen Sinne. *Bethe-Bergmanns* Handb. d. Physiol. **XI/1,** 393. Berlin: Springer 1926.
[87] *Henschen, S. E.:* 40jähriger Kampf um das Sehzentrum und seine Bedeutung f. die Hirnforschung. Z. Neur. **87,** 505 (1923).
[88] *Hess, W. R.:* Induzierte Störungen der optischen Wahrnehmung. Nervenarzt **16,** 57 (1943).
[89] *Hitzig, E.:* Physiologische und klinische Untersuchungen über das Gehirn. Berlin: Hirschwald 1904.
[90] *Hochheimer, W.:* Analyse eines „Seelenblinden" von der Sprache aus. Psychol. Forsch. **16,** 1 (1932).
[91] *Hoff, F.:* Balkentumor mit linksseitiger Astereognosis und Apraxie. Dtsch. Z. Nervenhk. **123,** 89 (1932).
[92] *Hoffmann, H.:* Stereognostische Versuche, angestellt zur Ermittlung der Elemente des Gefühlssinns, aus denen die Vorstellungen der Körper im Raume gebildet werden. Dtsch. Arch. Klin. Med. **35,** 529 (1884); **36,** 130 u. 398 (1885).
[93] *Hofmann, F. B.:* Der Geruchssinn beim Menschen. *Bethe-Bergmanns* Handb. d. Physiol. **XI,** 253. Berlin: Springer 1926.
[94] *Hoppe, H. H.:* A syndrom of the visuopsychic cortical area — based on stabile hallucinations and defective visual association in a sane person. Transact. Amer. Neur. Assoc. **47,** 247 (1921).
[95] *Horn, H.,* u. *R. Klein:* Über Tastagnosie mit Bewegungsstörung der Finger. Nervenarzt **10, 461** (1937).
[96] *Jackson, J. H.:* Selected Writings. Bd. **II,** London 1932.
[96a] *Jung, R.:* Über eine Nachuntersuchung des Falles *Schn.* von *Gelb* u. *Goldstein.* Psychiatrie **1,** 353 (1949).
[97] *Karsten, A.:* Untersuchungen zur Handlungs- und Affektpsychologie V. Psychische Sättigung. Psychol. Forsch. **10,** 142 (1928).
[98] *Kato, T.:* Über die Bedeutung der Tastlähmung für die topische Hirndiagnostik. Dtsch. Z. Nervenhk. **42,** 128 (1911).
[99] *Katz, D.:* Der Aufbau der Tastwelt. Leipzig: J. A. Barth 1925.
[100] *Kick, L.:* Untersuchungen mit ambivalenten Figur-Grund-Beispielen an Normalpersonen und Hirnverletzten. I. D. Heidelberg, 1947.
[101] *Kleist, K.:* Gehirnpathologie. Leipzig: J. A. Barth 1934.
[102] — Über Form- und Ortsblindheit bei Verletzung des Hinterhauptlappens. Dtsch. Z. Nervenhk. **138,** 206 (1935).
[103] *Korte, W.:* Über die Gestaltauffassung im indirekten Sehen. Z. Psychol. **93,** 17 (1923).
[104] *Kramer, F.:* Aphasie, Apraxie und Agnosie. *Lewandowskys* Handb. d. Neur. Erg. Bd. **I,** 626. Berlin: Springer 1924.
[105] *Krause, G.:* Normalkurven der Lokaladaptation des Licht- und Farbensinnes. I. D. Heidelberg, 1947.

106 *Krestnikoff, N.*: Beitrag zur Lehre von der Astereognosie. Z. Neur. **83**, 526 (1923).
107 *v. Kries, J.*: Über die materiellen Grundlagen der Bewußtseinserscheinungen. Tübingen und Leipzig 1901.
108 — Allgemeine Sinnesphysiologie. Leipzig: F. C. W. Vogel 1923.
109 *Kutner, R.*: Die transcorticale Tastlähmung. Mschr. Psychiatr. **21**, 191 (1907).
110 *Lange, J.*: Agnosien und Apraxien. *Bumke-Foersters* Handb. Neur. **VI**, 806 (1936).
111 *Lashley, K. S.*, and *M. Frank:* The mechanism of vision. Ref. Zbl. Neur. **76**, 277.
112 *Last, S. L.*: Über eine Störung der optischen Formauffassung. Mschr. Psychiatr. **76**, 238 (1930).
113 *Lenz, G.*: Die Kriegsverletzungen der cerebralen Sehbahn. *Lewandowskys* Handb. Neur. Erg. Bd. **I**, 668. Berlin: Springer 1924.
114 *Liepmann, H.*: Das Krankheitsbild der Apraxie („motorische Asymbolie") auf Grund eines Falles von einseitiger Apraxie. Mschr. Psychiatrie **8**, 15, 102 u. 182 (1900); **17**, 289 (1905); **19**, 217 (1906).
115 — Über die agnostischen Störungen. Neur. Zbl. **27**, 609 u. 664 (1908).
116 — Normale und pathologische Physiologie des Gehirns. In *Curschmann*, Lehrbuch der Nervenkrankheiten. I. Aufl. Berlin: Springer 1909.
117 *Lissauer, H.*: Ein Fall von Seelenblindheit nebst einem Beitrag zur Theorie derselben. Arch. Psychiatr. (D.) **21**, 222 (1890).
118 *Marie, P.*, et *Ch. Chatelin:* Les troubles visuels dus aux lésions des voies optiques intracérébrales et de la sphère visuelle corticale. Rev. Neur. (Fr.) **28**, 881 (1915).
119 *Marie, P.*, *Ch. Foix* et *Bertrand:* Topographie cranio-cérébrale. Localisation des principaux centres de la face externe du cerveau chez les blessés du crane. (In: *P. Marie*, Travaux et Mémoires Bd. **I**, 169.) Paris: Masson.
120 *Mauthner:* Gehirn und Auge. Wiesbaden 1881.
121 *Meynert, Th.*: Psychiatrie. Klinik der Erkrankungen des Vorderhirns begründet auf dessen Bau, Leistungen und Ernährung. Wien: W. Braumüller 1884.
122 — Klinische Vorlesungen über Psychiatrie. Wien: W. Braumüller 1890.
123 *Mindus, E.*: „Reine" Astereognosie, an 2 Fällen erläutert. Acta med. scand. (Schwd.) **113**, 58 (1943).
124 *Minkowski, M.*: Über die Sehrinde (Area striata) und ihre Beziehung zu den primären optischen Zentren. Mschr. Psychiatr. **35**, 420 (1914).
125 *v. Monakow, C.*: Gehirnpathologie. Wien: Hölder 1905.
126 — Die Lokalisation im Großhirn und der Abbau der Funktion durch corticale Herde. Wiesbaden: J. F. Bergmann 1914.
127 *Munk, H.*: Über die Funktionen der Großhirnrinde. I. Aufl. Berlin: Hirschwald 1881.
128 *Nießl v. Mayendorf, E.*: Tastblindheit nach Schußverletzung der hinteren Wurzeln. Z. Neur. **39**, 282 (1918).
129 — Über die klinischen Formen der Tastblindheit. Z. Neur. **50**, 82 (1919).
130 — Die Seelenblindheit und ihre cerebrale Mechanik. Z. Neur. **138**, 758 (1932).
131 *Oppenheim, H.*: Über einen bemerkenswerten Fall von Tumor cerebri. Berl. klin. Wschr. **1906**, 1001.
132 *Pick, A.*: Beiträge zur Pathologie und pathologischen Anatomie des Zentralnervensystems. Berlin: Karger 1898.
133 — Zur Symptomatologie des atrophischen Hinterhauptslappens. Arb. dtsch. psychiatr. Klin. Prag. Berlin: Karger 1908.
134 — Zur Zerlegung der „Demenz". Mschr. Psychiatr. **54**, 3 (1923).
135 *Pötzl, O.*: Die Aphasielehre Bd. **I**, Leipzig u. Wien: F. Deuticke 1928.
136 — Abbau und Aufbau der optischen Wahrnehmungswelt. Wien. med. Wschr. **83**, 129, 160, 189 u. 217 (1933).
137 — Über Interferenzen zwischen linkshirniger und rechtshirniger Tätigkeit (alternierende Halbseitentaubheit — induzierte taktile Agnosie). Wien. med. Wschr. **1940 I**, 6.
138 *Poggio, E.*: Die corticale Lokalisation der Asymbolie. Neur. Zbl. **27**, 817 (1908).
139 *Poppelreuter, W.*: Die psychischen Schädigungen durch Kopfschuß im Kriege 1914—16. Bd. I. Leipzig: L. Voß 1917.
140 — Zur Psychologie und Pathologie der optischen Wahrnehmung. Z. Neur. **83**, 26 (1923).
141 *Puchelt, F.*: Über partielle Empfindungslähmung. Med. Ann. **10**, 485. Heidelberg 1844.
142 *Quensel, F.*: Die Erkrankungen der höheren optischen Zentren. Kurzes Handb. Ophthalm. **VI**, 324 Berlin: Springer 1931.
143 *Raymond* et *Egger:* Un cas d'aphasie tactile. Rev. Neur. (Fr.) **14**, 371 (1906).
144 *Redlich, E.*, u. *G. Bonvicini:* Über mangelnde Wahrnehmung (Autoanästhesie) der Blindheit bei cerebraler Erkrankung. Neur. Zbl. **26**, 945 (1907).
145 — — Weitere klinische und anatomische Mitteilungen über das Fehlen der Wahrnehmung der eigenen Blindheit bei Hirnkrankheiten. Neur. Zbl. **30**, 227 u. 301 (1911).

[146] *Reinhard, C.:* Zur Frage der Hirnlokalisation mit besonderer Berücksichtigung der cerebralen Sehstörungen. Arch. psychiatr. (D.) **17,** 717 (1886); **18,** 240 u. 449 (1887.)
[147] *Resnikow, M.,* u. *S. Dawidenkow:* Ausfallssymptome nach Läsion des linken Gyrus angularis in einem Fall von Schädel- und Gehirnverletzung. Z. Neur. **4,** 650 (1911).
[148] *Révész, G.:* Psychologische Analyse der Störungen im taktilen Erkennen (taktile Agnosie). Z. Neur. **115,** 586 (1928).
[149] *Rönne, H.:* Über die Bedeutung der macularen Aussparung im hemianopischen Gesichtsfeld. Mbl. Augenhk. **49,** 289 (1911).
[150] — Über doppelseitige Hemianopsie mit erhaltener Macula. Mbl. Augenhk. **53,** 470 (1914).
[151] *Rupp, H.:* Über optische Analyse. Psychol. Forsch. **4,** 262 (1923).
[152] *Sander, F.:* Experimentelle Ergebnisse der Gestaltpsychologie. Ber. X. Kongr. exper. Psychol. Bonn 1927, S. 23.
[153] *Santangelo, G.:* Untersuchungen über die Physiologie und Pathologie der stereognostischen und symbolischen Wahrnehmung der Gegenstände. Mschr. Psychiatr. **49,** 229 (1921).
[154] — Kritische Bemerkungen zu *Krestnikoffs* Arbeit „Beiträge zur Lehre der Astereognosie" und weitere eigene Beiträge zu dieser Lehre. Mschr. Psychiatr. **55,** 291 (1924).
[155] *Scharnke* u. *Wiedhopf:* Wurzelschädigung durch subdurale Blutung nach Kopfverletzung, Heilung durch Lumbalpunktion (zugleich ein Beitrag zur Frage der Astereognosie bzw. Stereoanästhesie). Arch. Psychiatr. (D.) **65,** 279 (1922).
[156] *Scheller, H.,* u. *H. Seidemann:* Zur Frage der optisch-räumlichen Agnosie. Mschr. Psychiatr. **81,** 97 (1932).
[157] *Scholz, W.:* Über pathomorphologische und methodologische Voraussetzungen für die Hirnlokalisation. Z. Neur. **158,** 234 (1937).
[158] *Schott, E.:* Über die Verwendbarkeit des Symptoms der Stereoagnosie in der topischen Diagnostik. Dtsch. Z. Nervenhk. **80,** 357 (1924).
[159] *Schreibers* Bilder zum Anschauungsunterricht. I. Teil Neubearb. v. *E. Walter.* Eßlingen u. München (ohne Jahresangabe).
[160] *Schuller, R.:* Normalkurven der Lokaladaption des Licht- und Farbensinns. I. D. Heidelberg 1947.
[161] *Siemerling, E.:* Ein Fall von sog. Seelenblindheit nebst anderweitigen cerebralen Symptomen. Arch. Psychiatr. (D.) **21,** 284 (1890).
[162] *Sittig, O.:* Störungen im Verhalten gegenüber Farben bei Aphasischen. Mschr. Psychiatr. **49,** 63 (1921).
[163] *Speckmann, K.:* Über zentrale Schmerzen und Hyperpathie bei Verletzungen des Großhirns, insbesondere der Hirnrinde. Nervenarzt **16,** 208 (1943).
[164] *v. Stauffenberg, W.:* Über Seelenblindheit. Arb. hirnanatom. Inst. Zürich, Heft 8, Wiesbaden: J. F. Bergmann, 1914.
[165] — Klinische und anatomische Beiträge zur Kenntnis der aphasischen, agnostischen und apraktischen Symptome. Z. Neur. **39,** 71 (1918).
[166] *Stein, J.:* Labilität der Drucksinnschwelle bei Sensibilitätsstörungen. Dtsch. Z. Nervenhk. **80,** 57 (1923).
[167] — Nachempfindungen bei Sensibilitätsstörungen als Folge gestörter Umstimmung (Adaptation). Dtsch. Z. Nervenhk. **80,** 218 (1923).
[168] — Pathologie der Wahrnehmung I. Bumkes Handbch. Geisteskrankheiten **I,** 352. Berlin: Springer 1928.
[169] *Stein, J.,* u. *Bürger-Prinz:* Funktionswandel im Bereich des optischen Systems. Dtsch. Z. Nervenhk. **124,** 189 (1932).
[170] *Stein, J.,* u. *V. v. Weizsäcker:* Über klinische Sensibilitätsprüfungen. Dtsch. Arch. klin. Med. **151,** 230 (1926).
[171] *Stollreiter-Butzon, L.:* Zur Frage der Prosopagnosie. Arch. Psychiatr. (D.) **184,** 1 (1949).
[172] *Strümpell, A.:* Die Stereognose durch den Tastsinn und ihre Störungen. Dtsch. Z. Nervenhk. **60,** 154 (1918).
[173] *Thiele, R.:* Aphasie, Apraxie, Agnosie. Fschr. Neur. **9,** 81 (1937).
[174] *Timphus, L.:* Über eine Methode zur Lokalisation von Hirnverletzungen. I. D. Heidelberg, 1944.
[175] *Ullrich, N.:* Adaptationsstörungen bei Sehhirnverletzten. Dtsch. Z. Nervenhk. **155,** 1 (1943).
[176] *Villaret, M.:* Vingt-cinq cas d'astéréognosie, reliquat de blessures cranio-cérébrales. Bul. Soc. méd. Hôp. Par. **40,** 93 (1916).
[177] *v. Vleuten, C. F.:* Linksseitige motorische Apraxie. Z. Psychiatr. **64,** 203 (1907).
[178] *Wagner, W.:* Aphasie. Apraxie, Agnosie. Fschr. Neur. **14,** 219 (1942).
[179] —Anisognosie, Zeitrafferphänomen und Uhrzeitagnosie als Symptome der Störungen im rechten Parieto-Occipitallappen. Nervenarzt **16,** 49 (1943).

[180] *Wechsler, I. S.:* Partial cortical blindness with preservation of color vision. Arch. Ophthalm. (Am.) **9**, 957 (1933).
[181] *v. Weizsäcker, V.:* Untersuchung des Drucksinns mit Flächenreizen bei Nervenkranken. Dtsch. Z. Nervenhk. **80**, 159 (1923).
[182] — Die Analyse pathologischer Bewegungen. Verh. Ges. Dtsch. Nervenärzte **16**, 270 (1926).
[183] — Ataxie und Funktionswandel. Dtsch. Z. Nervenhk. **120**, 117 (1931).
[184] — Wege psychophysischer Forschung. S-ber. Heidelberg, Akad. Wissensch. Math.-naturw. Kl. **4** (1934).
[185] — Untersuchung der Sensibilität. Bumke-Foersters Hdbch. Neur. III, 701 (1937).
[186] — Funktionswandel der Sinne. Ber. Phys.-Med. Ges. Würzburg N. F. **62**, 204 (1939).
[187] — Der Gestaltkreis. I. Aufl. Leipzig: G. Thieme. 1940.
[188] *Wernicke, C.:* Der aphasische Symptomenkomplex. Breslau 1874.
[189] — 2 Fälle von Rindenläsion. Arb. Psych. Klin. Breslau, Heft II, 33, Leipzig: G. Thieme 1895.
[190] — Grundriß der Psychiatrie. Leipzig: G. Thieme 1900.
[191] *Wertheimer, M.:* Untersuchungen zur Lehre von der Gestalt. Psychol. Forsch. **4**, 301 (1923).
[192] *Wilbrand, H.:* Ein Fall von Seelenblindheit und Hemianopsie mit Sektionsbefund. Dtsch. Z. Nervenhk. **2**, 361 (1892).
[193] *Wohlfahrt, E.:* Der Auffassungsvorgang an kleinen Gestalten. Ein Beitrag zur Psychologie des Vorgestalterlebnisses. Neue Psychol. Stud. **4**, 347 (1932).
[194] *Wolpert, J.:* Die Simultanagnosie — Störung der Gesamtauffassung. Z. Neur. **93** 397 (1924).

Verzeichnis der Fälle.

	Seite
1. H. Alt	12
2. H. Zed.	14
3. F. Sla.	15
4. K. Wai.	17
5. E. Sei.	19
6. M. Kre.	20
7. E. Jun.	21
8. R. Ang.	32
9. M. Bei.	50
10. A. Hil.	62
11. H. Schä.	66
12. O. Schmi.	72
13. E. Hen.	78
14. H. Bru.	80
15. J. Bek.	85
16. M. Ste.	92
17. E. Wey.	97
18. E. Spi.	105
19. G. Kal.	114
20. J. Boh.	133
21. J. Schnei.	143
22. K. Dan.	163
23. R. Wen.	165
24. H. Bel.	168
25. L. Mar.	170

Namenverzeichnis.

Alajouanine 8
Altenburger 42, 56

Balint 39, 132, 135, 136
Bay 5, 11, 29, 39, 44, 57, 65, 174, 180
Beauvieux 46
Benary 142, 145, 159
Beringer 43
Bertrand 30, 174
Best 38, 47, 54, 126
Birkmayer 5, 177
Bize 7, 27
Bodamer 162ff.
Bonhoeffer 6, 8, 23, 26, 28, 127
Bonvicini 127
Brunnschweiler 35
Bühler 59
Bürger-Prinz 43, 117, 130

Charcot 37
Chatelin 46
Cibis 45, 48, 65, 140, 180
Cohen 9, 25, 27
Comberg 57

Dawidenkow 126
Deis 30
Déjérine 9, 26, 39
Delay 8

Eckstein 48
Edinger 4
Egger 7ff., 23, 26, 27
Ehrenstein 58
Eliasberg 131
Engelking 3, 48, 55, 57

Faust 132, 137, 140, 173
Feuchtwanger 131
Foerster 9, 27, 47, 182, 183
Foix 8, 28, 30, 174
Freud 36
Freund 38
Fritton 10, 36
Fuchs 55, 70, 71

Gall 1
Gans 8, 26, 27
Garcin 8
Gelb 3, 40, 42, 61, 70, 118, 126, 130, 137, 140ff.
Gerhard 174
Gerstmann 7, 23, 26, 27
Goldstein 8, 28, 30, 40, 42, 118, 126, 130, 137, 140ff.
Goltz 36
Goodenaugh 110
Gottschaldt 135
Granit 3

Greef 55
Gros 8, 28
Guillain 7, 8, 26, 27

Hahn 38, 44, 127
Hartung 57
Hassler 47
v. Hattingberg 26
Head 7, 9, 10, 40, 131, 168
Heidenhain 126, 128
Hennig 5
Henschen 46, 181
Hering 48
v. Heß 84
Hetzer 59
Hitzig 36, 37
Hochheimer 143, 157, 161
Hoff 8, 28
Hoffmann, H. 9
Hofmann, F. B. 5
Hoppe 40
Horn 177

Jackson 2, 112
Jung 156, 157, 160

Kalberlah 153
Karsten 107
Kato 7, 23, 26
Klein 177
Kleist 1, 8, 23, 35, 41, 45, 126, 177
Korte 121
Krause 49
v. Kries 3, 176
Kutner 8, 26

Lange 6, 8, 27, 29, 40—43, 57, 143, 153, 156
Lauenstein 55, 140
Lenz 46, 47, 181
Liepmann 7, 30, 177
Lissauer 37, 38, 40, 42, 44, 110, 126, 127, 142

Macewen 126
Marie 30, 46, 174
Mautner 36
Meynert 1
Mindus 9, 25
Minkowski 37
v. Monakow 1, 2, 9, 42—44, 47, 126, 176, 182
Munk 7, 36, 37, 41

Niessl v. Mayendorf 9, 26

Oppenheim 8, 28

Pick 5, 8, 28, 37, 40, 44, 127
Pötzl 8, 28, 38, 39, 41, 44 110 126, 127, 129, 132, 136, 162

Poggio 7, 23, 26, 27
Poppelreuter 40ff., 54, 56, 58, 59, 61, 87, 93, 97, 113, 118, 119, 121, 125, 129, 131, 136, 149
Puchelt 6

Quensel 39

Raymond 7ff., 23, 26, 27
Redlich 127
Reinhard 37, 44, 127
Resnikow 126
Révész 9
Rönne 47, 181
Rupp 60

Scharnke 9, 26
Scheller 135, 137, 140
Scholz 43, 44
Schott 9, 26
Schuller
Seidemann 135, 137, 140
Sherrington
Siemerling 42, 118, 130
Sittig 38
v. Stauffenberg 8, 28, 42, 44, 126, 127
Stein 10, 11, 24, 36, 43, 117, 130, 168
Stollreiter-Butzon 163
Strotzka 5
Strümpell 9, 26

Timphus 30

Uhthoff 46

Villaret 8, 25
v. Vleuten 8, 28
v. Weizsäcker 3, 9, 11, 24, 27, 177, 179

Wernicke 6 7, 9, 23, 26, 28, 30, 38, 41
Wertheimer 57, 125, 141
Wiedhopf 9, 26
Wilbrand 37, 38, 41, 45ff., 181
Wolpert 39, 40, 45, 59, 108, 125, 131

Zwaardemaker 5

Sachverzeichnis.

Adaptation des Drucksinns 10, 36
Adaptometer 57
Agnosie 1, 2, 36, 175, 177, 183
—, akustische 6
—, disjunktive 7
—, dissolutoriche 7
—, optische, s. Seelenblindheit
—, optisch-räumliche 45, 137 ff.
—, taktile (s. auch Tastlähmung) 6 ff.
—, des Oralsinns 5
Akt, gnostischer 2, 22, 32, 41, 46, 175ff.
Alexie 39, 43
Amnestische Farbenblindheit 38, 39
Analyse, optische 60
Anomaloskop 56
Aphasie 7, 39, 183
—, optische 38
—, semantische 40
— und akustische Agnosie 5
— und Simultanagnosie 40, 131
Apperzeption s. Perzeption
Apperzeptive Seelenbindheit 38, 142
Apraxie 27, 177, 183
Area striata 37, 41, 46, 65, 174, 176, 181
Assoziation 38
Assoziative Seelenblindheit 38
Aufmerksamkeit, optische 136
Aufmerksamkeitsschwäche, hemianopische 136
Aussparung, makulare 47, 112, 181

Befund, psychischer 57
Bewegungssehen 61, 141
Bewußtseinslage 11, 28, 124, 176
Binet-Bilder 59

Calcarina, s. Area striata

Dämmerungssehen 118
Detail, kritisches 178
Diaschisis 43
Diskrimination 24
Doppelversorgung der Macula 47, 181
Dunkeladaptation 57
Durcheinandergezeichnete Gegenstände 59
Dysmorphopsie 61, 168

Effektives Sehfeld 139, 171
Einengung der optischen Aufmerksamkeit136
Einstellungsbreite am Anomaloskop 56
Elementare Sinnesempfindungen 3, 34, 45, 71, 176, 178
Elementarfunktionen, seelische 1
Empfindungsschwellen 10
Epikritische Sensibilität 9, 25
Erinnerungsbilder, optische 7, 36, 37, 41
Erinnerungsbilder, taktile, s. Tasterinnerungsbilder

Farben, physiologische 48, 55
Farbenasthenopie 57
Farbenblindheit, amnestische 38, 39
Farbwahrnehmung 56, 178
Fissura calcarina, s. Area striata
Fovea, vikariierende 70
Funktionsdiagramm des Sehfeldes 49, 54
Funktionswandel 10, 24, 43, 45, 55, 173
Funktionswandel, normaler 10, 176ff
— optischer 10, 45, 50, 117, 124
— pathologischer 10, 24, 50, 117, 176ff
— taktiler 10, 24

Ganzheitspsychologie 176
Gegenstände, durcheinandergezeichnete 59
Geruchsagnosie 5
Geschmacksagnosie 5
Gesichtsfeld, s. auch Sehfeld 47, 72, 180
—, effektives 139, 171
Gesichtsfeldbestimmung 50
Gesichtsfeldeinengung, konzentrische 46, 70, 180
Gesichtsfeldeinengung und Wahrnehmung 118
Gestaltauffassung, totalisierende 71, 125
Gestaltblindheit 140, 142
Gestaltfaktoren 3, 118, 136
Gestaltkreis 177
Gestaltzerfall 71, 132ff., 140
Gnostischer Akt 2, 22, 32, 41, 46, 175ff.
Gnostisches Zentrum 7, 8, 28, 29, 41

Heilbronner-Bilder 60
Helligkeitsschwelle 57
Hemianopische Aufmersamkeitsschwäche 136
Hemianopsie 47
Hilfsfelder, motorische und sensible 182
Holmgreensche Wollproben 56

Identifikation 7, 25, 178
Indirektes Sehen 121
Integrative Tätigkeit 71
Intelligenz und Wahrnehmung 120, 124, 126, 179
Intelligenzprüfung 57

Kippfiguren 57
Klassische Lokalisationslehre 1, 32
Konfabulationen 125
Konstanz der Wahrnehmungsdinge 3, 10, 117, 176, 179
Konstanzannahme 176
Konzentrische Gesichtsfeldeinengung 46, 70, 180
Kritisches Detail 178

Leistungsprüfung, taktile 11

Lokaladaptation 48, 50
—, Methode der 36, 45, 48, 55
—, Normalkurven 49
Lokaladaptionszeit 49
Lokalisatation von Hirnverletzungen 31
— der optischen Agnosie 173
— der Tastlähmung 31
Lokalisationslehre, klassische 1, 32
Lokalzeichen 35, 46

Macula, Doppelversorgung 47, 181
Maculare Aussparung 47, 112, 181
Maculatransport 130, 164
Methode der Lokaladaptation 36, 45, 48, 55
Minimalfeldmethode 56

Normalkurven der Lokaladaptation 49
Nyktometer 57

Objektagnosie 45, 58, 124, 126ff.
Optische Agnosie, s. Seelenblindheit
— Analyse 60
— Aphasie 38
— Aufmerksamkeit 136
— Erinnerungsbilder 7, 36, 37, 41
— Untersuchung 55, 177
— Vorstellung 60
Optischer Funktionswandel 10, 45, 50, 117 124
Optisches Projektionsfeld (s. auch Area striata) 46ff., 182
Optisch-räumliche Agnosie 45, 137ff.
Oralsinn 4, 183
Orientierung, räumliche 137, 171, 172
Orientierungsstörung 137

Parazentralskotom 76
Parietalhirnverletzungen 174
Perimeter 55
Perimeterobjekte 55
Perimetrie 50
—, quantitative 50, 52
Perzeption 38, 41, 42
Physiognomieerkennen 171ff.
Physiologische Farben 48, 55
Plastizität der nervösen Funktion 179
Postzentralwindung 182
Präzentralwindung 182
Projektionsfeld, optisches (s. auch Area striata) 46ff., 182
—, sensibles 7, 31, 182
Prosopagnosie 162ff.
Prozesse, sinnesphysiologische 175
Pseudofovea 55
Psychische Sättigung 107
Psychischer Befund 57
Punktsehschärfe 103
Punkt-zu-Punkt-Projektion 46. 71, 76, 182

Quantitative Perimetrie 50, 52

Ranschburg-Phänomen 122
Räumliche Orientierung 137, 171, 172
Räumliche Vorstellung 60
Raumsinn 139

Restgesichtsfeld 47, 54
Ringskotom 46, 77, 91
Röhrengesichstfeld 92, 138

Sättigung, psychische 107
Schadenskörper 53
Schadenskurve 52, 65, 180
Schrödersche Treppe 57
Schwellenbestimmung 3, 136, 177
Schwellenlabilität 10, 24, 120, 168
Seelenblindheit (s. auch optische Agnosie) 7, 36, 42, 126
Seelenblindheit, apperzeptive 38, 142
—, assoziative 38
Seelenlähmung des Schauens 39, 132
Sehbahn 174, 180, 183
Sehfeld (s. auch Gesichtsfeld)
Sehfeld, corticale Projektion 46ff., 182
—, effektives 139, 171
—, Funktionsdiagramm 49, 54
Sehraum 137, 142
Sehschärfe 50, 56, 57, 72, 103
Sehschärfegesichtsfeld 56
Sehstrahlung s. Sehbahn
Sensibilität, epikritische 9, 25
Sensibilitätsprüfung 11
Sensibles Projektionsfeld 7, 31, 182
Simultanagnosie 39, 58, 59, 124, 131ff.
Sinnesempfindungen, elementare 3, 34, 45, 71, 176, 178
Sinnesphysiologische Prozesse 175
Skotom 46, 75, 76
Stillingsche Tafeln 56, 120
Suchtafel nach Poppelreuter 61, 89
Sympathische Tastlähmung 8, 27ff.

Tabo-Schema 55
Tachistoskopische Untersuchung 56ff., 118, 121
Taktile Agnosie (s. auch Tastlähmung) 6ff.
Taktile Erinnerungsbilder s. Tasterinnerungsbilder
Taktiler Funktionswandel 10, 24
Tastagnosie (s. auch Tastlähmung) 6ff.
Tasterinnerungsbilder 7, 29
Tastlähmung 6ff., 29
—, sympathische 8, 27ff.
—, partielle 6
Tastraum 142
Tastvorstellungen 7
Tiefensehen 57
Totalisierende Gestaltauffassung 71, 125
Tractushemianopsie 115f.
Transformationen, raumzeitliche 10, 71, 176

Untersuchung des Gesichtsfeldes 50
—, optische 55, 177
— der Sensibilität 11
—, tachistoskopische 56ff., 118, 121
Verschwindezeit 78, 49ff., 55, 56, 71
Vexierbilder 57

Vikariierende Fovea 70
Vorstellung, optische 60
Vorstellung, räumliche 60

Wahrnehmung, psychische Faktoren 124, 126, 176 ff.
— und Sinnesempfindungen 2, 3, 175 ff.
Wahrnehmungsdinge, Konstanz der 3, 10, 117, 176, 179
Wahrnehmungspsychologie 175 ff.
Wahrnehmungszeit 56, 71
Würfelaufgabe 59

Zentralregion 182
Zentralskotom 47, 55, 70
Zentrum, gnostisches 7, 8, 28, 29, 41

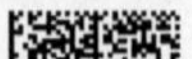